岐黄学者王新志学术思想与经验辑要

虫类药治疗
脑病古今临证经验集萃

主编◎杨海燕　赵　敏

总主编◎王新志

全国百佳图书出版单位
中国中医药出版社
·北京·

图书在版编目（CIP）数据

虫类药治疗脑病古今临证经验集萃 / 杨海燕，
赵敏主编 . — 北京：中国中医药出版社，2023.5（2023.12重印）
（岐黄学者王新志学术思想与经验辑要）
ISBN 978-7-5132-7452-4

Ⅰ . ①虫… Ⅱ . ①杨… ②赵… Ⅲ . ①脑病—动物药—
中医临床—经验—中国—现代 Ⅳ . ① R277.72
② R282.74

中国版本图书馆 CIP 数据核字（2022）第 033822 号

中国中医药出版社出版

北京经济技术开发区科创十三街 31 号院二区 8 号楼
邮政编码 100176
传真 010-64405721
三河市同力彩印有限公司印刷
各地新华书店经销

开本 710×1000 1/16 印张 18.75 彩插 0.75 字数 287 千字
2023 年 5 月第 1 版 2023 年 12 月第 2 次印刷
书号 ISBN 978-7-5132-7452-4

定价 78.00 元
网址 www.cptcm.com

服 务 热 线 010-64405510
购 书 热 线 010-89535836
维 权 打 假 010-64405753

微信服务号 zgzyycbs
微商城网址 https://kdt.im/LIdUGr
官 方 微 博 http://e.weibo.com/cptcm
天猫旗舰店网址 https://zgzyycbs.tmall.com

如有印装质量问题请与本社出版部联系（010-64405510）
版权专有 侵权必究

《岐黄学者王新志学术思想与经验辑要》
丛书编委会

总主编 王新志

编　委（按姓氏笔画排序）

马驰远　王　灿　王　博　王小燕

王玉华　王晓丽　王菁婧　乔战科

刘向哲　刘彩芳　许可可　孙永康

杨国防　杨海燕　宋艳芳　张亚男

张鲁峰　林燕杰　赵　敏　荆志伟

路永坤

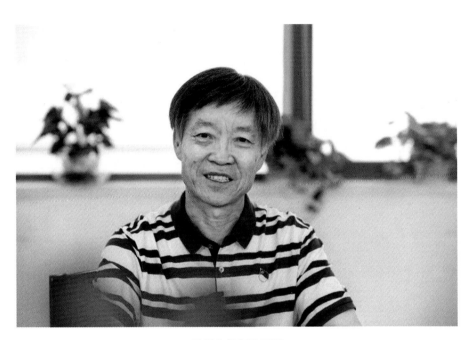

王新志教授生活照

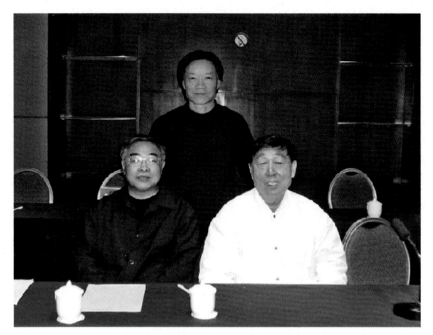

王新志（中）早年与王永炎院士（右）、张伯礼院士（左）合影

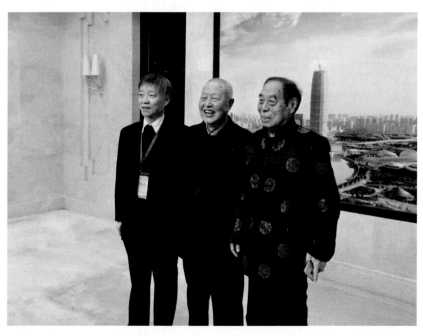

王新志（左）与国医大师张磊（中）、全国名老中医郑绍周（右）合影

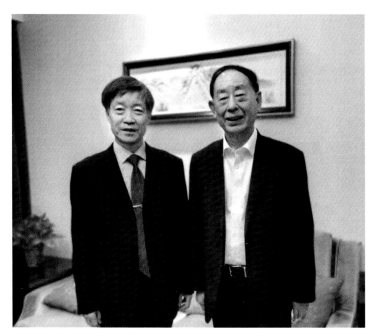

王新志（左）与国医大师唐祖宣（右）合影

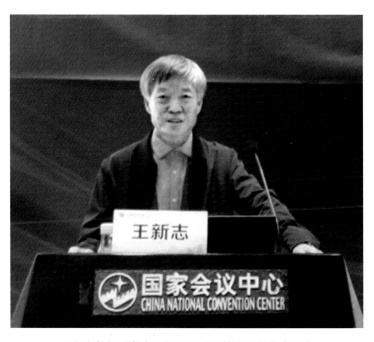

王新志教授受邀在天坛国际脑血管会议做学术报告

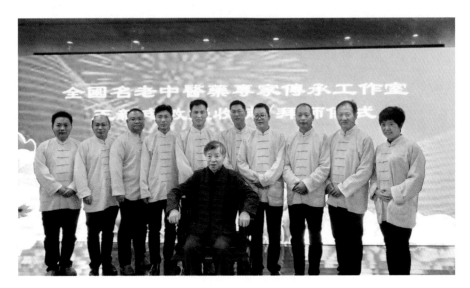

王新志教授与拜师弟子合影

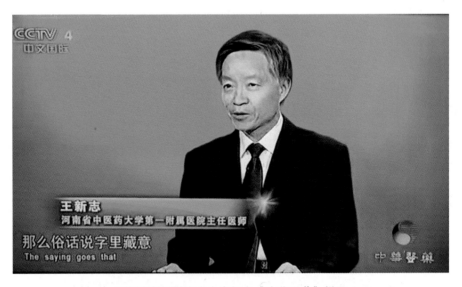

王新志教授做客中央电视台《中华医药》栏目

证　书

王新志同志：

　　　　为了表彰您为发展我国

___医疗卫生___ 事业做出的突

出贡献，特决定发给政府特

殊津贴并颁发证书

政府特殊津贴第2012-016-064号　　　　　2013 年 2 月 5 日

"国务院政府特殊津贴"证书

全国老中医药专家学术经验继承指导老师

证　书

王新志 同志于 2012 年 6 月被确定为第五批全国老中医药
专家学术经验继承指导老师，为培养中医药人才做出贡献，
特授此证。

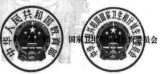

证书编号：ZDLS201616008　　　　　二〇一六年十一月十六日

"第五批全国老中医药专家学术经验继承指导老师"证书

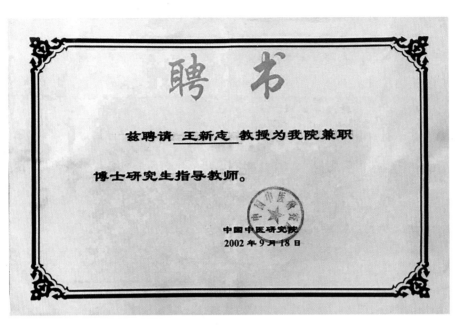

聘 书

兹聘请 王新志 教授为我院兼职

博士研究生指导教师。

中国中医研究院
2002 年 9 月 18 日

中国中医研究院（现中国中医科学院）博士研究生导师聘书

国家中医药管理局中医药
传承与创新"百千万"人才工程(岐黄工程)

王 新 志

岐黄学者工作室

岐黄学者工作室

王序

    中医药学植根于中国文化的土壤之中，是中国传统文化中的瑰宝。今天，回归中华民族优秀传统文化的中国智慧绝非偶然。我国政府高度重视中医药事业的发展，陆续出台了一系列扶持中医药传承工作的政策，以推动名老中医经验传承工作的开展。《中华人民共和国中医药法》的颁布实施，《中医药发展战略规划纲要（2016—2030）》的部署，为我们带来了前所未有的机遇，中医人备受鼓舞。

    河南地处中原，天地之中，人杰地灵。中原大地曾经孕育了医圣张仲景。时代变迁，医学发展，我们不仅要继承、发扬传统中医理论精华，展示中医的特色和优势，同时还要以中医自身发展规律为指导，将传统资源优势与现代科学技术结合起来，加强中医药科技创新，提高中医药现代化的发展水平。

    岐黄学者王新志教授，早年深研《黄帝内经》《伤寒论》《金匮要略》等经典著作，并广拜国内中医名家泰斗为师，长期坚持中医临床，经不懈努力，至学验俱丰，目前已是国内著名的中医脑病大家。王新志教授治学严谨，敢于创新，是一位既坚持中医药原创思维，又善于运用现代科学技术的领军标杆。他在国内较早地开展了大中量脑出血、大面积脑梗死的中西医诊疗研究，并取得满意疗效，使大批病人摆脱了死神、植物人、偏瘫的困扰。其高尚的医德、精湛的医术、敬业的精神、谦和的态度深受同行及广大患者赞誉。现任河南中医药大学第一附属医院脑病医院院长、主任医师、享受国务院政府特殊津贴专家、二级教授、博士研究生导师，全国名老中医药专家传承工作室获批者，第五批、第七批全国老中医药专家学术经验继承工作指导老师、首批全国优秀中医临床人才、河南省优秀专家、河南省首批名中医。兼任世界中医药学会联合会脑病专业委员会副会长、中华中医药学会脑病分会名誉副主任委员、河南省中医药学会脑病专业委员会主任委员。以上荣誉的取得，既是一种担当，也是一种责任，更是众望所归。

"岐黄学者王新志学术思想与经验辑要"系列著作是王新志教授从医40余载的临床经验和学术思想的整理，此书付梓，可谓中医脑病界的一件幸事。书中介绍了学术渊源、学术思想、医论医话、医案精选、传承与科学研究成果内容。王新志教授深谙整体观念与辨证论治精髓，临证注重中西医内外综合治疗。提出"上病下取，脑病'胃'治"理论，创立"躯体情志病"理论概念，并提出中风恢复期及并发症治疗系列新观点。其创新活跃的临床思维，源于其渊博的中西医理论知识和精湛的临床技能。阅读此书，相信对广大后学具有启迪思维、开阔视野的重要作用，并且学而能用，用之有效，造福患者。

名老中医学术传承是利国利民的千年大计，关乎中医药事业的永续发展，需要一代一代学人不懈努力。此书的出版，必将对传承弘扬名老中医学术思想，创新发展中医药理论起到积极的推动作用。故乐而为之序。

中国中医科学院名誉院长

中医工程院院士

中央文史研究馆馆员

王永炎

2022年6月于北京

张序

2020年，新型冠状病毒肺炎（简称新冠肺炎）疫情在全球肆虐，给经济社会发展和人民健康带来了巨大创伤。作为首当其冲的我国，在党和政府果断决策、英明指挥下，充分发扬中西医结合、中西药并用的优势，取得了抗击疫情的阶段胜利，成为中国方案的亮点，受到海内外广泛关注。

当下，中医药发展正走在复兴之路上，"传承精华，守正创新"是新时代主题，更是中医药自身发展的要求。中医药是中华民族的瑰宝，也是打开中华文明宝库的钥匙，具有独特的理论体系和疗效优势，在治未病中的主导作用、重大疾病治疗中的协同作用和疾病康复中的核心作用日益凸显，已成为建设健康中国的重要力量。

中医药的核心是中医思维。传承精华，就是要传承中医药天人合一的整体观念、辨证论治的诊治方法及七情和合的复方治疗模式等，同时传承中医的大医精诚精神。但传承的同时，还要守正创新，就是要在坚守自身理论体系、遵循中医药规律的前提下，要自觉吸收、主动融入现代科技之中，不断创新发展，让中医药学真正做到历久弥新，学术长青。

各个学科都有传承发展的问题，但对中医药来说更加重要。传承是中医药发展的重要形式，师徒相授、知识代传、医案典籍、学术流派，延续了学术的生命；守正是中医药发展的基础，没有基础就如空中楼阁般虚幻缥缈，就没有了根基和方向。重视传承工作就抓住了根本，事业越是发展，我们越要坚守中医思维特点这条底线。几千年来，中医药薪火相传，历史悠久，但其理念并不落后，现代生命科学很多难题都可以从中医药宝库中找到解决方法。只要我们带着临床实践中的问题研究经典，按历史的脉络进行梳理，不但能总结学术发展演变过程，还能掌握多种破题的思路和方法，并接受实践的检验，在检验中不断修正提高。

　　整理名老中医的学术思想和临床经验，是中医药传承创新的较好方法，也是名老中医应有之责和担当所为。在这方面，王新志教授为学界做出了探索和示范。岐黄学者王新志主任医师，为国家二级教授，博士研究生导师，享受国务院政府特殊津贴专家，第五批、第七批全国老中医药专家学术经验继承工作指导老师，全国名老中医药专家传承工作室导师，现任河南中医药大学第一附属医院脑病医院院长、河南省中医药学会脑病专业委员会主任委员，曾任中华中医药学会脑病分会副主任委员等。其从医40余载，学验俱丰，是国内著名的中医脑病专家。

　　由王新志教授编著的"岐黄学者王新志学术思想与经验辑要"系列著作，通过大量鲜活的病案，系统总结了他治疗脑病的学术思想及临床经验。其著以经典理论结合个人临床经验，特色鲜明，重点突出；所录医案配伍严谨，处方轻灵；兼顾当前国内外与脑病相关的中西医研究新理论、新进展，具有很强的实用性和可读性，也是王新志教授数十载临床经验和学术思想精华的集中反映，他们融汇中西、理论联系实际的治学方法和创新意识给后学以启迪和借鉴。今日出版，实属可贺，值得广大医务工作者及医学院校学生学习。

　　该系列著作以突出临床指导性、实用性为特色，对于宣扬和传承中医药学术理论、提高脑病临床诊疗水平具有重要的参考价值，同时为名老中医学术思想的传承创新提供了宝贵经验，特为之序！

中国工程院院士

天津中医药大学校长

中国中医科学院名誉院长

张伯礼

庚子年·仲秋

前言

　　本丛书概括了我从医四十余年的临床经验和学术观点，其中梳理自己求学、临证、科研、带教等经历，体会良多。这些经历对自身临床经验的积累、学术观点的形成均产生了重要影响，希望能为各位同道提供参考。

　　我于1978年考入河南中医学院医疗系本科，在各位恩师的殷切教诲和引领下，始入岐黄之门；后辗转多地，求学于多位名医大家，受各家启迪而始晓中医之堂奥；四十年从事一线临床工作，从无畏、无知，渐能知常达变、圆机活法，方得些许感悟；同道相求，各抒己见，常有茅塞顿开之感；正可谓"昨夜西风凋碧树，独上高楼，望尽天涯路"。医路渐行渐远，深知一人之渺小，即使倾毕生之力，也难以洞彻中医之大道也。今将从医数十年之经验和体会整理出来，或可微丰岐黄之道，惠及世人，则吾愿足矣。

　　迄今，我已培养90余名硕、博士研究生，这意味着是90乘n次的学术思考，这些都给我带来了良多启发。近年来，多次受邀于各地进行学术讲座，在备课过程中翻阅中医典籍，关注当前研究动态，无形之中也使自身知识得到积累与提高；讲课过程中结合临床实践，举一反三，又是对知识的夯实和巩固。老师又谓先生、教习。先生者出生在先，是为岁长，而并不能说明就一定强于学生，只是更能扬清厉俗；教习者既教又习，即教学相长。由此深感"教人就是教己，输出就是输入"。

　　数十年岐黄之路，笔者对"读经典、做临床、拜名师"深有感悟，只有读书、临床，再读书、再临床、再感悟，才能从"看山是山、看水是水"，到"看山不是山、看水不是水"，再到"看山仍是山、看水仍是水"的学术思维境界。我的经验除来自老师、同行、学生，还有患者，诊治的患者积累到一定数量，经验自然就出来了。从医以来，我深感患者也是最好的老师，如对顽固性便秘的治疗，患者未有其他不适，攻下恐伤及正气，扶正怕过补壅滞，且对药物依从性差；后患者在民间多方询问，得知生土豆榨汁有良好通便效果，为通便"偏方"，用后便秘果然痊愈。后转述于我，临床每用之多有效，由此可见与患者交流、向患者学习的重要性。

近年来，随着临床经验的积累，我逐渐认识到社会、心理因素是在疾病产生、发展中的重要作用。先贤云："百病皆生于气。"情志、心理异常可导致各种疾病的产生，临床上诸多疾病亦常伴有精神情志障碍，且更为隐匿。我总结为"百病皆生于气、百病皆生气"，情志病"躯体化""隐匿化"。对情志、心理疾病的重视，使我更加重视从整体审察病人，坚持以整体为主，局部为辅的原则，则明显提高了临证疗效。此可能是从医者"众里寻他千百度，蓦然回首，那人却在灯火阑珊处"的治学境界。化繁为简，返璞归真。

在此衷心感谢恩师中国中医科学院王永炎院士、国家荣誉称号"人民英雄"张伯礼院士为本书作序。我有幸于早年听从两位院士教导，他们医技精湛、医德高尚、硕望宿德，拥有大医情怀，是我辈学习的楷模。愿两位先生松龄长岁月、鹤语寄春秋。

每一位门人都是其老师学术思想的践行者、享用者、拓展者和完善者。感谢我的门人及学生赵敏、刘向哲、毛峥嵘、杨海燕、王彦华、周红霞、杨国防、路永坤、关运祥、许蒙、康紫厚、朱盼龙、赵慧娟、张艳博、彭壮、张亚男、许可可、赵俊朝、陈俊华、王小燕、汪道静、刘彩芳、林燕杰、王孟秋、张鑫、王飞丽、吴芳芳、王灿、王博、孙永康、徐方飚、孙田烨、李明远、崔馨月、潘媛媛、宋研博等人协助整理本丛书，为丛书的出版付出了艰辛的劳动。

洋洋洒洒，字已过千，念及于此，感触良深。拙作虽简，半生心血，粗鄙偏颇，恭聆指正。

王新志

庚子年重阳于郑州

中医药学是一个伟大宝库，丰富的中医药资源造福于子孙万代。虫类药是中医药学的重要组成部分，它的应用有着悠久的历史，药用动物种类繁多。早在四千多年前的甲骨文中就记载了蛇、麝、犀牛等40余种药用动物，《神农本草经》记载动物药67种，《本草纲目》记载动物药461种，《中国药用动物志》共记载药用动物1257种。说明对虫类药的认识历史悠久且逐渐深入。至于目前散在于各种医药期刊及在民间流传使用的虫类药，数量则远远超过各类本草著作的记载。

虫类药在复方中的应用最早见于《内经》，该书附有十多首方药，如四乌鲗骨一芦茹丸（药仅4味，虫类药占3味）、鸡矢醴等。汉代张仲景所著《伤寒杂病论》，应用虻虫、鼠妇、蜂房、鳖甲等虫类药12种，创制了大黄䗪虫丸、鳖甲煎丸、抵当汤、抵当丸、下瘀血汤等方剂。清代叶天士是善用虫类药的大家，他在《临证指南医案》中多用虫类药治疗沉疴宿疾，并指出疾病"久则邪正混处其间，草木不能为效，当以虫蚁疏逐，以搜剔络中混处之邪"，对虫类药的认识和重视程度均出古人之右。

新中国成立以后出版的虫类药著作，多以药物研究为主，尤以各省出版的动物志为主。有关虫类药的临床专著主要有2002年张金鼎、邹治文编写的《虫类中药与效方》，2009年石志超、原所贤编写的《虫类药证治拾遗》，2010年谭同来编写的《虫类中药的配伍与应用》，2011年朱良春编写的《虫类药的应用》等。这些书籍从不同方面对虫类药的认识、配伍应用、历代医家认识、历代名方应用、临床药理作用及临床应用方面做了全面的论述。这些书籍中尤以朱良春先生的《虫类药的应用》一书蜚声于中医界，成为当代学习应用虫类药的佳作。

虫类药在治疗脑病方面应用历史悠久，最早见于《神农本草经》，"雁肪，味甘平。主风挛，拘急，偏枯""牛黄，味苦平。主惊痫"。唐代《千金翼方》载有蛮夷酒中用蜈蚣（二枚，炙），"主八风十二痹，偏枯不随，宿食虚冷，五劳七伤"。宋代《开宝本草》载白花蛇（蕲蛇）"主中风……口面㖞斜，半身不遂"；全蝎"疗……中风半身不遂，口眼㖞斜，语涩，手足抽掣。形紧小者良"。后世医家关于虫类药治疗脑病的论述更多，但是目前尚没有一本书籍总结前人关于虫类药在脑病方面的认识及应用。

王新志教授从医40余年，学验俱丰，是国内著名的中医脑病专家，长期从事中医脑病专业的临床和科研工作。在长期的临床工作中他深刻体会到中风为中医"风、痨、臌、膈"四大难证之首，疗效有限，受叶天士应用虫类药思想的影响，他将目光转向了对虫类药的研究上来。王新志教授勤求古训，博览群书，以古代本草典籍中的记载为基础，结合历代医家应用虫类药的心得体会，在临床上悉心加以验证，使虫类药的应用范围日趋扩大，为人们的健康保驾护航。他研制的中风七虫益髓胶囊作为院内制剂，已在临床应用数十年，疗效确切，广受好评。

作为王新志教授的学生，有幸留在了老师身边，亲身体会到了老师应用虫类药治疗各类脑病的神奇疗效。但仍有众多医生囿于对虫类药的成见，或惧于虫类药的特性，使虫类药在临床上使用的频率并不高，影响了中医临床疗效的积累和虫类药医论的发挥。另外，目前尚无关于虫类药治疗脑病的专著。鉴于以上情况，受老师的殷切鼓励和悉心指导，我们编纂了此书。该书依托名老中医工作室，由老师众多的学生及门人共同合力完成，老师通览审阅书稿，略有增删，尽量减少疏漏。本书以脑病常见病种为纲，古今对该病虫类药的应用论述为目，包括针对该病历代医家应用虫类药的论述、虫类药的现代药理研究、虫类药的临床应用、应用虫类药的医案，以及王新志教授应用虫类药的心得体会、典型医案。本书对于传承弘扬名老中医学术思想，创新发展中医药理论具有积极的推动作用。由于水平所限，疏漏之处在所难免，尚希杏林贤士赐教指正，毋任企幸。

《虫类药治疗脑病古今临证经验集萃》编委会

2022年5月

　　本书分为总论和各论两部分。总论分为三章,主要介绍了虫类药的发展简史、虫类药在脑系疾病中的应用简史及现代著名医家对虫类药的认识,使我们对虫类药及其在脑系疾病中的应用有一个清晰的认识。各论共分为十四章,以脑系常见疾病(中风、痫证、癫狂、呆证、神昏、头痛、眩晕、痿证、颤证、口僻、不寐、郁证、痹证、多寐)为纲,以虫类药在相应疾病中的应用为目,每章均分为六节,主要内容包括疾病的概述、先贤应用虫类药治疗此病的论述、治疗此病常用虫类药的现代药理研究及临床研究、应用虫类药治疗此病的经典医案、王新志教授应用虫类药治疗此病的心得体会及验案赏析。本书系统总结了虫类药在脑系疾病中的应用及王新志教授临床实践经验,对于学习和传承名老中医学术思想具有重要的参考价值。适合中医临床医师和中医院校学生阅读参考。

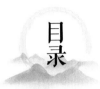

目 录

总 论

各 论

总 论

　　虫类药有广义与狭义之分，广义虫类药是指药用动物的一部分，包括药用动物机体全部、局部及其产物，如在近代中医大家朱良春所著《虫类药的应用》一书中泛指动物药；而狭义虫类药指昆虫、环节动物、节肢动物、两栖动物以及小型爬行类、哺乳类动物，本文所指的虫类药是指广义虫类药，种类繁多，是传统中医药的重要组成部分。虫类药作为血肉有情之品，性喜走窜，多具有搜风剔络、活血破癥、消痈散肿、补益固本等功用。虫类药的使用由来已久，医学对虫类药的认识和研究，经历了漫长的岁月，其应用有着悠久的历史。

　　在远古时期，先人们为了在大自然中得以生存，曾经"茹毛饮血""山居则食鸟兽""近水则食鱼鳖螺蛤"，历经反复多次的尝试，逐渐发现了某些动物对特定的病痛具有一定的缓解作用，初步认识了虫类药物，为其药学理论和应用奠定了基础。例如，春秋时期的《诗经》中述及160种动物，部分具有医疗作用。成书于战国时期的《山海经》，虽是古代地理著作，但记载药物146种，其中动物药83种，如"河罗之鱼，食之已痛""有鸟焉……名曰青耕，可以御疫"。

　　1973年长沙马王堆出土的《五十二病方》是迄今为止我国已发现的最早的医方专著，也是最早记载虫类药的医学著作，是研究先秦时代祖国医药学极其珍贵的历史文献。该书涉及内、外、妇、儿、五官等科的52种疾病，共记录药物242种，其中包含草、谷、菜、木、果等植物药，也涵盖了兽、禽、鱼、虫等动物药，其中动物药54种，很多药物的功用都与后世医药文献和临床实践吻合，且书中还记载了相关药物的应用方法等。

　　秦汉时期，虫类药应用已相当普遍，且作用明确，从单味药应用发展到组方应用，这期间的著作当首推《神农本草经》与《伤寒杂病论》。

作为中医四大典籍之一的《神农本草经》，成书于秦汉时期，为现存最早的药物学专著，是我国早期临床用药经验的第一次系统总结。全书共分3卷，载药365种，其中植物药252种，动物药67种，矿物药46种，分上、中、下三品，言性味，述主治，钩玄索隐，要言不繁，文字简练古朴，成为中药理论精髓之作。所记载的动物药中，如水蛭、僵蚕、全蝎、蝼蛄、地龙、蜜蜂（包括蜂子、蜂蜡、蜂蜜、蜂毒、蜂房）、斑蝥、龟甲、鳖甲、蛇蜕、牡蛎等，迄今仍在广泛应用。书中对每味药的别名、生存环境、产地、采集时间、性味、入药部位和主治病证均有详细记载。在论述药物功效方面，精辟可信，例如斑蝥能治"恶疮疽"，水蛭"主逐恶血，瘀血，月闭，破癥瘕积聚，无子，利水道"，并且对各种药物的配合应用，简单制剂等都做了概述。可见早在秦汉时期虫类药已受到了重视，临床应用已获得了宝贵经验。

东汉张仲景更是将虫类药运用于内科、妇科等疾病的具体治疗，在《伤寒论》和《金匮要略》中，使用各种药物93种以上，虫类药有12种，两书中更载有抵当汤、下瘀血汤、土瓜根散、大黄䗪虫丸、鳖甲煎丸、滑石白鱼散和蜘蛛散等7首以虫类药为君药的方剂，应用了虻虫、水蛭、土鳖虫、蛴螬、蜂房、鼠妇、蜣螂、白鱼和蜘蛛等九味虫类药，这些方剂辨证精当，组方严谨，药简效宏，一直沿用至今。仲景应用虫类药的学术思想最显著之处，就是攻逐瘀血，具体体现在有水蛭、虻虫、土鳖虫所组成的抵当汤、下瘀血汤和土瓜根散等3首处方之中；仲景应用虫类药的另一思想就是以毒攻毒、消坚破癥，体现于治疗疟母的鳖甲煎丸中。同时，仲景认识到虫类药大多"毒效一体"，这是由它们的自身特点决定的，对于那些气血亏虚、非瘀血实邪的患者及孕妇是禁止使用的。另外即使辨证准确，使用时也应注意臣使之药的配伍，注意固护人的正气。医圣仲景已经给我们树立了很好的榜样，其应用虫类药的学术思想值得深入学习研究。

魏晋唐时期，中医学以搜集整理为重心，尽管药物学上有了长足发展，出现了《名医别录》《本草经集注》《备急千金要方》《外台秘要》《新修本草》等多部传世之作，但对虫类药应用的剂量、疗效等的探索均未超越前世之藩篱，学术进展不甚明显。

总之，秦汉至唐代，是虫类药应用的雏形期，为后世的发展奠定了坚实基础。

宋金元时期的医家对虫类药的应用亦有所发展。宋代许叔微不仅是研究伤寒的大家，而且在杂病证治上多有阐发。他在治疗杂病时，尤其善用虫类药搜剔通络，喜多种虫类药同用，取虫类搜剔活血、化痰通络之效，化裁虫类药古方以力求效验，他对虫类药的应用经验丰富，开络病证治之先河，对后世产生了深远的影响。"金元四大家"刘完素、李东垣、张从正、朱丹溪学习前人的理论和经验，多使用全蝎、地龙、白僵蚕、斑蝥、水蛭、虻虫等虫类药物，但所用药味及主治均未有更多发展。

明清时期，虫类药的应用取得了长足发展，不仅在药味数量上有明显增加，在治疗范围上也有新的拓展，对虫类药的使用和研究已处于完善阶段。明代李时珍全面总结药物治疗经验，在其著作《本草纲目》中收载动物药（广义虫类药）462种，按照"从微至巨"的原则，将动物分成虫（狭义虫类药）、鳞、介、禽、兽五部，从动物中最简单的无脊椎生物——虫部，依次记载到更复杂的鳞部、介部，最后到有脊椎的禽部和兽部，认为集小虫之有功、有害者为虫部，使虫类药的应用得到了空前的发展。清代赵学敏所著《本草纲目拾遗》收录动物药128味。清代温病学家对虫类药论述多有创新，给后世留下了不少宝贵经验，如叶天士认为虫类药"飞者升，走者降，有血者入血，无血者行气，灵动迅速，以搜剔络中混处之邪"，常用的有蝉蜕、僵蚕、地龙、全蝎、蜈蚣、蜂房、蟋蟀、虻虫等，《临证指南医案》指出"风湿客于经络，且数十年之久，岂区区汤散可效"，治则为"须以搜剔动药""藉虫蚁血中搜剔，以攻通邪结"，更提出"宿邪宜缓攻"，用虫类药治疗应"欲其缓化，则用丸药，取丸以缓之之意"；吴鞠通在《温病条辨》中对蟾蜍、五灵脂、蚕沙、龟甲、鳖甲等的作用均有诠释，并应用化癥回生丹治疗肿瘤；王孟英用蟋蟀虫治疗膈气吐食，大便闭塞及吐粪症（即"肠梗阻"）等；王清任的《医林改错》对血瘀证有着独特见解，记载血瘀证50种，创方20余首，用地龙、穿山甲、五灵脂、虻虫等活血化瘀虫类药配伍的逐瘀方剂9首，其中用麝香的通窍活血汤，用五灵脂的膈下逐瘀汤、身痛逐瘀汤，用地龙的少腹逐瘀汤及补阳还五汤等一直在临床广泛应用；唐容川在《本草问答》中说："动物之功利，尤甚于植物，以其动物之本性能行，而且具有攻性。"指出了虫类药的特性，认为功效非一般植物药所能比拟。

近代，著名医家张锡纯、恽铁樵及章次公等诸位前辈，亦喜用虫类药，他们的经验有颇多创新。如张锡纯在《医学衷中参西录》中对龙骨、牡蛎、石决明、鸡内金、穿山甲、蜈蚣、水蛭、全蝎、蝉蜕、羚羊角、血余炭等药物均有精辟的论述，如搜风汤中用僵蚕治疗中风；振颓丸中用蜈蚣治疗痿废、偏枯、痹证；理冲丸中用水蛭治疗妇女经闭、产后恶露不尽；镇风汤中用僵蚕治疗小儿急惊风等，屡起沉疴。章次公先生用僵蚕、蝎尾治中风，地龙治咳嗽，九香虫治胃脘痛，蜘蛛、土鳖虫治痿证，叫姑姑、蝼蛄治肿胀等都是对先贤宝贵经验的继承发扬。

现代医学的发展再次推动了对虫类药的研究，对虫类药的记载和报道越来越广泛，先后出版了一些动物药专著，如《广西药用动物》（1976）、《山东动物药》（1979）、《中国动物药志》（1979）、《中国药用动物志》第一册（1979）、《中国动物药》（1981）和《中国动物药》第二册（1983）、《动物本草》（2001）、《虫类药的应用》（2011年再版）等。这些专著对动物药的异名、品种、来源、采集加工、炮制、药材鉴别、化学成分、药理研究、药性、功能主治、临床应用等进行了翔实的描述。其中最为大家所熟知并推崇的是国医大师朱良春所著的《虫类药的应用》一书，该书来源于临床实践，专述虫类药临床应用，其用药考究，见解独到，对提高中医临床医生治疗水平有较大帮助。

随着现代药理研究的介入，对虫类药的研究有了现代科学技术的支持。如地龙中提取的蚓激酶、水蛭中提取的水蛭素，具有抗凝和溶解血栓的作用；斑蝥中提取的斑蝥素具有抗癌的作用等，使虫类药的应用进入了一个新的时期。吴以岭院士运用络病理论研制的"通心络胶囊"，将虫类药应用于心脑血管疾病的治疗中，取得较好疗效。现代药理学认为，虫类药具有免疫调节、镇静止痛、抗炎、抗风湿、抗过敏、抗肿瘤等作用，主要用于心血管、神经、血液、生殖系统等疾病的治疗，这些发现使虫类药的应用范围得到了拓展。

综上所述，虫类药的应用发展经过历代医药学家的不断探索、总结和补充，为现代虫类药药理及临床研究提供了坚实的基础。

脑系疾病临床涵盖的范围非常广泛，主要包含中风、痫证、癫狂、呆证、神昏、头痛、眩晕、痿证、颤证、口僻、不寐、郁证、痹证及多寐等疾病。中医学认为虫类药为"血肉有情之品""行走通窜之物"，清代医家唐容川在《本草问答》中提出"动物之功利，尤甚于植物，以其动物之本性能行，而又具有攻性"，在破血逐瘀、攻坚消积、搜风通络等方面常常是植物药及矿物药不能替代的。虫类药被广泛应用于脑系疾病的治疗中，经历了漫长的历史，并且在不断发展完善。

一、汉唐时期

汉唐时期，虽然治疗脑系疾病相关的虫类药物记载不多，由虫类药组成的专治中风病的复方更是少见，但对后世虫类药的应用起到了示范和推动作用，为后世应用虫类药治疗中风病奠定了坚实的基础。如《伤寒论》所载抵当汤，由水蛭、虻虫、桃仁、大黄等药物组成，主治热与血结于下焦，导致其人发狂、少腹硬满等症状。方中水蛭味咸属阴，善入血分，专逐瘀血久积；虻虫味苦，其性刚猛，善攻新瘀之血，二味相协，体内新久瘀血蓄积者皆可攻逐，能体现虫类药化瘀和通络的功能。汉唐时期是虫类药应用的奠基期，此后虫类药的应用范围逐渐扩大，不仅有单味药，也有复方。

二、宋代

宋代是中医学发展的繁荣期，医籍、方书、专科著作等大量涌现。虫类药在脑系疾病中的应用逐渐引起医家的重视，关于虫类药治脑系疾病的记载也更多地出现在诸如《太平圣惠方》《太平惠民和剂局方》《普济本事方》《杨氏家藏方》等众多官修或私修方书中。

《开宝本草》明确记载金钱白花蛇（蕲蛇）"主中风……口面㖞斜，半身不遂"，全蝎"疗……中风半身不遂，口眼㖞斜，语涩，手足抽掣"。《宝庆本草折衷》记载蜈蚣"治……大人中风瘫痪"。

《太平圣惠方》记载了含有虫类药治疗中风病代表方16首，如治"中风，半身不遂，神昏语謇，口眼㖞斜等症"之御骨丹，方用僵蚕祛经络之风痰。另有治"中风半身不遂，言语謇涩，身体顽麻"之乌犀丸、牛黄丸，分别应用虫类药桑螵蛸、僵蚕。大多复方是多种虫类药共用治疗中风病，如治"中风不能言语，四肢强直"之天麻散，由全蝎、乌梢蛇、僵蚕共同组成。

《圣济总录》中也载入含虫类药治中风验方9首，其一为治"半身不遂，口眼㖞斜，语謇"之排风散，使用了白僵蚕；其二、三为治"左右不遂，手足麻木，口眼㖞斜及痰涎较甚"之天麻散、天麻丸，均使用了全蝎；其四为治"手足不遂，筋骨挛急，行履艰难，口眼㖞斜，时发搐搦"之天南星方，使用了全蝎、僵蚕；其五为治"瘫痪风"之铁弹丸，使用了五灵脂；其六为治"手足弹曳，口眼㖞斜，语言謇涩，步履不正"之神验乌头丸，使用了五灵脂；其七为治"精神昏昧，四肢纵缓，言语謇涩"之五灵脂丸，使用了五灵脂、僵蚕、乌梢蛇、金钱白花蛇、地龙；其八为治"瘫痪风"之追魂散，使用了五灵脂；其九为治"口面㖞僻，口角流涎"之蚕沙浸酒，单用蚕沙浸酒饮。

《太平惠民和剂局方》是我国历史上第一部成药典，载方768首（除去前后互见之20首），其所载方剂来源广泛，既引录了前代医书中的方剂，又收录了当时的民间验方，为方剂学的发展做出了突出的贡献。其卷一为诸风卷，涉及的脑系疾病病名有中风、痹证、头痛、痫病、眩晕、癫狂、多寐、健忘。如雄朱丸，"中风涎潮，咽膈作声，目眩不开，口眼㖞斜，手足不随。应是一切风疾并宜服之"，方由雄黄、朱砂、冰片、麝香、僵蚕、白附子、天南星、乌梢蛇组成。同时《太平惠民和剂局方》收录了治中风虫类药验方4首，其一为治"左瘫右痪，口眼㖞斜，中风涎急，半身不遂，不能举之"之四生丸，以五灵脂为主药；其二为治"中风后遗症，半身不遂，手足麻木，口眼㖞斜"之活络丹，使用了地龙；其三为治"瘫痪不遂，顽麻疼痛"之七生丸，使用了地龙、五灵脂；其四为治"手足麻痹，半身不遂，四肢软弱"之乳香没药圆，使用了僵蚕、五灵脂、地龙。

《仁斋直指方》载有含虫类药物治中风方剂2首，其一为治"诸风战掉、拳挛眩晕、㖞斜麻痹疼痛"之乌药顺气散，使用了僵蚕；其二为治"诸风气、手足瘫痪"之大乌药顺气散，使用了地龙。

《杨氏家藏方》为宋代著名方书之一，撰于南宋淳熙五年（1178年）。作者杨倓系宋代官吏而兼通医。杨倓将其父杨存中曾用或闻见之家藏医方（并有其他医家的秘方、验方）千余首收录书中，书中有大量虫类药用于治疗中风与癫痫的描述。其中治中风常用方40首，含有虫类药的就有25首，占半数以上，如有治"中风瘫痪、口眼㖞斜、四肢不收"之除风圆，使用了僵蚕、金钱白花蛇、蝎梢；治"男子妇人中风……半身不遂、口眼㖞斜"之五珍丹，使用了白僵蚕、蝎梢；治"一切中风，左瘫右痪，手足弹曳，牙关紧急，口眼㖞斜，语言謇涩，昏塞如醉，或痛连骨髓，或痹袭皮肤，痛痒顽痹，血脉不行"之神仙秘宝丹，药用乌梢蛇头、赤足蜈蚣、附子、金钱白花蛇、朱砂、僵蚕、雄雀、全蝎、天麻、天南星、人参、沉香、五灵脂、川芎、乳香、没药、牛黄、血竭、麝香。该方以六味虫类药为主，药味约占全方的1/3。《杨氏家藏方》中有治痫方15首，其中应用虫类药的方剂约占1/3。该书卷二载"治癫痫朝发，不问久新"，方以五痫丸为主，药用天南星、乌梢蛇、朱砂、全蝎、半夏、雄黄、蜈蚣、僵蚕、白附子、麝香、白矾、大皂角。《杨氏家藏方》的著名方剂为治"口眼㖞斜，半身不遂"之牵正散，使用了僵蚕、全蝎。该书方药运用颇具特色，以虫类药为主并随症加减，充分发挥了虫类药的优势。

《类编朱氏集验医方》载虫类药治中风方4首，如"治一切诸风，卒然痰潮，神昏语涩"之大省风散，治"半身不遂，手足无力"之八生饮子，治"诸瘫痪，手足不遂"之紫金圆，三方均使用了全蝎；治"诸风"之鄂诸小金丹使用了蚕沙、地龙。

《普济本事方》中载有虫类药方29首，涉及虫类药14味，如土鳖虫、虻虫、水蛭、蛴螬、蜂房、蟑螂等，载含虫类药治中风方4首；其一为治"一切瘫痪风"之铁弹丸，使用了五灵脂；其二为治"瘫痪风，半身不遂，语言不正"之僵蚕丸，使用了僵蚕、蜈蚣；其三为治"中风虽能言，口不喝斜,手足弹曳"之星附散,使用了白僵蚕;其四为治"两脚软弱,虚羸无力"之续骨丹,使用了地龙。

《三因极一病证方论》载中风病方23首,其中含虫类药方9首。其一为"治男子妇人……瘫痪中风,口眼喝斜,言语謇涩,手足弹曳,难以称举……或失音不语,牙关紧急,脚不能行,身体顽麻"之铁弹圆使用了全蝎、金钱白花蛇、五灵脂;其二为"治中风一切诸疾"之神异温风丹,使用了全蝎;其三为"治左瘫右痪……身体不遂,脚腿少力"之舒筋保安散,使用了五灵脂、白僵蚕;其四为"治手足偏废不举"之趁风膏,使用了穿山甲;其五为"治中风,开关窍"之红龙散,使用了五灵脂、全蝎;其六为"治中风涎潮……口眼喝斜,手足不随"之雄朱圆,使用了僵蚕、麝香、乌梢蛇;其七为"治半身不遂,口眼喝斜,瘫痪诸风"之活络通经圆,使用了斑蝥、乌梢蛇、金钱白花蛇、五灵脂;其八为"治风气不顺,手脚偏枯"之乌药顺气散,使用了僵蚕;其九为"治诸中风,半身不遂,腰脚缓弱,手臂顽麻,左瘫右痪,抽掣蝉拽"之仙酒方,使用了蚕沙。

可见宋代医家喜用僵蚕、乌梢蛇、全蝎、五灵脂、地龙、金钱白花蛇、蜈蚣等虫类药治疗头痛、中风、颤病、痉病、痴呆、痫病、癫狂、不寐、痿病等脑系疾病。

三、金元时期

这一时期的医家也十分重视虫类药的应用,在多部著作中载入了虫类药治疗脑系疾病的方药。如《世医得效方》载验方8首,其一为"治手足搐搦,半身不遂"之大省风汤,使用了全蝎;其二为"治男人妇人半身不遂,手足顽麻,口眼喝斜,痰涎壅塞"之蝎麝白丸子,使用了全蝎;其三为"治手足麻痹,瘫痪"之仙桃丸,使用了五灵脂;其四为"治诸风挛急"之妙应丸,使用了穿山甲、全蝎、蜈蚣、地龙、僵蚕、斑蝥、五灵脂;其五为治"口眼喝斜"之天仙膏(外用),使用了僵蚕;其六为治"半身不遂、语言謇涩"之一粒金丹,使用了僵蚕、五灵脂;其七为治"瘫痪不遂,手足弹曳,口眼喝斜"之乳香寻痛丸,使用了五灵脂、地龙;其八为治"邪气中风"之大九宝饮,使用了地龙、全蝎。《瑞竹堂经验方》载方3首,其一为治"手足拘挛,半身不遂"之仙酒方,使用了晚蚕沙;其二为治"口眼喝斜,痰涎壅盛,语言謇涩,手足不仁,筋脉拘挛,肢体不举"之马丹，使用了地龙；其三为治"瘫痪弹曳，口眼㖞斜"之草灵宝丹，使用了地龙、乌梢蛇、金钱白花蛇。《卫生宝鉴》载方一首，为治"中风痰涎壅盛，神昏窍迷诸证"之开关散，使用了僵蚕。

四、明清时期

明清时期使用虫类药物治疗脑系疾病也较多。如《本草纲目》明确记载壁虎"咸，寒，有小毒。主治中风瘫痪，手足不举"。《滇南本草》记载地龙"祛风，治……口眼㖞斜"。《证治准绳》《本草纲目》《外科正宗》《卫生十全方》《卫生简易方》《医方类聚》《校注妇人良方》《寿世保元》《医学纲目》《奇效良方》等著作中出现了众多使用虫类药治疗中风病的复方，如清心导痰丸、白花蛇酒、透脓散、加味乌灵丸、虎骨散、三公散、神仙解语丹、史国公浸酒良方、失音方、蜘蛛摩方、脑麝祛风丸、大神效活络丹、通关散、三圣散、不换金丹、换骨丹、天麻浸酒方、金虎丸等；清代的《医林改错》《审视瑶函》《嵩崖尊生全书》《兰台轨范》《张氏医通》《医醇賸义》等著作中也出现了众多虫类药治中风病的复方，如补阳还五汤、身痛逐瘀汤、振颓丸、黄芪五蛇酒、正容汤、大活络丹、十味导痰汤、消风返正汤等。

叶天士是清代著名医学家，四大温病学家之一，提出了"久病入络""久痛入络"及"络以辛为泄"的著名观点，同时他还指出"久则邪正混处其间，草本不能见效，当虫蚁疏逐"，以"搜剔络中混处之邪"。认为得病日久，正气和邪气混杂，深入络脉之处，此时用草木之药不能完全祛邪，需用能搜索并剔除经络之邪的虫类药才能起作用，提倡用虫类药治疗久病入络之病，创立了诸多治络之法，将通络法用于头痛、中风、痛、痉、厥等内伤杂病。在虫类药的应用剂型中，倡导应用能体现"顽邪缓攻"法的丸剂。

吴鞠通亦是温病大家，首创三焦辨证体系，认为虫类药有"无微不入，无坚不破"之功效，因虫类药为血肉有情之品，能飞的虫类药能走气分，能爬行的虫类药能走血分，即"以食血之虫，飞者走络中气分，走者走络中血分"。吴鞠通在使用虫类药时，根据病位在上、中、下三焦的不同，分别使用相应的药物，如邪在上焦心肺，多使用蝉蜕、牛黄等，创制凉开三宝，治疗热病神昏；邪在中焦喜用牛乳汁；邪在下焦肝肾喜用牡蛎、鳖甲等。创立一甲复脉汤、二甲复脉汤、三甲复脉汤、大定风珠等方剂治疗热盛阴虚之抽搐、惊厥等。现代研究证明大定风珠对痉证、小儿抽动-秽语综合征、帕金森病、中风偏瘫痉挛、阴虚风动型脑出血、Meige综合征等脑系疾病有较好的疗效。

王清任认为"治病之要诀，在明白气血"，气血运行不畅所致的血瘀证是诸多疾病的病因。《医林改错》所创方剂33首，而用于活血化瘀的方剂有20首余，约占全书的2/3，在活血化瘀过程中喜用虫类药，如地龙、穿山甲等，因此类药药性走窜，通络达髓，应用虫类药配伍的活血化瘀方有9首，约占全部活血化瘀方的1/2，可见其对虫类药在活血化瘀方面应用的重视。有研究发现血府逐瘀汤可治疗的头面疾病有16种，分别是头痛、不寐、眩晕、郁证、耳鸣耳聋、中风、痫病、痴呆、嗜睡、狂病、脑鸣、厥证、癫病、昏迷、口僻、面肌痉挛。应用血府逐瘀汤治疗最多的脑病是头痛、不寐、眩晕、郁证。

在治疗头痛方面，王清任首次提出了"瘀血可致头痛"的理论，瘀血在头痛致病因素中扮演着重要地位。血瘀证头痛病机是由于瘀血阻于脑窍，脉络滞涩，血行不畅，不通则痛所致，故治疗当以活血化瘀、通窍止痛为主，并详细论述了血府逐瘀汤治疗血瘀型头痛的相关内容。《医林改错》曰："查患头痛者，无表证，无里证，无气虚痰饮等证，忽犯忽好，百方不效，用此方一剂而愈。"

对于年久不愈之不寐，病情反复出现，致使体内气血运行受阻，脉络中出现瘀滞，形成血瘀，即"久病必瘀"，王清任认为长期顽固性不寐，临床多方治疗无效者，应当从瘀论治，《医林改错》曰："夜不能睡，用安神养血药治之不效者，此方若神。"

在眩晕病方面，首次提出"血瘀致眩"观点的医家是明代的虞抟，《医学正传》曰："外有因呕血而眩冒者，胸中有死血迷闭心窍而然，是宜行血清心自安。"此观点进一步完善了眩晕的病机。王清任尤其重视气血的关系，认为"气足血行而瘀去，气滞则血瘀"，《医林改错》曰："能使周身之气通而不滞，血活而不瘀，气通血活，何患疾病不除？"眩晕血瘀证是由于瘀血内阻，脉络闭塞，气血不能上于头部，脑窍失养或肝风（阳）上扰清窍所致，故治疗当以活血祛瘀、平肝息风为主。

五、近现代

近现代医家十分重视虫类药的应用，张锡纯、丁甘仁、章次公诸多前辈都善用虫类药，且记载颇多，虫类药被广泛应用于中风、癫证、痫证、头痛、口僻、痴呆等众多脑系疾病中。如张锡纯在《医学衷中参西录》中运用僵蚕、全蝎、蜈蚣、龟甲、龙骨等虫类药分别制成搜风汤、逐风汤、息风汤治疗中风病。丁甘仁作为近代名医，主张寒温不两立，在临证遣方时也喜用虫类药，如用龙骨、牡蛎镇心安神，治疗失眠，用羚羊角凉血止血治疗血证，用阿胶、龟甲潜阳治疗脑鸣等。章次公作为"章朱学派"的学术宗师，师从丁甘仁、曹颖甫等名家，不仅潜心研究我国古代医家的药学专著，同时也十分重视民间验方的作用，但师古而不泥古，灵活运用虫类药治疗各系疾病。在《章次公医案》中创造性地运用煅鸡蛋壳等药物治疗胃酸疼痛，用蜂房治疗痹证，蜘蛛治疗痿证，叫姑姑、蝼蛄治疗鼓胀。

同样作为"章朱学派"学术宗师的国医大师朱良春教授同样喜用虫类药，因此类药能走窜搜刮，随处可到，并且含活血成分，更容易被人体吸收。在治疗痹证、中风等病时朱老喜用全蝎、地龙、水蛭等虫类药，并根据疾病的寒、热、瘀、虚配以乌梢蛇、土鳖虫、九香虫等。在使用时提倡生用，装胶囊吞服，并且要关注此类药物的过敏、中毒等不良反应，如发现应及时治疗。

名老中医裘昌林认为邪气滞留经络是神经内科疑难杂症的重要病机，而虫类药有通络搜邪的作用，故而是治疗神经内科疑难杂症的常用药。他喜用全蝎、蜈蚣、僵蚕等治疗血管性疼痛、癫痫、运动神经元病、中风后遗症等神经内科杂病，治疗效果颇佳。

名老中医何世英教授认为脑系疾病虽病因复杂，病情多样，但基本病机在于肝失疏泄，因肝处人体之中，统调全身气血，疏泄失常能导致痰浊瘀血的生成，故他在脑系疾病论治中喜从肝论治，平肝疏肝，而对于瘀积之邪，宜采用破泄之法，因虫类药逐瘀通络之效比草木药好，故何老喜用虫类药，善以全蝎、地龙、蜈蚣、僵蚕入方治疗脑系疾病，并创宁痫丹（含地龙、僵蚕、全蝎、蜈蚣）以治癫痫，宁痛丹（含全蝎、地龙、僵蚕、蜈蚣）以治偏头痛，增智丹（含地龙、僵蚕）以治疗血管性痴呆，通脉丹（含地龙、僵蚕、全蝎、蜈蚣）治疗中风及其后遗症，临床疗效显著。

符为民教授为江苏省名中医，主要致力于中医急症和脑病的诊疗研究，在药物选择上善用虫类药物。在急性脑梗死的治疗中，符教授结合中医典籍和临证经验，认为瘀血内阻是急性脑梗死的主要病机，治疗上主张以化瘀为主。在化瘀药物的选择上，认为水蛭既能破瘀血而不伤气，更不会影响新血生成，是治疗脑梗死急性期的良药，现代药理学研究显示水蛭素在抗凝、减轻血管痉挛方面有较好的作用。基于以上研究，符教授创制"脑通灵合剂"治疗中风急症。在脑梗死后遗症治疗中，因其久则正邪混杂于脉络中，需用虫类药驱逐，在药物选择上除用水蛭外，可配合地龙、僵蚕等药物，众药合用，既能通窍又能补髓，达到较好疗效。在老年痴呆的治疗中，根据痰瘀阻滞的病机，符教授喜用水蛭、全蝎、地龙，一方面能散瘀滞之邪，另一方面能攻窜、调脑脉。

著名医家对虫类药的认识

一、张锡纯

张锡纯（1860—1933），字寿甫，祖籍山东诸城，河北省盐山县人，中西医汇通学派的代表人物之一，代表作为《医学衷中参西录》。张锡纯立方用药颇具特色，对虫类药的应用有自己的独到之处，他善用全蝎、蜈蚣、水蛭、僵蚕等，在辨证的基础上灵活配伍，往往起到了事半功倍的效果。以下为张锡纯用虫类药治疗脑系疾病的经验举隅。

1. 中风

张锡纯认为中风多因先天禀赋不足或后天因劳力、劳神，使五脏虚弱，在正虚的基础上又感受风邪侵袭，由经络入脏腑，使脏腑失职，故而出现突然昏倒、语言不利、半身不遂等表现。在治疗上，张锡纯创立搜风汤、逐风汤等方剂。搜风汤中使用僵蚕，是因僵蚕因风而僵，和风同类，能作为药引，引祛风之药直达病所，防止机体拒药。搜风汤中用全蝎、蜈蚣，是利用蜈蚣能深入皮肤经络搜风，张锡纯认为蜈蚣身体节节相连，每节都用脑神经控制，故蜈蚣入药还能安神，调节神经。全蝎能活血祛风，与蜈蚣相伍，佐以补气之药，正中中风后肢体拘急不利的情况。

张锡纯喜用水蛭、土鳖虫，一是因水蛭气味咸平无毒，仲景抵当汤、大黄䗪虫丸、百劳丸皆用水蛭，有前人经验可供参考；二是临证注意观察，水蛭、土鳖虫二者"皆破瘀之品，尝单用实验，土鳖虫无效，而水蛭有效"，水蛭生用有效，炙用无效。张锡纯曾单用水蛭治一妇人少腹癥瘕不育，油炙水蛭30g，分次服完无功，改生用同量，未服完癥瘕尽消，逾年生一男婴。他认为水蛭善入血分因其味咸，善破血是因其为噬血之物，

第三章 著名医家对虫类药的认识

15

破瘀血不伤新血乃其气腐与瘀血相感召，消瘀而无开破，乃见服后无腹痛，可见他对水蛭十分推崇。土鳖虫不仅能通痹，而且能接续脑血管及其神经，故可用于治疗中风后遗症、血管性头痛等疾病。

2.痿证

张锡纯认为痿证的主要表现是肌肉麻痹、不知痛痒；对于痿证的病机，张锡纯认为主要有三：一因风寒侵袭经络，二因痰涎闭阻经络，三因风寒痰涎相互凝结。对于痰涎闭阻经络的痿证，张锡纯创制振颓丸，方中含有全蝎、穿山甲，因此二味走窜之力最速，能贯通脏腑经络，解身体内外之血凝痰聚。对于因脑血管意外所致肢体偏瘫、痿弱不用的症状，张锡纯创立了补脑振痿汤，此方含有土鳖虫、地龙，他认为此处的偏瘫痿弱是由于支配营养肌肉的神经血管被阻断所致，而地龙善引，土鳖虫善接，二者共用，能将阻断的神经血管重新连接起来。

总之，张锡纯法古不拘，刻苦实践，在虫类药应用方面有丰富的经验，虫类药效专力宏，应用恰当，常能事半功倍，屡起沉疴。他能熟练掌握虫类药的药性，辨证应用，并重视虫类药的毒性，通过特殊的炮制、给药途径和配伍，减轻虫类药的毒副作用，这些经验值得我们学习。

二、章次公

章次公（1903—1959），名成之，号之庵，江苏镇江人。就读于上海中医专门学校，师事丁甘仁、曹颖甫。他对中华传统文化中的文、史、哲、医均有涉猎，对中药学尤有研究，曾编著《药物学》四卷，多发前人之未发，补古人之未逮。由其学生整理而成的《章次公医案》一书共收集医案723则，包括内、外、妇、儿各科临床常见多发病及疑难杂症，其中多数是1940年前后的医案。章次公师古不泥古，善于吸取各家学验之长，发皇古义，融会新知，乐用古代和西医学之理论经验，擅长应用虫类药治疗头风、肿胀、痹证、小儿惊风等病，疗效十分显著。

对于头风病，叶天士喜用虫类药，入络搜邪，章次公在此基础上，按照辨证论治的原则，每于补益肝肾、温阳通络、祛风逐湿之余，配以虫类药物，取"飞者升，走者降，灵动迅速，追拔沉混气血之邪"之特性以疗痼疾；或于补益之中参以虫类药，以达"补正不敛邪，祛邪不伤正"之效，凡属气滞血瘀之头痛，方中必选虫类药，常用药为蜈蚣、全蝎和僵蚕。

章次公在虫类药应用上，继承和发展了先贤的宝贵经验，对于多种疾病都运用了虫类药，如治疗痹证，用全蝎、土鳖虫、蕲蛇祛风通络；对于头风病用蜈蚣、全蝎解痉通络止痛；对于水肿，用蝼蛄、叫姑姑利水通便；对于小儿惊风，用僵蚕平息内外之风。章次公充分利用虫类药治疗疾病的优势，值得我们思考和借鉴。

三、何世英

何世英（1912—1990），中国当代名中医、中医临床学家、中医理论教育家、中医脑病学科创始人、中国新医药学理论奠基人之一，在医、教、研等方面均有自己的建树，尤其对脑病的辨治，有自己独到的见解。何世英认为，虽然脑病病因复杂，临床表现多样，根本病机却与肝、脾、肾相关，其中肝处中位，上可影响心肺，下可影响肾水，中可影响脾土，且肝藏血，与全身血量的调节相关。因而在脑病的病机中，肝失疏泄位居首位，肝疏泄失职，会造成藏血不利，日久易导致痰浊、瘀血停积，阻塞窍络，上犯神明。故在脑病的论治中，何世英喜从肝论治，平肝阳兼搜风通络。虫类药药性走窜，能通络逐痰，其药效作用非草木类所能及。故何世英在脑病的论治中喜用平肝药配合虫类药，创制宁痫丹、宁痛丹、增智丹等一系列脑病适用方。

何世英尤善用全蝎、地龙、蜈蚣、僵蚕4味药，配伍天麻、钩藤、竹茹、竹沥而成宁痫丹，该方具有化痰息风之效，主治癫痫。宁痫丹注重蜈蚣的运用，用量多2～10条不等，因癫痫多由肝火痰风引起，而蜈蚣有祛风定惊、化痰散结之效。将全蝎、地龙、蜈蚣、僵蚕配伍桃仁、红花、桑枝成宁痛丹，该方能祛瘀通络，治疗偏头痛。宁痛丹中重用全蝎，因偏头痛多病久，且存在有形之邪阻滞于络，全蝎既能通络，又能祛风、祛湿、行气，故适用于偏头痛的治疗。将僵蚕、地龙配伍石菖蒲、益智仁、地黄而成增智丹，该方能益髓通络，而治血管性痴呆。方中重用地龙，取其通络之效，配伍补肾益精之品，起到补肾通络益智的效果。将全蝎、地龙、蜈蚣、僵蚕配伍黄芪、丹参则成通脉丹，该方具有益气通络的效果，治疗中风后遗症。

综上所述，何世英在中医脑病的理论和临床辨治方面自成体系，善用虫类药配合化痰、祛瘀、补肾之品，发挥其治疗效果。

四、朱良春

朱良春，当代著名中医学家，从医70余载，因擅长用虫类药治疗疑难杂症，故又有"虫类药学家"之誉。20世纪60年代初，他撰写虫类药应用的相关论文在《中医杂志》上连载，引起医界关注。1978年出版《虫类药的应用》，几经修订再版，后主编完成《朱良春虫类药的应用》，书中记载虫类药的功效有攻坚破积、活血祛瘀、息风定惊等14个方面。

朱良春认为，虫类药为血肉有情之品，且具有飞灵走窜之性，凡疑难杂症，需在涤痰化瘀、蠲痹通络之时，在辨证的基础上参用，往往能提高疗效，在某些方面是草木、矿石之类药物所不能比拟的。他认为在使用虫类药时，除要辨证明确，还要选药精当，注重配伍。朱良春临床善于运用虫类药治疗风湿病、肿瘤、自身免疫性疾病等疑难重症，现将他临床应用虫类药的经验概述如下。

1.推陈出新，扩大虫类药应用范围

朱良春一直秉承"人对事物的认知永无止境"的观念，认为我国古代先贤可能由于时代环境的限制，并不能把虫类药的功效全部阐述完备，需要我们继续扩展挖掘。如蜂房，《名医别录》中认为此药能"治恶疽，附骨痈"，具有攻毒散结的作用。朱良春在应用中却发现蜂房也能温肾助阳，可用于治疗小儿遗尿、带下清稀、阳痿不举等症。再如守宫，又名壁虎，《本草纲目》言其"治中风瘫痪，手足不举，或历节风痛，及风痉惊痫"，说明此物具有行气散瘀的功效。朱良春在临床发现该药除具有攻散气血凝结的作用外，还可以解毒消坚，对癌肿的治疗也有良效。再如蝼蛄，《神农本草经》只说此物"主难产，出肉中刺，溃痈肿，下哽噎，解毒，除恶疮"，并没有说此物具有利水的作用。朱良春在阅读古籍时发现陶弘景说此物"自腰以后甚利，能下大小便"，在临床应用时朱老发现，蝼蛄去头、足、翼后能利水，可用于多种水肿的治疗。

2.合理配伍，增效减毒

朱良春认为在运用虫类药物时，除辨证明确、选药精当外，还需要合理配伍，才能发挥虫类药的疗效。如僵蚕配伍蝉蜕，朱良春认为此二物气味俱薄，具有升浮之性，可驱邪外出，广泛用于病毒性感冒、咽喉肿痛、病毒性腮腺炎等外感疾病，二者配伍蜂房还可使乙肝病毒转阴。再如全

蝎、蜈蚣配伍，朱良春认为蜈蚣走窜之力最强，能开气血之凝聚，全蝎既能息风，又能解毒疗痈，二者配伍可用于口眼㖞斜、肿瘤痈毒及类风湿关节炎的治疗。水蛭能破瘀散结，但若用于气虚血瘀证会导致乏力、面色萎黄等气血两伤的情况发生，因而朱老对于气虚血瘀证的治疗，常用水蛭配伍黄芪、白术，祛瘀而不伤血。

3.虫类药入奇经，完善奇经辨证论治体系

奇经是除正经以外的人体其他经脉，包括：冲脉、任脉、督脉、带脉、阴维脉、阳维脉、阴跷脉、阳跷脉。奇经病多由久病、重病累及所致。朱良春深入研读了《内经》《难经》《奇经八脉考》《医学衷中参西录》等经典著作对奇经的描述，得出了"盖非通经气不能行"的调理奇经大法，并创造性地将虫类药物引入奇经，完善了奇经辨治体系。经临床实践，朱良春发现鹿茸、露蜂房、蛤蚧可温养奇经阳气，龟甲、桑螵蛸可养奇经之阴，叫姑姑、蝼蛄渗泄奇经水湿，全蝎、蜈蚣驱散奇经风邪，阿胶滋养奇经血分，僵蚕、蝉蜕清散奇经热邪，由此建立了从阴阳湿瘀论治奇经病的辨治体系。另外他还发现穿山龙能强壮督脉，是补奇经的特效药。依据奇经理论，朱良春用益肾壮督、蠲痹通络之法，治疗顽固性的痹证如强直性脊柱炎、骨关节炎等效果较好。

综上所述，朱良春作为虫类药学家，具有开拓创新精神，能不断挖掘虫类药物的治疗潜力，扩展虫类药物的治疗范围，并且注重虫类药物的配伍和理论创新，值得我们学习。

五、张志远

张志远，国医大师，山东中医药大学教授，幼承庭训，读经书，习医术，从医70余年，熟谙经典，辨证精良，善于化裁古方，在虫类药的运用中尤其重视活血、通络、止痛的效果。将䗪虫、水蛭、全蝎等虫类药物应用于惊厥抽搐、顽固性头痛、脑血管意外等病的治疗中，疗效显著。

对于因肝阴虚阳亢而内风偏盛引起的惊厥抽搐，张志远自拟四介三虫汤息风止痉，此方中龟甲、鳖甲、牡蛎、玳瑁平肝潜阳，全蝎、蜈蚣、僵蚕息风止痉，介类与虫类相配，达到了息风止痉的效果。而对于顽固性头痛，张志远认为，此病多久病且易反复，而病久容易入络，虫类药物能入络祛瘀生新，适用于顽固性头痛的治疗。他自拟七虫入络汤，将全蝎、蜈

蚣、虻虫、水蛭、土鳖虫等诸虫并用，入络化瘀，从而起到止痛效果。对因脑血管意外而导致的半身不遂，张志远遵《医林改错》补阳还五汤治疗之法，却不拘泥于补阳还五汤之药，喜用地龙、土鳖虫、水蛭、蜣螂、蛴螬、虻虫等虫类药，配伍黄芪、葛根等，以达到补气、活血、通络的效果。

可见，张志远在运用虫类药物时，会根据疾病的病机所在配伍介类、补气药等达到止痉、通络、止痛的效果。张志远中医理论扎实，能灵活化裁古方，更符合临床疾病的诊疗规律。

六、张琪

张琪，国医大师，黑龙江中医药大学教授。他经过大量临床实践发现，虫类药性偏辛咸，辛能通络、咸能软坚，因而具有攻坚破积、活血化瘀、息风定痉、通阳散结等功效。他将虫类药应用于各种急、重、疑难疾病的治疗中，效果显著。

经过临床实践，张琪认为颅腔是个密闭的腔隙，如果发生出血则血液不易流出，蓄积变为瘀血，瘀血能造成瘀阻血停、瘀阻水蓄和瘀阻血不归经，导致脑水肿、脑损伤等病理变化的产生。在治疗时，除用止血药物外，还需用活血药物。临证时他一般喜用水蛭，水蛭"破瘀血而不伤新血，专入血分而不伤气分"，为破血消结的良药，张锡纯称赞其在破血药中功列第一，谓其感水中生动之气，又有利水消肿的功效。现代药理研究证明，水蛭的有效成分水蛭素能抗凝血、抑制血小板聚集、激活血中纤溶系统、改善微循环，同时对于出血引起的脑水肿也有良好的改善作用，故大多收效满意。张琪擅长应用破血逐瘀、通络消肿法治疗脑出血，其经验值得我们学习借鉴。

七、任继学

任继学，国医大师，长春中医药大学终身教授，首批全国老中医药专家学术经验继承工作指导老师。任继学从事中医临床、科研、教学工作50余年，他精研《内经》《难经》《伤寒论》，博览历代医学名著，学有所本，用有专长。任继学除擅长心、脑、肾等疾病诊治外，尤致力于中医治疗急证的研究，对高热、中风、急性心肌梗死等疾病研究，居国内领先水平。

他笃实好学，治学严谨，对中医理论的研究形成了一套完整的治学思想和体系。

任继学胆大心细，十分重视对虫类药的临床应用和研究。他认为，凡顽症、痼疾，若起沉疴，拯危候，必用毒剧，方有功效。临证时善用虫类药，即使是剧毒药，他也从不惧用。曾言"用毒剧药虽担风险，但只要辨证精确，用量适宜，不仅能有效无损，且能收到速效、显效"。

对于"血瘀"所致的疾病，任继学善用虫类药以化瘀通络。对于脑出血，他在唐容川"离经之血，虽清血鲜血，亦是瘀血"的理论基础上，大胆采用破血化瘀、泄热醒神、豁痰开窍等法，辨证应用虻虫、水蛭等破血逐瘀之品，效果良好。他认为"水蛭最善逐瘀血"，临床观察用水蛭清除血肿、化瘀活络，疗效可靠。对于顽固性痹证，任继学善用土鳖虫、蜂房、蜈蚣、地龙、乌梢蛇等，每每起效。另外，对于行气消食，他最善用九香虫、五谷虫；而息风镇惊，又喜用全蝎、蜈蚣、僵蚕等。

八、李济仁

李济仁，国医大师，皖南医学院终身教授，从事中医临床60余年，经验丰富，对痹证的诊疗尤其独到，善用虫类药治疗痹证。李济仁用虫类药物治疗痹证的思路来源于《伤寒论》，书中的大黄䗪虫丸、鳖甲煎丸等方剂多用于疑难顽疾的治疗中，而痹证病程缠绵难愈，病情复杂，是公认的顽疾，故而虫类药物可用于该病的治疗中。且痹证病机在于风、寒、湿闭阻于经络，经脉不通，而虫类药物具有通络效果，并且能达到无微不入、无坚不破的程度，如清代温病大家吴鞠通所说"食血之虫，飞者走络中气分，走者走络中血分，可谓无微不入，无坚不破"。痹证病程日久，正邪之气混于关节间，草木不能立即见效，需要虫蚁之类药才能搜刮关节之处的邪气，正如叶天士所说"久则邪正混处其间，草本不能见效，当虫蚁疏逐，以搜剔络中混处之邪"。可见，虫类药具有逐邪通络的效果，切中痹证病机，在治疗中能起到"四两拨千斤"的效果。而在虫类药的具体运用方面，李济仁强调应根据虫类药的药性，辨证用于痹证的治疗中。如根据全蝎、蜈蚣善于止痛，虻虫、水蛭善于泄热，僵蚕善于化痰，蕲蛇善于温通的特性，可分别应用于关节疼痛剧烈、湿热闭阻关节、痰浊闭阻关节、寒湿闭阻关节等不同证型痹证的治疗中。

综上所述，虫类药应用历史悠久，契合痹证病机，配伍应用虫类药能提高临床疗效，但在具体运用中应根据具体病机，辨证选用，李济仁用虫类药治疗痹证的这些经验，值得我们借鉴学习。

九、周绍华

周绍华，中国中医科学院西苑医院脑病学术带头人，第二批、第三批全国老中医药专家学术经验继承工作指导老师，从事脑病的科研、教学、临床工作50余年，临床经验丰富，学术造诣高深。在脑病的治疗中，周绍华喜用虫类药，他认为虫类药的活血攻坚、搜风定惊的效果非一般活血药物所能比，故在辨证的基础上常加用虫类药，增强疗效。在脑梗死、脑出血、顽固性头痛、帕金森等病中常加用全蝎、蜈蚣、水蛭、地龙等药。

在脑梗死的治疗中，周绍华喜用地龙、水蛭、土鳖虫，因地龙能清热、息风、通络，水蛭、土鳖虫能逐瘀消积，改善脑梗死瘀血阻滞的情况。在脑出血的治疗中，周绍华喜用水蛭，他认为脑出血时血不归经，瘀滞脑内，形成瘀血，治疗时除清热平肝、醒脑开窍外，需用破血逐瘀药，使瘀血去、新血生。对顽固性头痛，周绍华喜用全蝎、蜈蚣，他认为头痛多迁延日久，久病入络，需用虫类药才能入络搜邪，全蝎、蜈蚣既能解痉镇痛，又能祛瘀通络，契合顽固性头痛的病机。对于帕金森病的治疗，周绍华认为此病虚实夹杂，既有肝肾亏虚，又有风火痰瘀，故在治疗上除用全蝎、蜈蚣搜风通络外，还需加用滋补肝肾的药物。

总之，周绍华在脑系疾病的治疗过程中喜用虫类药物，但要在辨证的基础上运用，并且强调虫类药物有小毒，全蝎、蜈蚣偏温燥，可配伍白芍、生地黄等滋阴养血的药物，土鳖虫、地龙偏咸寒，可配伍桂枝、当归温经养血，以达到增效减毒的效果。

十、符为民

符为民，江苏省名中医，第五批、第六批全国老中医药专家学术经验继承工作指导老师。早年从事中医内科急症工作，后专门从事中医脑病的研究，在中医急症和脑病的救治方面，取得了令人瞩目的成果，擅长治疗多种神经系统疑难杂症，尤其在虫类药的临床运用方面积累了丰富的经验。符为民遵叶天士"久则邪正混处其间，草木不能见效，当以虫蚁疏通逐邪"之训，善用虫类药物，并且能根据体质的不同和病程的长短，灵活选用地龙、水蛭、僵蚕等药，临床疗效可靠。其应用虫类药物治疗脑病主要体现在以下3个方面。

1. 活血化瘀

虫类药物多具有较强的通行血脉、促进气血运行、消除瘀滞的作用，用以治疗血气瘀滞引起的各种瘀血病证。在脑系疾病的病程中，多有瘀血痰浊固结难散的情况，故在治疗中可使用虫类药如土鳖虫、地龙等。此类药物辛散，能化瘀通络，此外有走窜之性，能逐瘀生新，对恢复和提高脑功能起到较好作用。

符为民依据脑出血系脑蓄血的理论，结合多年的临床经验而制定了脑血通颗粒，旨在"下瘀热血闭"。脑血通颗粒由生大黄、水蛭等药物组成，可以增加脑和冠状动脉血流量，抑制血小板凝集，降低血液黏稠度、降低毛细血管通透性、抗脑水肿及抗脂质过氧化，改善脑血管功能状态，从而起到保护脑组织的作用。对于脑梗死急性期，符为民创制安脑颗粒冲剂。安脑颗粒冲剂主要由水蛭、大黄、郁金、石菖蒲、胆南星等药物组成，临床观察显示安脑颗粒冲剂能显著降低血胆固醇、甘油三酯、血细胞比容和纤维蛋白原含量，具有改善脑梗死神经功能缺损症状的作用。对于血管性痴呆，符为民在中医理论指导下，认识到本病以肝肾不足为本，痰瘀闭阻为标，且以标实为主，治以补肾健脑、化痰通络、解郁开窍，创制脑络通颗粒（由水蛭、大黄、川芎、郁金、黄芪、枸杞子、石菖蒲组成），临床应用安全有效。

2. 息风定惊

虫类药具有搜剔络中风痰、平肝阳、息内风、止惊厥之功效。符为民常将虫类药用于中风、癫痫、眩晕、口眼㖞斜、破伤风等病证，代表药物有全蝎、蜈蚣、僵蚕、乌梢蛇等。全蝎、蜈蚣擅长息风定惊，用于小儿高热抽搐、中风后半身不遂、口眼㖞斜、肢体震颤、手足麻木、癫痫等多获殊功。如对脑病高热而见风动抽搐、肢体强痉，除辨证用药外加用"止痉散"（药用炙全蝎、炙蜈蚣、炙僵蚕、地龙等研细末），临床收效显著。

符为民认为癫痫病机主要责之痰蒙神窍、肝风内动和久病瘀阻等，发作时多以风、火、痰、瘀等标实证候突出，间歇期则多以本虚或虚实夹杂证候为主，常见肝肾亏虚、心血不足、脾虚痰蕴等证。在治疗上，宜分清标本虚实，一般在发作期应以豁痰息风、开窍定痫为法，选用天竺黄、胆南星、天麻、青礞石、石菖蒲、煅龙骨、煅牡蛎、钩藤、远志、决明子等药；间歇期当以调和脏腑阴阳、平顺气机为主，常用健脾化痰、补益肝肾、育阴息风、活血通络等法，选用陈皮、半夏、茯苓、白术、白芍、龟甲、地黄、牛膝、郁金、红花、全蝎、地龙、僵蚕、蜂房等药，以标本同治。

对于震颤麻痹，一般认为本病以震颤、肌强直、活动徐缓为主症，符合《证治准绳》中"颤，摇也；振，动也。筋脉约束不住，而莫能任持，风之象也"及《素问·至真要大论》中"诸风掉眩，皆属于肝"的论述，概括其病机为肝肾不足、虚风内动，众医家多从补益肝肾、滋阴息风入手论治。符为民认为仅调补肝肾疗效欠佳，因肝肾亏虚，日久则精血不足，其血必瘀，且肾阳虚则血必瘀，肾阴虚则血必滞。根据上述病理特点，在治疗时符为民强调用补肝肾活血药，以龟甲、水蛭、白芍、地龙四味药配伍，能起到滋补肝肾、祛瘀通络的作用，共奏"血行风自灭"之功。

3. 通经止痛

虫类药性善走窜，能通行血脉，"通则不痛"，从而达到止痛的目的。符为民用蜈蚣、全蝎、乌梢蛇、土鳖虫、僵蚕、地龙、蕲蛇等药治疗各种顽固性疼痛，如神经性头痛、肩周炎、三叉神经痛、肢体麻木、筋脉拘急、惊痫抽搐、风湿顽痹等，常获良效。

例如，血管神经性头痛病因虽多，符为民将本病的病机要点概括为风邪深入、痰瘀阻络，治疗上以祛风化痰、活血通络为主。在偏头痛发作期常以平肝活血搜风为大法，多以川芎配钩藤、地龙配全蝎、川牛膝配羚羊角粉、水蛭配僵蚕等；在缓解期则以养肝活血为主，常以生地黄配桃仁、红花，再稍佐活血化瘀、涤痰通络之品，如丹参、郁金、石菖蒲、全蝎、蜈蚣、乌梢蛇、僵蚕等。长期反复发作者，尤需加全蝎、蜈蚣、乌梢蛇等搜风通络之品以改善症状。

十一、周岱翰

周岱翰，国医大师，广州中医药大学博士研究生导师，第三批、第四批全国老中医药专家学术经验继承工作指导老师，从事肿瘤的中医临床与研究工作50余年，组方思路独特，临床疗效显著。他根据肿瘤病机"毒根深茂藏"的特点，并结合虫类药"无微不入，无坚不破"的特性，认为虫类药物适用于肿瘤的治疗，并且强调如使用得当，可起到立竿见影的效果。

肿瘤基本病机是毒发五脏、毒根深藏、夹痰夹瘀。而虫类药具有解毒消肿、逐瘀消积、推陈出新、滋补强壮的作用。既能固护正气，又能减轻病邪的损伤，故可用于肿瘤的治疗。

在虫类药的使用过程中，周岱翰强调，首先应根据肿瘤早、中、晚期正虚与邪实情况的不同，给予不同的药物。早期在邪实正未虚的情况下，可用土鳖虫、水蛭、虻虫、半枝莲、白花蛇舌草、茵陈、七叶一枝花、栀子等解毒逐瘀，使瘀血去、新血生，祛除病邪。在疾病的中晚期正气不足的情况下，提倡以蛤蚧、雪蛤、海马补肾益精，同时强调以通为补，用地龙、僵蚕祛瘀化痰、息风通络。另外周岱翰指出，应根据毒邪寒、热、痰、瘀性质的不同分别用药，对于阳热实毒可选用蟾酥、水牛角清热解毒，对于阴寒虚证则可以蜈蚣、全蝎温通活血。

总之，周岱翰根据肿瘤"毒根深茂藏"的病机特点，运用虫类药以毒拔毒、化痰祛瘀，可取得立竿见影之效，值得我们借鉴。

十二、裘昌林

裘昌林，浙江省中医院神经内科主任医师，第四批、第五批全国老中医药专家学术经验继承工作指导老师。从医40余年，临床经验丰富，治学严谨，擅长治疗神经内科疑难杂病。裘昌林认为神经内科疑难杂症的病机主要在于邪滞于络，治疗上强调通络祛邪。虫类药能入络搜邪，如叶天士云："风邪留于经络，须以虫蚁搜剔。"故在临证时常选用全蝎、蜈蚣、地龙、蕲蛇等虫类药。

在血管性头痛治疗过程中，裘昌林认为风、痰、瘀既是血管性头痛的致病因素又是病理产物，故在治疗上除围绕肝辨治外，还要用全蝎、蜈蚣、地龙、僵蚕配伍白芷、天麻、防风等药，以祛风、化痰、祛瘀。对于多发性硬化，裘昌林认为此病病机在于肝脾肾亏虚、外感邪毒、痰瘀阻络，故在治疗上提倡以全蝎、蜈蚣、地龙配伍补肾健脾药，既能改善脾肾亏虚的情况，又能化痰通络。对于运动神经元病，裘昌林认为此病既有肝肾亏虚、肝失所养，又有痰湿血瘀阻络，在治疗时强调在补肾养肝的基础上，加用全蝎、蜈蚣、地龙祛瘀通络。

　　总之，裘昌林在治疗神经内科疑难杂病时喜用全蝎、蜈蚣、地龙、蕲蛇、僵蚕、蝉蜕这六种虫类药，原因在于此六种取材易得，且疗效稳定，治疗时强调在辨证的基础上灵活运用。

各论

第一章 中风及中风后遗症并发症

第一节 中风的概述

中风为中医"风、痨、鼓、膈"四大难证之首，是以卒然昏仆、不省人事、半身不遂、口眼㖞斜、语言不利为主症的病证。病轻者可无昏仆而仅见半身不遂及口眼㖞斜等症状。本病发生突然，起病急骤，"如矢石之中的，若暴风之疾速"，临床见症不一，变化多端而迅速，与自然界"风性善行而数变"的特征相似，故古代医家取类比象而名为"中风"；又因其发病突然，亦称为"卒中"。根据中风的临床表现特征，急性脑血管疾病与之相近，包括缺血性中风和出血性中风，相当于西医学的短暂性脑缺血发作、脑梗死、原发性脑出血和蛛网膜下腔出血等。

"中风"始见于《内经》，如"饮酒中风""新沐中风""入房汗出中风"等，但此处所言之"中风"均指外风致病。本文之中风病，在《内经》中根据其症状和阶段不同而有不同的名称，如中风昏迷期间，有仆击、大厥、薄厥等病名；半身不遂者，则有偏枯、偏风、风痱、身偏不用等病名。《金匮要略·中风历节病脉证并治》篇中，首创"中风"之病名，所载方剂有侯氏黑散、风引汤等，自此中风始有专论。

历代医家对中风病因病机的认识，大体上可分为两个阶段。唐宋以前多以"内虚邪中"立论，主倡"外风"学说。唐宋以后，多以"内风"立论。金元时期，以刘完素、李东垣、朱丹溪为代表，突出以"内风"立论，是中风病病因学说的一大转折。王履从病因学角度将中风分为"真中风""类中风"两个类型，即外风——真中风、内风——类中风。明确指出"外风致病"是真中风，而"内风致病"是类中风，将二者区别开来。罗天益认为中风病机及病位则有在经、在络之分，中风之病证有中脏、中腑之别。

明清时期，"内风致病"观点日趋成熟。明代医学家张景岳提出"内伤积损"的论点，"非风一证……本皆内伤积损颓败而然，原非外感风寒所致"。李中梓又将中风明确分为"闭证"与"脱证"两类，"凡中风昏倒，先须顺气，然后治风……最要分别闭与脱二证明白。如牙关紧闭，两手握固，即是闭证……若口开心绝，手撒脾绝，眼合肝绝，遗尿肾绝，声如鼾肺绝，即是脱证"。

叶天士明确以"内风"立论，首创"肝阳化风"学说。《临证指南医案》云："今叶氏发明内风，乃身中阳气之变动。肝为风脏，因精血衰耗，水不涵木，木少滋荣，故肝阳偏亢，内风时起。"同时在治疗方法上提出：水不涵木，内风时起者，治宜滋液息风、补阴潜阳；阴阳并损者，治宜温柔濡润；后遗症，治宜益气血、清痰火、通经络，以及闭证开窍以至宝，脱证回阳以参附。使治法日趋完善。王清任则以"气虚血瘀"为论，开创补阳还五汤治疗气虚血瘀之中风偏瘫。李中梓则提出"未病防发"之说，如《证治汇补》云："平人手指麻木，不时眩晕，乃中风先兆，须预防之。"

近代医家张伯龙、张山雷、张锡纯等发现肝阳化风、气血并逆、直冲犯脑是本病的病机，开创中西医汇通之先河。张锡纯认为：中风之证，多因五内大虚，或禀赋素虚，或劳力劳神过度，风自经络袭入，直透膜原而达脏腑，令脏腑各失其职。并立建瓴汤、镇肝熄风汤治疗脑充血症。王永炎院士提出"毒损脑络"学说，认为风火、痰浊、瘀血均为毒邪，中风后毒邪壅塞于脑络，必致脑络受损，气血渗灌失常，脑脉失养，形成神昏闭厥、半身不遂的病理状态。

第二节　先贤应用虫类药治疗中风的论述

《神农本草经》对雁肪、龙骨、麝香、牛黄、龟甲、牛角、羚羊角、蛴螬、木虻、蜚虻、蜚蠊、䗪虫、水蛭、鼠妇等虫类药的性味主治做了精辟的论述。《金匮要略》所载"下瘀血汤""抵当汤""鳖甲煎丸""大黄䗪虫丸"等，均具有活血、破血、化瘀的功效，虽非治疗中风专方，但也可加减用于中风病的治疗，特别是中风急性期的治疗，为后世虫类药的应用起到了示范和推动作用。黄芪桂枝五物汤主治血痹，肌肤麻木不仁，常加用僵蚕、全蝎、蜈蚣等虫类药治疗中风之中经络。

《本草经集注》载有"熊脂，味甘，微寒，微温，无毒，主风痹不仁，筋急，五脏腹中积聚，寒热，羸瘦，头疡白秃，面皯疱，食饮呕吐，久服强志，不饥，轻身，长年，生雍州山谷，十一月取""雁肪，味甘，平，无毒，主治风击，拘急，偏枯，气不通利，久服长毛发须眉，益气，不饥，轻身，耐老，一名肪，生江南池泽，取无时"。《千金翼方》言蛮夷酒中用蜈蚣（二枚，炙），"主八风十二痹，偏枯不随，宿食虚冷，五劳七伤"。《新修本草》曰："雁肪，味甘，平，无毒，主风挛，拘急，偏枯，气不通利。"这一时期应用虫类药治疗中风的记载较少，主要集中于搜风通络和活血化瘀的功效上。

宋代《开宝本草》载白花蛇（蕲蛇）、全蝎治中风，《宝庆本草折衷》记载蜈蚣"治……大人中风瘫痪"。《太平圣惠方》常用羚羊角、全蝎、僵蚕、乌梢蛇、天麻、菊花等以平肝息风、搜风解痉，该书记载了用含有虫类药的御骨丹、乌犀丸、牛黄丸、天麻散等治疗中风病。

《圣济总录》中载有含虫类药治中风的验方有排风散、天麻散、天麻丸、天南星方、神验乌头丸、五灵脂丸、追魂散、蚕沙浸酒饮等。《太平惠民和剂局方》收录了治中风虫类药验方四生丸、活络丹（小活络丹）、七生丸、乳香没药圆4首，《仁斋直指方》载有含虫药乌药顺气散与大乌药顺气散，《杨氏家藏方》载含虫药治中风方除风圆、五珍丹、牵正散、神仙秘宝丹4首，《类编朱氏集验医方》载含虫药治中风方4首，《普济本事方》载含虫药治中风方铁弹丸、僵蚕丸、星附散、续骨丹4首，《三因极一病证方论》载治疗中风病含虫类药方9首。金元时期，《世医得效方》载大省风汤、蝎麝白圆子、仙桃圆、妙应圆、天仙膏（外用）、一粒金丹、乳香寻痛圆、大九宝饮等验方。《瑞竹堂经验方》载含虫药治中风方仙酒方、马丹、草灵宝丹等。

《本草纲目》载壁虎"咸，寒，有小毒。主治中风瘫痪，手足不举"；穿山甲主治"中风瘫痪，手足不举"；金钱白花蛇主治"风瘫，疬风，疥癣"；蚖蛇，主治"诸同瘫痪，筋挛骨痛，疠风疥癣等"；阿胶治"瘫缓偏风，手足不遂，腰膝无力"；麝香治"中风不省"。"乌雌鸡肉，中同舌强，不能方语，目睛不转。用乌雌鸡一只，治净，加酒五升，煮成二升，去渣，分三次服，同时吃葱姜粥，吃后须暖卧发汗"。"原蚕沙（按蚕的粪便）治疗半身不遂，用蚕沙两袋，蒸熟，交替熨患处，同时以羊肚，粳米煮粥吃，并吃蚕沙一枚"。"蜈蚣，口眼㖞斜，口内麻木。用蜈蚣三条，一蜜炙，一酒浸，一纸裹火煨，都要去掉头足；天南星一个，切作四片，一蜜炙，一酒浸，一纸裹火煨，一生用；半夏、白芷各五钱。各药一起研为末，加麝香少许。每服一钱，热水调下。一天服一次"。"海蛤，治中风瘫痪。用海蛤、川乌头各一两，穿山甲二两，共研为末，滴酒做成丸子，如弹子大。捏扁，放足心下，外以葱白包住，扎好，在热水中浸脚，浸至膝部最好。水冷须换热。以遍身出汗为度。每隔三天，照此方治疗一次"。《濒湖集简方》白花蛇酒用白花蛇、全蝎（炒）治疗"中风伤酒，半身不遂，口目㖞斜"。

《滇南本草》载地龙"祛风，治……口眼㖞斜"。《普济方》载三公散，用蜈蚣"治诸口眼㖞斜"。《妇人大全良方》载神仙解语丹用全蝎、僵蚕治疗中风不语。《证治准绳》载史国公浸酒方，用虎胫骨、鳖甲（炙）、晚蚕沙治疗"风湿痹痛，四肢顽麻，半身不遂，言语謇涩，手足拘挛"。《奇效良方》载脑麝祛风丸，用金钱白花蛇、乌梢蛇、全蝎、僵蚕、麝香等治疗"左瘫右痪"；载大神效活络丹用白花蛇、乌梢蛇、全蝎、乌犀屑、地龙、僵蚕、麝香、牛黄、龟甲等治疗"风湿诸痹，口眼㖞斜，行步艰辛，筋脉拘挛"；载三圣散，用琥珀、全蝎治疗"治中风舌强不语"；载不换金丹，用僵蚕、蝎梢治疗"中风口㖞"；载换骨丹，用麝香等治疗"中风瘫痪，久不愈，四肢不随，半身不遂，服诸药不效"；载天麻浸酒方，用龙骨、乌梢蛇、金钱白花蛇、龟甲等治"瘫缓风，不计深浅，久在床枕"；载金虎丸，用乌梢蛇、全蝎、僵蚕、牛黄、麝香等治疗"瘫缓风"。《审视瑶函》载正容汤，用僵蚕治疗"风痰闭阻经络，口眼㖞斜，仪容不正"。《医林改错》载补阳还五汤，用地龙治疗中风气虚血瘀证之半身不遂、口眼㖞斜、语言謇涩、口角流涎。《医醇剩义》载消风返正汤，用蝎尾、僵蚕治疗"筋脉牵掣，口眼㖞斜"；载加味桂枝汤，用蚕沙等治疗"中络者，风入肌表，肌肉不仁，或手指足趾麻木"；载加味竹沥汤，用羚羊角、僵蚕治疗"中腑，风火炽盛，胃津不能上行，痰塞灵窍，昏不知人"；载补真汤，用紫河车治疗"中风僵卧，气血皆虚，手不能举，足不能行，语言謇涩"。《医学心悟》载牛黄丸，用牛黄、麝香、羚羊角等治疗"中风痰火闭结，或瘫痪，语言謇涩，恍惚眩晕，精神昏聩，不省人事，或喘嗽痰壅，烦心等症"。

《医学衷中参西录》载振颓丸用蜈蚣、穿山甲治疗"痿废、偏枯、痹木诸证"；搜风汤用僵蚕、麝香治中风；逐风汤用全蝎、蜈蚣治"中风抽掣及破伤后受风抽掣者"；镇肝熄风汤用生龙骨、生牡蛎、生龟甲治内中风证；建瓴汤用生龙骨、生牡蛎治内中风证，"舌强言语不利，口眼㖞斜，半身麻木不遂"；加味补血汤用鹿角胶治疗"内中风证之偏虚寒者"。张锡纯在分析虫类药物蜈蚣之作用特点时说，蜈蚣"走窜之力最速，内而脏腑，外而经络，凡气血凝聚之处皆能开之……凡一切疮疡诸毒皆能消之。其性尤善搜风，内治肝风萌动，癫痫眩晕，抽掣瘛疭，小儿脐风，外治经络中风，口眼㖞斜，手足麻木"。

第三节　治疗中风病常用虫类药的现代药理研究

1. 水蛭

水蛭的有效成分既包括以水蛭素为代表的蛋白及多肽大分子，又包括蝶啶类、糖脂类的生物小分子，此外还有锌、锰、铁、钴等微量元素。现代药理学研究证实，水蛭有效成分能通过抑制凝血酶的活性，产生抗凝、抗血栓作用，同时还能降低血脂水平，改善内皮功能。水蛭提取物能抑制动脉血栓形成、延长凝血时间。研究发现水蛭能通过调节 p38 MAPK 信号通路抑制血管内皮细胞增殖，促进其凋亡，改善动脉粥样硬化引起的血管内皮增厚。

2. 地龙

现代药理学研究表明，地龙含有蚓激酶、蛋白质、脂类、氨基酸、次黄嘌呤等多种化学成分，具有息风定惊、通络止痛、化痰平喘、抗血栓、抗肿瘤、调节免疫、降压、抗心律失常、镇痛消炎等作用。地龙体内所含的酶类成分，如蚓激酶、溶栓酶是其抗凝抗血栓的主要有效成分。研究表明，蚓激酶能通过提高cAMP水平和减弱钙储库中钙的释放而产生抗血小板活性，能通过抑制ICAM-1表达抗血栓形成，能通过激活JAK1/STAT途径减少缺血性卒中神经元凋亡。实验研究发现地龙提取液能影响缺血再灌注大鼠梗死区域的超氧化物歧化酶、脂质过氧化物丙二醛含量，改善氧化应激损伤，降低梗死区域的炎症因子表达水平，从而发挥脑梗死后的神经保护作用。临床试验也表明复方地龙胶囊能改善脑梗死患者神经功能缺损，恢复梗死区域的血流灌注。

3.僵蚕

现代药理学研究表明，僵蚕中含有多种化学成分，主要有蛋白质核苷、挥发油、香豆素、黄酮、微量元素等多种成分，具有抗凝血、抗血栓、降低血液黏稠度、促进微循环、降压、强心、抗惊厥、抗癌、降糖、抗菌、增强免疫、镇静催眠、抗生育、营养和保护神经及组织胺等药理作用。其中的蛋白质多肽成分具有抗凝作用，且能降低体内血清胆固醇和甘油三酯水平。彭延古等研究表明僵蚕通过体内或体外给药均能降低血小板的聚集率，产生抗血小板聚集效应。李路丹等研究发现僵蚕能通过抑制凝血酶的激活、促进纤溶酶的激活而产生抗血栓作用。僵蚕活性成分麦角甾-6,22-二烯-3β,5α,8α-三醇、白僵菌素能延长尼可刹米诱发惊厥小鼠的惊厥潜伏期，有抗惊厥活性。

4.全蝎

全蝎主要成分为酶或肽类的蛋白质类、甾体类、生物碱类。其中蝎毒素是主要的活性成分，蝎毒素主要属于蛋白质类，具有抗肿瘤、抗惊厥、抗凝、抗癫痫、抑菌等作用。研究表明全蝎纯化液能促进血管内皮释放一氧化氮，改善凝血酶诱导的血管内皮损伤。石雕、赵检英等研究发现全蝎纯化液能延长凝血时间、增强纤溶酶活性，减轻动静脉血栓重量。

5.蜈蚣

现代药理学研究表明，蜈蚣含有蛋白质、肽类、多糖和脂肪酸等化学成分，具有镇痛、抗肿瘤、保护心肌等药理作用。董宜漩研究发现蜈蚣中所含的蛋白质、脂类、游离氨基酸等为抗凝活性成分，同时各个部位从抗凝时间长短排序为蜈蚣身、蜈蚣全体、蜈蚣尾，水提醇沉法优于冷浸法。药理作用表明蜈蚣煎剂能改善微循环，延长凝血时间，降低血液黏稠度，具有保护血管内皮细胞、抗动脉粥样硬化的作用。

6.乌梢蛇

现代药理学研究表明，乌梢蛇含有多种氨基酸、无机元素、蛋白质、脂肪、果糖酶、蛇肌醛缩酶及胶原蛋白等化学成分。乌梢蛇具有抗炎、镇痛、抗惊厥、抗蛇毒的作用。卜宪聪等通过实验研究表明在脑梗死大鼠模型中，蛇毒素能清除氧自由基，减少氧化应激损伤，减少梗死区域补体表达，抑制炎性反应，减轻梗死后脑损伤。马哲龙等对乌梢蛇抗炎、镇痛的作用进行药理实验，证实乌梢蛇提取物的水溶性部位具有一定的抗炎、镇痛作用。

7.蕲蛇

现代药理学研究表明，蕲蛇具有抑制神经退化变性、抗凝血、解热镇痛、抗炎等作用。研究表明，蕲蛇酶可通过降解纤维蛋白原，抑制血栓形成，改善微循环，增加脑血流量而治疗急性脑梗死。蒋福升等利用蕲蛇提取物，通过小鼠热板、冰醋酸致痛、二甲苯致耳郭肿胀、冰醋酸致腹腔毛细血管通透性改变等实验，证明蕲蛇提取物有一定的抗炎及镇痛作用。临床研究表明，蕲蛇酶联合尿激酶能明显降低急性脑梗死患者的血浆黏稠度和纤维蛋白原含量，改善患者的神经功能损伤。

8.五灵脂

现代药理学研究表明，五灵脂所含化学成分主要有氮类、三萜类、黄酮类、木质素类、有机酸、脂肪酸及多种微量元素，具有抗动脉硬化、抗炎、抗自由基等药理作用。因五灵脂能使缺血大鼠脑组织超氧化物歧化酶（SOD）活性提高和丙二醛（MDA）含量降低，说明其可通过抗氧自由基损伤而具有一定的抗脑缺血作用。

9.土鳖虫

土鳖虫含有氨基酸、脂肪酸、酶类、生物碱、无机元素、维生素、高级醇及其衍生物等化学成分，具有抗凝血、抗血栓、调节血脂、抗突变、抗氧自由基、保护血管、改善血液流变学、促进骨折愈合、增强免疫等药理作用。土鳖虫乙酸乙酯提取部分具有较强的抗凝作用，其机制可能与直接抑制凝血酶催化纤维蛋白原凝固有关。土鳖虫所含多肽具有抗凝血作用。研究表明土鳖虫不同酶解部分能在体外降低血液黏稠度，增加溶栓率，其中胰酶酶解产物溶栓率最高。李兴暖等研究发现土鳖虫水提物能有效提高血栓大鼠的纤溶酶原和纤溶酶原激活物活性，促进纤溶系统激活。

10.牡蛎

牡蛎含有多种氨基酸、肝糖原、B族维生素和钙等微量元素,常吃可以提高机体免疫力,降血脂,降血压,抑制血小板聚集,并具有保肝、抗肿瘤、降血糖、延缓衰老等作用。刘赛等研究发现牡蛎糖胺聚糖能减少血管内皮细胞释放SOD,减轻过氧化氢对血管内皮细胞的氧化损伤。有研究结果显示,牡蛎提取物对四氧嘧啶所致小鼠血糖升高有显著的降低作用。

11.石决明

石决明主要含无机盐、微量元素、氨基酸、咖啡因、邻苯二甲酸二丁酯等多种物质,具有明显的降压效果。石决明提取物对金黄色葡萄球菌、枯草芽孢杆菌、大肠杆菌、四联小球菌、卡氏酵母和酿酒酵母有显著抑制作用。石决明中的钙离子对离子通道有一定的影响,其中的碳酸钙是中和胃酸的有效成分。

12.麝香

麝香的主要成分包括大环酮类、吡啶类、甾体类,其中麝香的香味浓烈,主要与大环酮类中的麝香酮相关,这些活性成分能抑制机体的氧化损伤,减轻炎症反应,起到保护脑组织的作用。研究表明麝香酮能增加脑损伤模型大鼠脑源性神经生长因子的水平,减轻脑损伤后脑水肿,促进轴突再生。麝香配伍冰片能降低脑梗死后血脑屏障相关基因ICAM1、LFA1、MMP9的表达,降低血脑屏障通透性。临床研究表明,复方麝香注射液能减轻脑梗死患者的神经功能缺损,提高患者的日常生活能力。

13.牛黄

牛黄中的主要化学成分是胆红素、胆汁酸,还包含部分氨基酸、脂肪酸,具有镇静、催眠、抗惊厥的作用。近年研究证实,牛黄对中枢神经系统具有抗氧化、抗炎、镇静等作用。研究表明牛黄能抑制小鼠的自主活动,提高小鼠的入睡率,增加睡眠时间,可见牛黄对中枢神经具有抑制作用。此外酶促牛黄能缩短惊厥小鼠的惊厥潜伏期,提高惊厥小鼠的惊厥阈值,同时能减轻小鼠耳郭炎症肿胀度,说明酶促牛黄具有抗惊厥和抗炎的作用。

14.蚕沙

蚕沙中的化学成分主要是微量元素、氨基酸、叶绿素类、生物碱类、黄酮类、糖类等。说明蚕沙中叶绿素类金属配合物可作为抗多种活性氧

（O_2、H_2O_2、OH^-）的模拟酶。其中，蚕沙果胶的提取工艺简单稳定，具有一定的抗氧化活性。陈智毅等对蚕沙中的1-脱氧野尻霉素进行分析测定，结果表明蚕沙具有与桑叶相同的降糖效果。刘泉等选用正常小鼠及四氧嘧啶高糖小鼠，比较蚕沙提取物对蔗糖、淀粉及葡萄糖负荷后血糖升高的影响。用四氧嘧啶高糖大鼠，测定给药4周后蚕沙提取物对血糖、尿糖、血脂、果糖胺、血清N-乙酰-β-D-氨基葡萄糖苷NAG酶活性、晶体和坐骨神经中山梨醇等含量的影响。结果表明：蚕沙提取物具有α-糖苷酶活性抑制作用，可改善糖尿病动物的糖、脂代谢异常，可能有益于糖尿病慢性并发症的防治。戚志良等研究了蚕沙水提液对小鼠体重、耐力、催眠、镇静的药理作用，结果表明：蚕沙水提液可以显著增加小鼠的体重，减少小鼠自主活动次数，缩短戊巴比妥钠引起的入睡潜伏期并延长睡眠时间，表现出明显的营养、镇静、催眠等作用。说明蚕沙具有很好的药用和饲料用开发价值。

第四节　治疗中风常用虫类药的临床研究

虫类药性走窜，可通络逐瘀，能解除草木不能解除的瘀滞，适用于缺血性中风的治疗。据《血证论》"旧血不去，则新血断然不生"的论述，缺血性中风发生时存在瘀血的阻滞，需要用活血药才能去除陈旧之血，恢复新血运行，而虫类药物在荡涤瘀血、去除阻滞方面的作用优于草木药，且虫类药作为血肉有情之品，兼能填精益髓，故适用于缺血性中风的治疗。治疗中风的虫类药包括爬虫类（乌梢蛇、壁虎、蕲蛇、金钱白花蛇、蝮蛇等）、环节类（地龙、水蛭等）、节肢类（僵蚕、蝉蜕、蜈蚣、虻虫、土鳖虫、蚕沙、斑蝥、桑螵蛸、蜂房、蜂蜡等）、两栖类（蟾蜍等）、哺乳类（五灵脂等）。临证时，可根据虫类药特性对症用之。如蜈蚣、全蝎、僵蚕、地龙等具有平肝息风的功效，常用于中风肝阳暴亢、阳升风动、冲逆犯脑之病证；水蛭、土鳖虫、虻虫等具有活血化瘀生新的作用，能改善中风病患者脑部血液循环；僵蚕、金钱白花蛇、壁虎等有化痰散结通络的作用。以下针对常用虫类药治疗中风病的临床研究进行简述。

1. 地龙

贾震雷等研究表明，地龙活性成分蚓激酶能减少急性脑梗死患者血浆中的纤维蛋白原含量，降低患者的血液黏稠度，增加颈动脉血流量，治疗效果优于常规治疗组。李亚丰研究表明复方地龙胶囊治疗缺血性中风恢复期疗效显著，复方地龙胶囊以地龙、黄芪、川芎、牛膝为主要成分，四药合用，具有化瘀通络、益气活血之效。

2. 水蛭

朱林等以脑血康口服液（水蛭提取物）治疗高血压脑出血，减轻患者的神经功能缺损，减少血肿体积，共治疗患者100例，总有效率为92%。蔺彦芬应用水蛭三七饮（组方为炙水蛭3~5g，三七3~5g，血竭1~1.5g，蒲黄10g，川芎10g，当归10g，大黄8g，甘草6g）治疗脑出血患者120例，治疗组总有效率为93.33%，对照组总有效率为76.67%，治疗组疗效优于对照组。李连江、马晓玲治疗缺血性脑卒中患者60例的结果表明，三七、水蛭按照3:1配比制胶囊后对缺血性脑卒中疗效显著，可以降低NIHSS评分，改善血液流变，减小CT头颅病变体积，安全性高，可以在临床上进一步推广。李伟等研究表明水蛭胶囊（主要成分为水蛭、冰片）能显著改善急性分水岭脑梗死患者的神经功能缺损程度，其可能的作用机制为降低血液黏稠度、增加脑灌注量。

3. 僵蚕

韩淑凯经过多年临床实践，以僵蚕为主治疗脑卒中后假性延髓性麻痹，取得较好的临床疗效。运用僵蚕为主药配以蝉蜕、姜黄、大黄等治疗糖尿病并发症，临床辨证加减，可治疗糖尿病视网膜病变、糖尿病肾病、糖尿病周围神经病变、糖尿病下肢病变等多种糖尿病慢性并发症。张泰运用含有地龙的复方制剂治疗偏瘫，发现能扩张血管、溶栓、改善脑血管血液循环和促进侧支循环建立。

4. 蜈蚣

陈正平用蜈蚣治疗气虚血瘀型半身不遂，常用方：黄芪120g，胆南星10g，当归10g，赤芍10g，川芎10g，火麻仁12g，杏仁12g，桃仁12g，红花12g，法半夏12g，蜈蚣5条（焙研兑服），地龙15g，钩藤15g（后下），藿香15g，苍术15g，石决明30g。运用本方治疗上下肢功能丧失患者，2个月后多能收获良效。实验研究表明，蜈蚣具有抗动脉粥样硬化和抗凝等作用。如陈少鹏发现，蜈蚣活性成分能促进纤溶酶激活，从而产生相应的溶栓效应。韩浩等运用正面汤（蜈蚣、僵蚕、当归、川芎、白附子、白芷、甘草、黄芪）治疗面瘫患者，发现该方能有效改善面瘫患者的症状。

5.石决明

葛朝晖采用含石决明的复方（石决明、天麻、钩藤、地龙等）治疗脑梗死患者16例，每日1剂，连续服用1个月。同时，设西药对照组使用蝮蛇抗栓酶、复方丹参注射液。结果：治疗组16例中，治愈11例，好转4例，无效1例。与西药对照组相比有显著差异。戴晓艳用天麻钩藤饮化裁（处方中重用石决明）治疗脑动脉硬化症患者100例，结果：痊愈53例，好转46例，无效1例，有效率达99%。杨承歧采用含石决明的复方治疗脑血栓患者35例，每日1剂，服药20~100天。结果：治愈14例，显效13例，好转7例。

6.麝香

辛蓓玮等研究发现复方麝香注射液（含麝香、当归、赤芍）能降低急性脑梗死患者的卒中量表评分，提高患者日常生活能力评分，改善患者的神经功能，其作用机制可能与减少血小板的过度激活和稳定动脉粥样硬化斑块有关。李忠杰等运用麝香注射液联合依达拉奉治疗急性脑梗死，发现联合组比单用依达拉奉组能更好地减轻患者神经功能缺损，总有效率为95.8%。韩永强等用含有麝香的注射液治疗大面积脑梗死，发现其能有效改善患者神经功能缺损的症状，有效率为88.4%，显著高于对照组。

7.牛黄

崔言坤等用含有牛黄的丸剂治疗中风，发现安宫牛黄丸能降低患者的中医证候评分和神经功能缺损评分，并能降低患者血清脑钠肽和C反应蛋白含量，说明安宫牛黄丸能改善患者的日常功能、减轻神经功能缺损。廖尚清等用牛黄治疗缺血性中风患者64例，发现总有效率为96.8%，不良反应发生率较低。何均等用安宫牛黄丸治疗高血压性脑出血，发现与对照组相比，安宫牛黄丸组能提高患者的格拉斯哥昏迷评分，减轻患者昏迷状态，减轻脑组织水肿，减少血浆S100β蛋白含量。

8.五灵脂

翟玉良用益脑汤（由当归10g，川芎10g，五灵脂10g，羌活10g，石斛10g，玉竹10g，黄芪10g，生地黄15g，枸杞子15g组成）治疗40岁以上，有大脑皮层功能减退（头痛、头晕、近记忆力减退、睡眠障碍），肢体麻木，灵活性差，有动脉硬化表现（眼底动脉硬化、主动脉、周围动脉硬化、冠心病等），血胆固醇、β-脂蛋白、甘油三酯高，脑电图显示缺血改变，紫舌、弦革脉等症状的患者，用缺血性中风预测仪检测，血液流变学指标（JB值）、临床先兆征指标（ZF值）均大于80的安全值，中风预测结果报告"危险"者共40例，未发生1例中风，疗效显著。

9. 水蛭、地龙合用

杨京花等以生水蛭胶囊（由水蛭、三七、天麻、地龙、丹参组成）治疗急性高血压性脑出血患者60例，与59例西医组对照。研究结果显示，治疗组有效率为80%，对照组有效率为61%，治疗组的临床疗效优于对照组。李辉等研究发现水蛭通络散能减轻脑梗死患者的神经功能缺损症状，并改善日常生活能力，总体有效率为95%，显著高于对照组。宋志伟运用水蛭活血散肿口服液治疗缺血性中风，发现含水蛭的口服液能提高患者Fugl-Meyer评分，改善患者神经功能缺损的临床症状。黄雄等研究发现，给予大动脉粥样硬化性脑梗死患者脑血疏（含有水蛭素）治疗，能减轻患者的卒中量表评分，总体有效率为94%，显著高于对照组。

10. 水蛭、土鳖虫合用

杨芳研究发现自制水蛭通络方（主要成分为水蛭、土鳖虫等）在脑卒中治疗中有促进血肿吸收的效果，结果显示治疗组的临床疗效明显优于对照组。

11. 全蝎、蜈蚣合用

王俊明等观察全蝎蜈蚣散（全蝎、蜈蚣1:1混合洗净，微火焙焦研末为散）联合补阳还五汤治疗脑腔隙性梗死的临床疗效，结果显示观察组总有效率为94.3%，对照组总有效率为80.1%，两组疗效比较差异具有统计学意义。说明全蝎蜈蚣散合补阳还五汤治疗脑腔隙性梗死疗效可靠，具有临床应用价值。

12. 蛇类、虫类合用

张敏等应用自拟乌蛇地龙汤（由乌梢蛇12g，地龙12g，牡丹皮15g，赤芍15g，黄芪60g，白术12g，葛根20g，白芍15g，甘草6g，淫羊藿15g，巴戟天15g，牛膝15g，芦根15g组成）治疗缺血性脑卒中急性期患者94例。结果显示，治疗组各项指标均明显低于对照组，效果显著，乌蛇地龙汤可明显降低神经功能缺损评分，改善高凝状态。曾凯军等运用蕲蛇酶注射液治疗脑梗死，发现该药能显著改善气虚血瘀型中风患者的卒中量表评分，有效率为93%。

13.地龙、全蝎、僵蚕合用

王彬等对芪归地龙方（由黄芪50g，当归10g，地龙10g，桃仁10g，红花10g，川芎10g，牛膝10g，天麻10g，僵蚕10g，钩藤10g，丹参20g，全蝎2g组成）配合西药治疗缺血性脑卒中进行临床观察及疗效分析，结果与对照组相比，治疗组的总有效率显著升高，且治疗期间无明显不良反应。

14.其他

陶虹等用七虫饮（水蛭、全蝎、土鳖虫、僵蚕、蜈蚣、地龙、乌梢蛇）治疗风痰瘀血型中风患者46例，有效率为93.48%。何世英自制通脉丹（由地龙、僵蚕、全蝎、蜈蚣、黄芪、丹参等组成），治疗中风后言语不利、半身不遂和口眼㖞斜等，疗效显著。

黄鑫等选择气虚血瘀型中风病患者130例，随机分为研究组64例、对照组66例。研究组、对照组分别给予蛭血通肠溶胶囊（由金边蚂蟥、土鳖虫、地龙、黄芪组成）、银丹心脑通软胶囊口服治疗，疗程均为2个月。治疗后研究组下肢不遂、口眼㖞斜、言语謇涩或不语、肢体麻木、气短乏力积分均低于对照组，治疗后两组改良Rankin量表及美国国立卫生研究院卒中量表评分均较前降低，研究组的血脂水平较前改善，对照组血清总胆固醇（TC）、高密度脂蛋白胆固醇（HDL-C）、低密度脂蛋白胆固醇（LDL-C）水平较前改善。两组均未发生明显的不良反应。结论：蛭血通肠溶胶囊治疗中风病气虚血瘀证临床疗效好，安全性高。

王新志认为虫类药为"虫蚁飞走"之品，飞者升，走者降，具灵动之气，最善入络，搜剔络中之邪。因此创制院内制剂"中风七虫益髓胶囊"，主要组成为水蛭、地龙、蜈蚣、全蝎等，具有补肾益髓、活血化瘀、搜风通络之功，临床治疗急性缺血性中风疗效较好。中风七虫益髓胶囊可促进患者神经功能恢复，显著改善患者临床症状，提高患者生活能力。其作用机制可能与该药能下调血浆内皮素（ET）表达，下调炎症因子TNF-α，显著提高一氧化氮（NO）水平，进而对缺血脑组织有保护作用有关。

第五节　应用虫类药治疗中风的经典医案

一、叶天士医案

陈（四七），肝血肾液内枯，阳扰风旋乘窍，大忌风药寒凉。

炒杞子，桂圆肉，炒菊花，炙黑甘草，黄芪（去心），牡蛎。

金（六九），初起神呆遗溺，老人厥中显然，数月来夜不得寐，是阳气不交于阴，勿谓痰火，专以攻消，乃下虚不纳，议与潜阳。

龟腹甲心，熟地炭，干苁蓉，天冬，生虎胫骨，怀牛膝，炒杞子，黄柏。

卢，嗔怒动阳，恰值春木司升，厥阴内风乘阳明脉络之虚，上凌咽喉，环绕耳后清空之地，升腾太过，脂液无以营养四末，而指节为之麻木，是皆痹中根萌，所谓下虚上实，多致颠顶之疾，夫情志变蒸之热，阅方书无芩连苦降羌防辛散之理，肝为刚脏，非柔润不能调和也。（阳升热蒸液亏）

鲜生地，元参心，桑叶，丹皮，羚羊角，连翘心。

又生地，阿胶，牡蛎，川斛，知母。

吕（五九），阳邪袭经络而为偏痹，血中必热，艾灸反助络热，病剧废食。

清凉固是正治，然须柔剂，不致伤血，且有息风功能。（艾灸络热）

犀角，羚角，生地，元参，连翘，橘红，胆星，石菖蒲。

陈，脉左数，右弦缓，有年，形盛气衰，冬春之交，真气不相维续，内风日炽，左肢麻木不仁，舌歪言謇，此属中络，调理百日，戒酒肉，可望向愈。（痰火阻络）

羚羊角，陈胆星，丹皮，橘红，连翘心，石菖蒲，钩藤，川斛。

又羚羊角，元参，连翘，花粉，川贝母，橘红，竹沥。

又丹溪云，麻为气虚，木是湿痰败血，诊左脉濡涩，有年偏枯，是气血皆虚，方书每称左属血虚，右属气虚，未必尽然。

人参，半夏，广皮，茯苓，归身，白芍，炙草，桑枝。

又经络为痰阻，大便不爽，昨日跌仆气乱，痰出甚艰，转方以宣经隧。

炒半夏，石菖蒲，广橘红，茯苓，胆星，枳实，竹沥，姜汁。

汪（五三），左肢麻木，膝盖中牵纵忽如针刺，中年后，精血内虚，虚风自动，乃阴中之阳损伤。（阴中阳虚）

淡苁蓉干二两，枸杞三两，归身二两，生虎骨二两，沙苑二两，巴戟天二两，明天麻二两，桑寄生四两。

精羊肉胶、阿胶丸，早服四钱，交冬加减，用人参丸服。

胡（五六），阳明脉络已空，厥阴阳气易逆，风胜为肿，热久为燥，面热，喉舌干涸，心中填塞，无非阳化内风，胃受冲侮，不饥不纳矣，有年久延，颇虑痱中。（风阳燥热）

羚羊角，连翘，丹皮，黑山栀，青菊叶，元参花粉，天麻。

徐（四一），水亏风动，舌强肢麻，中络之象，当通补下焦，复以清上。

熟地，淡苁蓉，杞子，牛膝，五味，远志，羚羊角，茯苓，麦冬，菖蒲，蜜丸。

二、吴鞠通医案

叶氏，三十六岁，中风神呆不语，前能语时，自云头晕左肢麻，口大歪，不食，六脉弦数，此痱中也，与柔肝法。

直生地八钱，生白芍三钱，左牡蛎五钱，生鳖甲五钱，麦冬二钱，炙甘草三钱，煮三杯，分三次服，一帖而神有清意，人与之言能点头也，又于前方加生阿胶三钱，丹皮四钱，三帖而半语，七帖而大愈能食，十二三帖而如故。

三、顾金寿医案

宋，脉象沉细微数，左手尤甚，症由心营过虚，肝无血养，内风暗动，发为左半身不遂，能食不寐，脚步尚能勉动，手肘足膝无力，犹可调治，昔人以左偏为血虚，但养血必须活络息风，方可奏效，仿河间饮子法。

大熟地一两，川石斛八钱，巴戟肉六钱，归身五钱，酒洗炙龟板八钱，白芍三钱（酒炒），阿胶二钱，蛤粉（炒），川桂枝一钱（酒炒），片姜黄一钱（酒炒），丝瓜络五钱（酒炒），桑枝五钱（鸭血拌），朱拌茯神二两，炒酸枣仁二两，先煎汤代水，后入前药，煎数十沸即去渣，收浓，临卧时温服。

四、曹存心医案

左肢痿而不用，口㖞流涎，舌苔起腻，便溏溺少，脉形弦迟，以中虚湿盛之体，易于生痰动风，内风既动，未有不招外风者也。

牵正散白附、蝎梢合二陈汤加川附桂枝白芍制蚕。

五、费伯雄医案

某，气血两亏，遍身强着，四肢麻木不仁，痰涎上壅，舌强言謇。

黄芪防风拌炒，党参，白术，茯苓，鹿角胶，独活（酒炒），怀牛膝，法半夏，白芍（酒炒），当归，天麻，炒橘红，大枣，生姜，桑枝。

六、汪廷元医案

家绍衣兄年十七，长夏夜深睡醒，已觉口眼㖞斜，舌强语涩，左手足软痿无力，吴次薇兄邀予往诊，伊因楼居畏热，开窗纳凉而为风所袭，乃中风也，法当驱风活络，秦艽，羌活，僵蚕，全蝎，当归，川芎，石菖蒲，天麻，姜汁，服已大效，然以妙年所病如此，邪之所凑，其气必虚，改为标本兼治，半月而愈。

七、王旭高医案

赵，风中廉泉，痰阻舌本，口角流涎，舌謇而涩，右肢麻木仆中根萌，拟息风和阳，化痰泄络。

羚羊角，石决明，胆星，法半夏，茯苓，甘菊炭，远志，煨天麻，橘红。

费，类中之后，手足不遂，舌根牵强，风痰入络所致，防其复中。

党参，大生地，制胆南星，白芍，秦艽，冬术，制首乌，羚羊角，虎骨，归身，牛膝，海风藤，沙苑子，茯苓，枣仁，杜仲，生薏苡仁，陈皮，川贝，半夏，上药浓煎三次，加竹沥二茶杯，姜汁二十匙，白蜜二杯，阿胶四两，烊化收膏。

八、张士骧医案

陈，营血内耗，风阳夹痰火升扰经络。始则头晕耳鸣，继则左手足麻木不仁，脉象偏数，左手偏细，此类中风之轻者，外象但觉络气不通，惟内风升动颇甚，当此木火司令，须防晕眩复作，用药以潜息为主，稍佐通络之法。

羚羊角，石决明，刺蒺藜，东白芍，煨天麻，细生地（桂枝少许，煎汁），左秦艽（酒浸炒），制天虫，丹皮炭，首乌藤，归身，丝瓜络（姜汁炒），钩藤，广橘络，竹二青（姜汁炒）。

高，平素体丰多痰，偶因劳倦，引动肝阳，颠仆昏迷而为类中之病，二三日来，大解未行，舌謇倦卧，项肿颧赤，神志不甚爽明，此由痰浊乘风火之势，蒙扰心包，舌苔灰黄厚浊，溺赤气秒，脉弦数搏大，沉按有力，右手尤硬，浊热阻室，腑气不得宣通，于古法有三化汤通腑之例，惟其法专为中腑者而设，未必兼有厥阴之证也，兹同汉年兄议，先与清肝化痰，稍参通腑之意，冀其神清气顺，乃为吉祥。

羚羊角，粉丹皮，黑山栀，陈胆星，制僵蚕，生枳实，瓜蒌皮（元明粉同炒），杏仁，郁金，制半夏，牡蛎，橘络，菖蒲汁，竹沥（和姜汁冲服）。

另至宝丹（化服）。

王翁，两手寸关浮大而数，尺部沉微不见，此即经所谓五志过极，水火相离，阳浮阴脱，并询初起时先二日头晕眼花及卒中，不省人事，手足不能转动，两手足俱有暖气，脉症相参，其为类中无疑，此乃老年肾水亏虚，肝风内动，因而上逆，即西医所谓血冲脑气筋，以阴不能维阳而上厥也，若遇时医，必进以小续命及熟地、参、附、桂、茸等药，不死何待，此灵台先生所云，以辛热刚燥治之固非，以补阴滋腻治之亦谬，真卓论也，大剂养血息风镇逆自是正治。

酥龟板八钱，生牡蛎四钱，大蝉蜕一钱，于地黄四钱，生龙齿三钱，女贞子四钱，甘菊花一钱，灵磁石五钱，旧熟地三钱，乌豆衣三钱。

一剂即清醒，及后再见物件，俱觉其自能旋动而头不晕，前方加乌梅，连进十余剂而痊。

九、方耕霞医案

张，昨从右手麻木而起，陡然神昏不语，面色红亮，舌腻痰鸣，脉来促急不齐，系风中于腑，痰热蒙闭中焦也，必须痰化风息，方为稳当，否则恐就而厥脱。

羚羊角，天竺黄，川贝，元参，胆星，全蝎，制天虫，乌药，木香，山栀，橘红。

至宝丹，竹沥一两姜汁三匙，石菖蒲汁五匙调服。

第六节　王新志教授对中风病虫类药的认识及应用心得

一、常用虫类药

王新志教授运用虫类药治疗脑系疾病时，常说的一句话是"血肉有情之品治疗血肉有情之躯"。虫类药为"虫蚁飞走"之品，飞者升，走者降，具灵动之气，最善入络，搜剔络中之邪。脑为诸经脉气血汇聚之所，如《灵枢》载："十二经脉，三百六十五络，其血气皆上注于面而走空窍。"王新志教授认为脑系疾病患者病程多冗长，虫类药物可通达脑窍，且多具有较强的通行血脉、运行气血、消瘀化滞通络的作用。中风后恢复困难，病程冗长，瘀血、痰浊滞留脑络，治疗时应加用祛瘀涤痰、息风通络之虫类药，如水蛭、地龙、全蝎、蜈蚣、乌梢蛇等。王新志教授通过辨病、辨证、辨药理，将虫类药运用于中风的治疗中，形成了自己独有的特色。

王新志教授认为，虫类药含丰富的蛋白质，应选择适当的剂型。他应用虫类药时常将原生药打粉后冲服，灵活采用多种给药途径，对于昏迷、意识欠清、服药不合作或吞咽不利者多采用鼻饲或灌肠给药。此外虫类药多为搜风、活血、通络之品，药性多为辛平或辛温，性猛走窜，易伤阴津，适当配伍养血滋阴药，既牵制其偏性，又能补血活血，起协同作用。另外，虫类药易使患者出现泛酸、恶心、食欲不振等不适感，王新志教授常佐以茯苓、山楂、甘草顾护脾胃，调和诸药，防虫类药碍胃。虫类药的使用以"祛邪而不伤正，效捷而不猛悍"为原则，注意选择合适的剂量和疗程，以免损伤正气。虫类药属于异体蛋白，对过敏体质者应慎用，使用时应注意患者有无瘾疹、哮喘等发生，如出现过敏症状应及时停药并救治，对需长期服用虫类药的患者应定期监测肝功能、肾功能、血常规等相应指标。

1. 水蛭

《中国药典》载："味咸、平，入肝经，主治破血，逐瘀，通经。用量1.5～3g。"《神农本草经百种录》记载："水蛭最喜食人之血，而性又迟缓善入，迟缓则生血不伤，善入则坚积易破，借其力以攻积久之滞，自有利而无害也。"近代医家张锡纯称赞水蛭"在破血药中功列第一，只破瘀血而不破新血"。王新志教授认为水蛭入血分，破瘀血作用强而不伤气分，善缓化慢消人体之瘀血，而又不伤新血，故对疑难病中瘀阻较久，难以化除消散者，加用水蛭可以提高疗效，尤其是对中风、胸痹等心脑血管疾病。久病入络，水蛭能行走于经络以除邪。对于出血性中风，水蛭可小剂量早期应用，从每天1g开始研粉冲服或鼻饲，一方面可促进血肿的吸收，一方面可改善血肿周边的血液循环，改善神经功能缺损。临床注意水蛭有两种炮制方法，一种生用（洗净、干燥），一种是烫水蛭（滑石粉炒热后入水蛭，炒至鼓起，筛去滑石粉），王新志教授认为生用最佳，炒制后功效大减；体弱血虚、月经过多、有出血倾向者需慎用；孕妇应禁用，因其有堕胎之功。水煎临床常用量为3～12g，焙干研末吞服用量为1～3g。

2. 地龙

《中国药典》载："咸，寒。归肝、脾、膀胱经。有清热定惊，通络，平喘，利尿等功效。用于高热神昏，惊痫抽搐，关节痹痛，肢体麻木，半身不遂，肺热喘咳，水肿尿少。用量为5～10g。"《本草纲目》言："蚓在物应土德，在星禽为轸水。上食槁壤，下饮黄泉，故其性寒而下行。性寒故能解热诸疾，下行故能利小便，治足疾而通经络也。"王新志教授认为，地龙曲直之性而入肝，具条达肝木之势；喜居土壤之中而入脾，善于钻穴松土而有运脾活络之功；食地之阴气生长而性寒，久居低洼潮湿之处而有下行胜湿之能。地龙咸寒，性下行降泄而善走窜通络，能引诸药直达病所，解时行热毒，除风湿痰结。历代以地龙入药治疗中风的名方，除小活络丹外，《本草纲目》中记载以地龙入药的方剂就有40多个。清代医家王清任创立的功能振颓起废、善治半身不遂的"补阳还五汤"中就用了地龙。地龙还是食疗药膳的佳品，其干品含蛋白质高达70%，且富有人体必需的8种氨基酸、B族维生素和特殊的酶类。古今中外都有用地龙食疗的记载：在欧洲，人们将烤干的地龙和面包一起吃，来治疗胆石症；在缅甸用地龙烧灰治疗口疮；在美国人们则用地龙提炼的油和玫瑰油混合，内服外用治疗斑秃。可见地龙是一味药食同源的常用虫类药。临床对肝阳上亢的中风以及中风伴肺热咳喘者，地龙尤为适宜，常以地龙配伍僵蚕使用。地龙用量一般为10～15g，体壮邪实可用15～20g。因本品性味甘寒，故对虚证、寒证、孕妇当慎用。

3. 全蝎

《中国药典》载："辛，平，有毒，归肝经。功能息风镇惊，攻毒散结，通络止痛。用于小儿惊风，抽搐痉挛，中风口㖞，半身不遂，破伤风，风湿顽痹，偏正头痛，疮疡，瘰疬。用量为3～6g。"《开宝本草》中记载："全蝎疗诸风瘾疹及中风、半身不遂、口眼㖞斜、语涩、手足抽搐。"《本草纲目》："蝎，足厥阴经药也，故治厥阴诸病。诸风掉眩、搐掣，疟疾寒热，耳聋无闻，皆属厥阴风木，故东垣李杲云：凡疝气带下，皆属于风。蝎乃治风要药，俱宜加而用之。"

王新志教授认为全蝎辛温走散之性能祛风逐邪，兼引诸风药达病所，所以治疗中风多选用。全蝎的药用以清明至谷雨前后捕捉的冬眠后未食泥土的"春蝎"为宜，炮制后个体完整、色黄褐、盐霜少者为佳品。夏季捕捉的"伏蝎"，因为已食泥土，品质及药效较差。从药用部位来说，有全蝎和蝎尾之分。临床疗效表明，蝎尾的作用更胜一筹，目前临床多用全蝎（盐制）。素体强壮者，以9～12g大量用之；素体亏虚者，多以3g收效，粉剂内服又较煎剂为佳，应用时宜从小剂量开始，一般蝎尾用1～3条，全蝎可用2～3g，研粉分2次吞服。全蝎导致胃肠不适多见，故应用时需注意。

4.蜈蚣

《中国药典》载："辛，温，有毒，归肝经。功能息风镇惊，攻毒散结，通络止痛。用于小儿惊风，抽搐痉挛，中风口㖞，半身不遂，破伤风，风湿顽痹，疮疡，瘰疬，毒蛇咬伤。用量3～5g。"《医学衷中参西录》云："蜈蚣，走窜之力最速，内而脏腑，外而经络，凡气血凝聚之处皆能开之。性有微毒，而转善解毒，凡一切疮疡诸毒皆能消之。其性尤善搜风，内治肝风萌动，癫痫眩晕，抽掣瘛疭，小儿脐风；外治经络中风，口眼㖞斜，手足麻木。"王新志教授认为蜈蚣为百足之虫，善行能走而名天龙，天者上也，可引药上行，至颠顶之上而治脑病，且虫药有搜剔经络之效，具有引药入经络，增强疗效及祛邪的作用。临床常用单位多为条，每条3～5g，常用剂量1～2条。蜈蚣性躁，应用时可酌加白芍以柔之。

5.僵蚕

《中国药典》载："咸、辛，平。归肝、肺、胃经。功能祛风定惊，化痰散结。用于惊风抽搐，咽喉肿痛，皮肤瘙痒，颌下淋巴结炎，面神经麻痹。用量5～9g。"《本草图经》载僵蚕："治中风急喉痹欲死者。"王新志教授认为此药为蚕感染白僵菌而致死的幼虫，风僵而成，能耐风而不易变质，故能祛风，另外蚕为蛾之幼体，蛾能飞能走，则蚕亦有上行之性。《本草从新》记载："僵蚕，僵而不腐，得清华之气，故能治风化痰，散结行经。其气味俱薄，清浮而升，入肺肝胃三经，治中风失音，头风齿痛。"王新志教授认为中风患者风痰之证较多，故可用之，多配伍全蝎；对中风导致的失音，僵蚕多配伍蝉蜕；对中风并发咳喘者，多配伍地龙。临床常用量为9～15g，该药易导致过敏，临床需注意。另外用量不宜过大，一方面其有解表的功效，不可发表太过；另一方面可致小腹冷痛。

6.蛇类

蛇类种类繁多，但功效相近，以金钱白花蛇、乌梢蛇应用最为广泛，故以此二者为例。金钱白花蛇，《中国药典》载："性味甘、咸，温；有毒。归肝经。功能祛风，通络，止痉。用于风湿顽痹，麻木拘挛，中风口㖞，半身不遂，抽搐痉挛，破伤风，麻风疥癣，瘰疬恶疮。用量3～4.5g，研粉吞服1～1.5g。"乌梢蛇，《中国药典》载："甘、平，归肝经。功效同金钱白花蛇，但力弱于金钱白花蛇，故价廉。"王新志教授说在中华文化中，蛇曾是先民的图腾，神话的载体，治病的良药，盘中的美味。蛇性走窜，亦善行而无处不到，故能行诸风药至病所，自脏腑而达皮毛也。蛇能祛风止痛，金钱白花蛇"搜风活络，治一切风"，前人谓之"内走脏腑，外彻皮肤，透骨搜风，截惊止痛"。然蛇喜阴，性寒凉，故治阳亢之风效果尤佳。王新志教授应用金钱白花蛇喜用整条，尤其是形小质轻者，水煎服1条，最好研末每日服用3～5g，乌梢蛇水煎服10～30g。

7. 龟甲

《中国药典》载："咸、甘，微寒。归肝、肾、心经。功能滋阴潜阳，益肾强骨，养血补心。用于阴虚潮热，骨蒸盗汗，头晕目眩，虚风内动，筋骨痿软，心虚健忘，崩漏经多。用量9～24g，先煎。"年过四十，阴气自半，王新志教授认为，龟甲得水之精气而生，助阴气，且有通阴助阳之力，滋阴潜阳，益肾强骨，对于阴虚阳亢、肝肾亏虚或内风扰动之中风疗效颇佳。常用剂量为15～45g。一般先煎、久煎，才能萃取其精华，因现代龟甲多为人工繁殖之品，生长年限短，吸收阴气之时短，效不如前。

8. 麝香

《中国药典》载："辛，温。归心、脾经。功能开窍醒神，活血通经，消肿止痛。用于热病神昏，中风痰厥，气郁暴厥，中风昏迷，经闭，癥瘕，难产死胎，心腹暴痛，痈肿瘰疬，咽喉肿痛，跌仆伤痛，痹痛麻木。用量0.03～0.1g，多入丸散用。外用适量。"《本草纲目》云："盖麝香走窜，能通诸窍之不利，开经络之壅遏。"用于中风神昏之闭证效果较好。《济生方》言："中风不省者，以麝香清油灌之，先通其关，则后免语謇瘫痪之证，而他药亦有效也。"王新志教授认为对于中风神昏者常用麝香以醒神开窍，失语患者多用麝香以通窍开音，常用量为0.06～0.1g。该药昂贵，使用时应注意避免浪费，以勺取少许，直接入口中，含服后再用温水漱口咽下。该药保存时要注意密闭，以防气味外散，另要注意避光。

9. 牛黄

《中国药典》载："甘、凉，归心、肝经。功能清心豁痰开窍、凉肝息风解毒。用于热病神昏，中风痰迷，惊痫抽搐，癫痫发狂，咽喉肿痛，口舌生疮，痈肿疔疮。用量0.15～0.35g，多入丸散用。外用适量，研末敷患处。"《日华子本草》言："疗中风失音，口噤，妇人血噤，惊悸，天行时疾，健忘，虚乏。"用于中风热证、阳证，痰热之证最为合适。王新志教授认为现在天然牛黄几乎绝迹，人工牛黄较多，针对中风后热证应用，尤其以痰热内闭的疗效最佳，人工牛黄一般口服1～3g，过量易导致腹泻，并且临床要注意，热闭证症状改善后要及时减量或停用。

10.羚羊角

王新志教授认为该药对于风热、肝阳所致中风较为适合，如伴有发热等症状效果更佳，服用时多研粉冲服，伴有高热神昏等热象症状者可用至1g，症状轻者酌减。

二、验案赏析

1.补阳还五汤加减治疗中风

张某，男，62岁。2018年10月8日初诊。

主诉：右侧肢体不遂半月余。

现病史：患者半个月前吃饭时，发现右侧肢体活动不利，麻木，迅速发展为半身瘫痪，到当地医院诊治，服中西药治疗，略有改善。今来我院门诊，现症：右侧肢体瘫痪、麻木，不能抬离床面，口角㖞斜，言语不清，舌质暗，苔薄白，脉象细弦无力。既往高血压病史10余年。

中医诊断：中风（气虚络瘀证）。

治法：益气养血，活血通络。

方药：黄芪60g，桃仁18g，红花15g，当归12g，丹参30g，水蛭9g，地龙20g，钩藤15g，鸡血藤30g，桑寄生30g，牛膝30g，白芍24g，木瓜30g，桑枝30g，蜈蚣2条。7剂，水煎服，每日1剂，早晚2次分服。配合针刺治疗。

二诊（2018年10月15日）：服上药7剂，上下肢能抬离床面，麻木减轻，手足活动仍困难，口角㖞斜、言语不清略好转，脉舌同前。拟上方加金钱白花蛇1条，后在此方基础上加减化裁服用20余剂，同时配合针刺治疗，症状基本稳定。

按语：患者因年迈体衰，气血亏虚，脉络瘀滞导致中风。方以黄芪补气；当归、鸡血藤等活血养血；丹参、红花、桃仁活血祛瘀；木瓜舒筋活络；怀牛膝、桑寄生补肝肾，强筋骨；生白芍养血敛阴；水蛭破瘀血而不伤正；地龙、蜈蚣、钩藤、桑枝祛风通络，诸药配合针灸而获效。注意有不少医家认为黄芪会升高血压，其实黄芪对血压有双向调节的作用，只要辨证准确，应用大剂量黄芪才能起效。

2.育阴通络汤加减治疗中风

秦某，男，83岁。2016年4月6日初诊。

主诉：左侧肢体瘫痪1周。

现病史：患者1周前早晨起床时发现左侧肢体不遂、麻木，到某医院诊治，头颅MRI：右侧基底节脑梗死。治疗后有所好转，但患者及家属为求进一步提高疗效，今来我院治疗。现患者左侧偏瘫，舌体强硬，形体羸瘦，纳眠差，舌红，苔少，脉弦细数。

中医诊断：中风（阴虚风动证）。

治法：滋阴息风，涤痰通络。

方药：生地黄30g，炒白芍15g，石斛15g，天麻18g，钩藤30g，石决明30g，鸡血藤30g，牛膝30g，黄芩10g，竹茹25g，丹参30g，红花15g，水蛭6g，鸡内金30g，炒麦芽30g。7剂，水煎服，每日1剂，早晚2次分服。

二诊（2016年4月13日）：服上方后好转，加地龙12g，改红花为10g。10剂，水煎服，每日1剂，早晚2次分服。

三诊（2016年4月23日）：舌强硬已得改善，然语言仍欠流利，左上肢已能上举，但血压偏高，予"氨氯地平片"控制血压，舌红少苔，脉弦细数。治以滋阴息风，参以涤痰活络之剂。处方：生地黄30g，炒白芍15g，石斛15g，天麻18g，钩藤30g，石决明15g，鸡血藤30g，牛膝30g，水蛭6g，竹茹25g，丹参30g，地龙15g，太子参30g，麦冬30g，蜈蚣2条，鸡内金30g，炒麦芽30g。14剂，水煎服，每日1剂，早晚2次分服。

经过治疗后患者病情好转，肢体活动较前有力，语言亦逐渐恢复。后在此方基础上加重益气活血之剂，病情得以进一步改善。

按语：中风病因病机为气、血、火、风、痰、瘀，气血逆乱或风痰阻络。患者形体偏瘦，舌红，脉弦而细，此肝肾不足、肝风内扰之象。以滋阴息风佐以化痰通络药治之。白芍、生地黄滋水柔肝，石斛养肺胃之阴。地黄性凉而不寒，质润而不腻，用以益阴，往往使阴复而不留瘀；白芍味苦微寒，具有养血敛阴、柔肝和阳的功能。针对风阳上扰，经脉失和，以天麻、钩藤、石决明息风潜阳，鸡血藤养血和络；怀牛膝补肝肾、强筋骨，配合主药，加强滋阴柔肝之效。重用生石决明、天麻，以息风潜阳。黄芩清肺热，佐金平木；竹茹化痰通络；丹参、红花活血；水蛭破瘀血而不伤正；后加地龙、蜈蚣以增强息风通络之功。诸药配伍，共奏良效。

3.羚羊角汤、升降散加减治疗中风

李某，女，59岁。2019年5月10日初诊。

主诉：头痛伴恶心、呕吐3小时。

现病史：患者3小时前无明显诱因突然出现头痛，恶心、呕吐，继之昏倒、意识丧失。现患者神昏，呼之不应，口眼㖞斜，面部红赤，唇舌红，舌尖有许多瘀点，苔黄腻，大便未排。右侧肢体未见活动，左侧肢体躁动不安，身灼热，体温38.5℃，血压165/100mmHg，脉弦数。

中医诊断：中风（痰火扰神）。

治法：清热开窍，息风化痰，通络。

方药：羚羊角5g（另煎），生地黄35g，玄参20g，三七3g，菊花12g，钩藤25g，黄连6g，黄芩10g，僵蚕15g，天竺黄15g，珍珠母30g，侧柏叶30g，石膏45g，大黄10g，全瓜蒌30g，天麻15g，牛膝20g，蝉蜕12g。3剂，水煎服，每日1剂，早晚2次分服，合安宫牛黄丸一粒，鼻饲。

二诊（2019年5月13日）：患者神志逐渐转清，言语不利，头胀痛、身热减轻，口苦，大便2次，仍面部红赤，舌红，口眼轻微㖞斜，右侧肢体能微微屈伸，饮食、睡眠、体温、血压正常。上方去羚羊角、大黄，加人工牛黄1g。7剂，水煎服，每日1剂，早晚2次分服，鼻饲。停用安宫牛黄丸。

三诊（2019年5月20日）：7天后可见患者神清，言语不利减轻，头胀痛，右侧肢体能轻微屈伸，脉弦。处方：地黄60g，太子参20g，玄参20g，仙鹤草30g，丹参15g，熟地黄25g，天麻15g，钩藤25g，珍珠母30g，菊花12g，盐杜仲15g，鸡血藤30g，牛膝20g，白芍15g，地龙15g，乌梢蛇30g。共服30剂，2个月后告知恢复较好。

按语：患者神昏、发热，大便未排，考虑由邪热充斥内外，阻滞气机，清阳不升，浊阴不降所致。予羚羊角、黄连、黄芩、石膏清泻火热；菊花、天麻、钩藤、珍珠母清热平肝，潜阳息风；地黄、玄参清热凉血滋阴；牛膝引气火下行；全瓜蒌、天竺黄化痰热；仙鹤草、侧柏叶、三七止血；僵蚕、蝉蜕祛风散热、宣肺气，宣阳中之清阳；大黄荡积行瘀、清邪热、解瘟毒，降阴中之浊阴；两两相伍，一升一降，可使阳升阴降，内外通和，而表里三焦之热全清。患者病情较严重，用安宫牛黄丸清热豁痰开窍。后期风、火、痰渐消，即转为养阴益气、补肝肾、活血通络的治法。

4.归芍六君子汤加减治疗中风后遗症

张某，女，71岁。2016年5月15日初诊。

主诉：右侧肢体活动不利2年，加重3天。

现病史：2年前患者劳累后出现右侧半身不遂，送入我院，CT示脑出血。3天前右侧肢体无力略加重，特来我院就诊。头颅MRI未见新鲜梗死及出血。现症：面色无华，右侧半身不遂，语言謇涩，口角左歪，身软乏力，不能行走，纳差，大便时溏，眠差，舌淡红，苔腻，脉沉无力。

中医诊断：中风（脾气亏虚，痰瘀阻络）。

治法：益气健脾化痰，活血通络。

方药：党参30g，白术15g，茯苓30g，炙甘草10g，半夏15g，陈皮15g，天麻15g，全蝎6g，地龙12g，牛膝30g，川芎25g，炒白芍18g，姜黄9g，砂仁6g，当归15g，葛根30g，竹沥30mL。14剂，水煎服，每日1剂，早晚2次分服。

二诊（2016年5月29日）：患者乏力、右侧肢体无力略减轻，语言謇涩，口角左歪同前，纳眠可，大便成形，舌淡苔薄，脉沉缓。前服益气健脾活血之味有效，仍守前方，加山药30g，乌梢蛇30g。14剂，水煎服，每日1剂，早晚2次分服。

后在上方基础上加减治疗，服药数剂，诸症逐渐好转。

按语：本患者因久卧病榻，元气大亏，痰瘀阻络，故宜缓缓图功，先治其本，法以健脾化痰为主，活血通络为辅，方以六君子汤、四物汤加祛痰化瘀通络之品。方中党参、白术、茯苓、甘草健脾祛湿；当归、白芍、川芎养血活血；天麻平肝；半夏、陈皮、竹沥化痰；姜黄活血；全蝎、地龙、葛根通络；牛膝培补肝肾；砂仁纳气归肾。邪之所凑，其气必虚，因此，治疗中注意在扶助正气，益气健脾的同时滋补肝肾，使气血充足，正气存内，驱邪外出，所谓"正气存内，邪不可干"。健脾化痰，益气生血致后天气血生化充足，补后天以养先天。

5.柴胡加龙骨牡蛎汤加减治疗中风后郁证（中风恢复期）

赵某，女，75岁。2018年4月19日初诊。

主诉：左侧肢体不遂、失眠3月余。

现病史：患者3个月前出现左侧肢体活动不灵，肢体麻木，进而发生半身不遂，言语不利。即到某医院诊治，好转后出院。为进一步改善肢体功能，今来我院就诊，现症：左侧肢体瘫痪麻木，言语不利，眩晕耳鸣，头懵，急躁易怒，失眠多梦，舌质红，苔薄白，脉弦有力。既往高血压病史15年。

中医诊断：中风（肝火旺盛，肝阳上亢）。

治法：清肝泻火，潜阳入阴。

方药：柴胡12g，黄芩12g，生龙骨60g，生牡蛎60g，川牛膝15g，谷精草30g，青葙子30g，鸡血藤30g，丹参30g，怀牛膝30g，川木瓜30g，桑枝30g，生白芍24g，秦艽15g，合欢皮30g，地龙20g，水蛭9g，醋龟甲45g。7剂，水煎服，每日1剂，早晚2次分服。

二诊（2018年4月26日）：服上药7剂，急躁易怒、眩晕耳鸣、头懵失眠减轻，左侧肢体不遂略好转，麻木、言语不利略好转，舌脉同前。拟上方去谷精草、青葙子，加天麻15g，钩藤30g。15剂，水煎服，每日1剂，早晚2次分服。

三诊（2018年5月11日）：急躁易怒、失眠多梦等均明显减轻，肢体不遂、言语不利好转，加乌梢蛇30g。处方：柴胡12g，黄芩12g，生龙骨60g，生牡蛎60g，川牛膝15g，天麻18g，钩藤30g，鸡血藤30g，丹参30g，牛膝30g，川木瓜30g，桑枝30g，秦艽15g，合欢皮30g，地龙20g，水蛭9g，醋龟甲45g，乌梢蛇30g，首乌藤30g。15剂，水煎服，每日1剂，早晚2次分服。

经过治疗后患者病情较前明显改善，急躁易怒、失眠多梦等基本缓解，肢体活动较前有力，语言亦渐恢复。后在此方基础上加减治疗，病情得以进一步改善。

按语： 本案为中老年患者，年老体衰，阴气自半，加之多种外界因素导致的不良情绪无法及时疏泄，长此以往，郁而化火，进一步引发脏腑功能失调，导致肝火旺盛，肝阳上亢，阴阳不交，进而引发中风、失眠。木郁达之，以清肝泻火、调畅气机、潜阳入阴为基本大法，可使阳亢得制，疏泄之机恢复。柴胡加龙骨牡蛎汤出自《伤寒论》，主治太阳病表证误下，邪气内陷少阳，三焦枢机不利，表里虚实同病，升降平衡失调，具有疏利肝胆气郁、镇静安神、调和阴阳、宣畅解郁、助阳入阴之功。初诊柴胡加龙骨牡蛎汤原方去人参、桂枝、生姜、半夏，加谷精草、青葙子加强清泻肝火之力，能显著减轻肝火旺盛、肝阳上亢所致烦躁易怒等症状。加用牛膝引火下行，龟甲引阳入阴，合欢皮取类比象，改善睡眠。加用水蛭、地龙、桑枝、木瓜、秦艽活血通络，对于中风兼有失眠的患者效果较佳。

第一节　痫证的概述

痫证是一种反复发作性神志异常的病证，以突然意识丧失、不省人事、甚则仆倒、强直抽搐、口吐涎沫、两目上视或口中怪叫、移时苏醒、一如常人为特征，亦名"癫痫"，俗称"羊羔风"。发作前可伴眩晕、胸闷等先兆，发作后常有疲倦乏力等症状。

痫证首见于《内经》，《灵枢》曰："癫疾始作，而引口啼呼喘悸者……癫疾始作，先反僵，因而脊痛。"《素问》曰："人生而有病癫疾者……病名为胎病，此得之在母腹中时，其母有所大惊，气上而不下，精气并居，故令子发为癫疾也。"《肘后备急方》载："凡癫疾，发则仆地，吐涎沫，无知强掠，起如狂，反遗粪者，难治。"《诸病源候论》指出："癫者，卒发仆也，吐涎沫，口喝，目急，手足缭戾，无所觉知，良久乃苏。"还论述了不同病因所引起的痫证，并将其分为风痫、惊痫、食痫、痰痫等。又曰："其发之状或口眼相引而目睛上摇，或手足掣疭，或背脊强直，或颈项反折。""痫病……醒后又复发，有连日发者，有一日三五发者。"《三因极一病证方论》指出："因痫病，皆由惊动，使脏气不平，郁而生涎，闭塞诸经，厥而乃成。或在母胎中受惊，或少小感风寒暑湿，或饮食不节，逆于脏气。"指出多种因素导致脏气不平，阴阳失调，神乱而病。《丹溪心法》言："痫证有五：马、牛、鸡、猪、羊。且如马痫，张口摇头，马鸣；牛痫，目正直视，腹胀；鸡痫，摇头反折，喜惊；羊痫，喜扬目吐舌；猪痫，喜吐沫。以其病状偶类之耳，无痰涎壅塞，迷闷孔窍。发则头旋颠倒，手足搐搦，口眼相引，胸背强直，叫吼吐沫，食顷乃苏。宜星香散加全蝎三个。"强调痫证因痰迷心窍引发。《医学入门》载："痫久必归于五脏。"《古今医鉴》提出痫证的特点，"发则卒然倒仆，口眼相引，手足抽搐，脊背强直，口吐涎沫，声类畜叫，食顷乃苏。"《临证指南医案》说："痫之实者，用五痫丸以攻风，控涎丸以劫痰，龙荟丸以泻火；虚者，当补助气血，调摄阴阳，养营汤、河车丸之类主之。"王清任则认为痫证的发生与元气虚，不能上转入脑髓，脑髓瘀血有关，并创龙马自来丹、黄芪赤风汤治之。

对于痫证的治疗，王新志教授常在应用经方、名方等基础上加用虫类药。虫类药多为血肉有情之品，具有息风止痉、去瘀生新、活血通络等功效，为"竣急滑利"之品，又有"搜经剔络"之效，急病治标、滑利在表与久病在络、搜剔以除，非草木类药物所能及。叶天士说："病久则邪风混处其间，草木不能见其效，当以虫蚁疏络逐邪。"王新志教授治疗痫证常用的虫类药有全蝎、蜈蚣、僵蚕、蝉蜕、地龙、蛇类（金钱白花蛇、乌梢蛇、蕲蛇）、龙骨、牡蛎、龟甲、羚羊角粉等。

第二节　先贤应用虫类药治疗痫证的论述

《神农本草经》曰："发髲，味苦温……疗小儿痫，大人痓。""龙骨，味甘平……小儿热气惊痫，齿主，小儿大人惊痫癫疾狂走。""牛黄，味苦平，主惊痫，寒热，热盛狂痓，除邪逐鬼。""石蜜，味甘平，主心腹邪气，诸惊痫痓，安五脏，诸不足，益气补中。""白马眼，主惊痫，腹满……白马悬蹄，主惊邪，瘛疭。""鹿茸，味甘温，主漏下恶血，寒热，惊痫。""露蜂房，味苦平，主惊痫瘛疭，寒热邪气，癫疾。""柞蝉，味咸寒，主小儿惊痫，夜啼，癫病。""白僵蚕，味咸，主小儿惊痫夜啼，去三虫。""蛞蝓，味咸寒，主贼风……惊痫挛缩。""豚卵，味苦温，主惊痫，癫疾。""六畜毛蹄甲（马、牛、羊、猪、狗、鸡），味咸平，主鬼注，蛊毒，寒热，惊痫，癫疾。""蛇蜕，味咸平，主小儿百二十种惊痫，瘛疭，癫疾，寒热，肠痔，虫毒，蛇痫。""雀瓮，味甘平，主小儿惊痫。""蚖螂，味咸寒，主小儿惊痫，瘛疭，腹张，寒热，大人癫疾狂易。""衣鱼，味咸温，无毒……小儿中风（览作头风），项强。"

《金匮要略》之风引汤，用龙骨、牡蛎治疗癫痫，"大人风引，少小惊痫瘛疭，日数十发，医所不能治者，此汤主之"。

《本草经集注》曰："白马茎，主小儿惊痫。悬蹄，主治惊痫。""狐五脏及肠，味苦，微寒，有毒。主治蛊毒寒热，小儿惊痫。""雀瓮，味甘，平，无毒。主治小儿惊痫。""蜗牛，味咸，寒。主治贼风……筋急及惊痫。"

《新修本草》言："野猪黄，味辛、甘，平，无毒……疗癫痫。""鸡子，主除热火疮，疗痫。""鸱头，味咸，平，无毒。主头风眩，癫倒痫疾。""蚱蝉，味咸、甘，寒，无毒。主小儿惊痫，夜啼，癫病，寒热，惊悸。""牡鼠粪，微寒，无毒。主小儿痫疾，大腹，时行劳复。""蛇黄，主心痛，疰忤，石淋，产难，小儿惊痫。""雀瓮，味甘，平，无毒，主小儿惊痫，寒热，结气。"

《本草纲目》记载羚羊角"入厥阴肝经甚捷……肝主木，开窍于目，其发病也，目暗障翳，而羚羊角能平之。肝主风，在合为筋，其发病也，小儿惊痫，妇人子痫，大人中风搐搦，及筋脉挛急，历节掣痛，而羚羊角能舒之。相火寄于肝胆，在气为怒，病则烦懑气逆，噎塞不通，寒热及伤寒伏热，而羚羊角能降之"。

《名医别录》言羚羊角"主小儿寒热，惊痫"。

《备急千金要方》之虎睛丸中用虎睛、龙齿、牛黄、麝香、蛇蜕等治疗"风痫掣疭，口眼张大，口中出白沫，或作声，或死不知人"；白羊藓汤用蚱蝉（二枚）、牛黄（如大豆四枚）、蛇蜕（一寸）"治小儿风痫，胸中有痰"。龙胆汤用蜣螂等治疗小儿诸惊痫；镇心丸用牛黄、珍珠等治疗"小儿惊痫百病"。用虎骨、僵蚕、龙齿、牛黄、蚱蝉、蛇蜕、白马眼睛、猪齿等治疗"癫痫厥时发作"；用虎掌、鸱头等治疗"风痫"，用东门上鸡头治疗"五癫"等。《太平惠民和剂局方》之妙香丸用牛黄、麝香治疗"小儿百病，惊痫，急慢惊风，涎潮抽搐，诸积食积热，颊赤烦躁，睡卧不宁，惊哭泻利等"。

《丹溪心法》言："痫证有五……无非痰涎壅塞，迷闷孔窍……宜星香散加全蝎三个。"

《医学心悟》曰："痫者……虽有五脏之殊，而为痰涎则一，定痫丸主之。"定痫丸的组方严谨，主要由天麻、川贝母、半夏、茯苓、茯神、胆南星、石菖蒲、全蝎、僵蚕、竹沥、琥珀、陈皮、远志、丹参、麦冬、朱砂等组成。

第三节　治疗痫证常用虫类药的现代药理研究

1.全蝎

现代药理学研究表明，全蝎具有抗惊厥、镇静的作用，其活性成分蝎毒素能起到抗癫痫的效果。安雅芳等研究发现，全蝎联合石菖蒲能延长癫痫模型小鼠痉挛潜伏期，降低模型小鼠大脑内丙二醛水平，提高超氧化物歧化酶水平，说明全蝎具有抗癫痫作用，其作用机制可能与减轻体内的氧化应激损伤有关。毕国民等发现天蝎安痫胶囊能减少癫痫小鼠的惊厥次数，降低惊厥百分率。刘福友研究发现宁痫颗粒（青黛、石菖蒲、全蝎）能减轻癫痫大鼠癫痫次数和癫痫持续时间，能抑制大鼠海马区c-fos蛋白的表达，可见其作用机制与减少海马神经元凋亡有关。梁益等研究表明全蝎醇提取物能减轻模型大鼠的癫痫行为，减少大脑内胶质纤维酸性蛋白基因表达，说明其作用机制与减少星型胶质细胞增生有关。

2.蜈蚣

现代药理学研究表明，蜈蚣含有大分子蛋白质、多肽、多糖、脂肪酸类、微量元素等，具有中枢抑制、抗惊厥的作用。本品对士的宁、烟碱等引起的小鼠惊厥有对抗作用，临床上可用于治疗癫痫、惊厥、抽搐等。陈红琳等以腹腔注射硝酸士的宁1.5mg/kg，记录小鼠发生全身强直性惊厥的潜伏期，并用4Hz交流电刺激下发生后肢强直性惊厥的小鼠用于实验，研究结果表明墨江蜈蚣可明显提高实验小鼠抗硝酸士的宁惊厥的能力，对小鼠电惊厥也有一定的抑制作用。何苗等在遗传性震颤大鼠脑海马和皮质安插慢性电极，连续记录灌胃给药前及给药后不同时间的脑电图。发现由蜈蚣、僵蚕、钩藤、制胆南星组成的复方具有明显的对抗震颤大鼠癫痫小发作的作用。陈文婷等研究发现由蜈蚣、全蝎、制胆南星、石菖蒲、郁金、甘草等组成的复方明显缩短了震颤大鼠每次癫痫小发作的持续时间。

3.僵蚕

僵蚕含有蛋白质、氨基酸、草酸铵、酶类、核苷碱基、微量元素等，其中蛋白质含量最高。姚宏伟等研究发现僵蚕的醇提物能延长癫痫模型小鼠的惊厥潜伏期，降低惊厥率。程雪娇等研究发现僵蚕的干燥粉末比僵蚕水煎液抗惊厥效果好，能有效降低惊厥小鼠的惊厥率，僵蚕粉末比僵蚕水煎液有效成分如蛋白质和草酸铵溶出率高。严铸云等研究表明，僵蚕的抗惊厥活性部分主要是白僵菌素，与 β - 谷甾醇和麦角甾 -6,22-二烯 -3 β ,5 α ,8 α - 三醇相比，僵菌素能有效延长惊厥模型小鼠的惊厥潜伏期和死亡潜伏期。

4.蝉蜕

蝉蜕包含有多种化学成分，既包含有以丙氨酸、脯氨酸为主的氨基酸，又有像甲壳素类的蛋白质，还有钙、铁等微量元素。安磊等研究发现蝉蜕提取物能减少惊厥小鼠的惊厥发生率，其醇提物比水提物效果更佳。杨梅香发现蝉蜕的抗惊厥作用并不存在头、身、足的差别，临床应用蝉蜕治疗癫痫时不需要去头足使用。

5.地龙

地龙的化学成分主要包括氨基酸类、核苷类、二肽类、有机酸类化合物与无机元素等。马艳春等用含有地龙有效成分蚓激酶的地龙血栓通胶囊治疗癫痫模型大鼠，发现其能延长癫痫大鼠的癫痫发作潜伏期，并能升高癫痫大鼠脑组织的 γ - 氨基丁酸含量，降低谷氨酸含量，从而产生抗癫痫作用。周园等研究发现，不同地龙活性成分提取物产生的抗惊厥、镇静效果不一致，其中氯仿、乙酸乙酯、水提物能明显产生抗惊厥、镇静的效果。

6.龙骨、牡蛎

龙骨、牡蛎主要包含有强心苷类、甾体类、三萜类等化合物，其中牡蛎主要是由碳酸钙组成，能产生抗炎、镇痛、抗氧化损伤等作用，在中枢神经系统中则有镇静、抗惊厥等作用，可用于癫痫的治疗。单萍等研究发现，包含有龙骨、牡蛎的中药复方，能有效减少癫痫小鼠癫痫发作的时间。范文涛等研究发现，柴胡加龙骨牡蛎汤能有效减少癫痫模型大鼠的癫痫发作次数。王倩等研究发现柴胡加龙骨牡蛎汤产生的抗癫痫效果可能是由于促进了 γ - 氨基丁酸神经递质的释放，抑制了谷氨酸神经递质的释放，从而产生了抑制神经过度兴奋的效果。刘亚东等研究发现柴胡加龙骨牡蛎汤在产生抗癫痫作用的基础上，能降低大脑内MDA水平，升高SOD水平，而产生抗氧化应激损伤的作用，推测其抗癫痫作用机制在于抑制氧化应激损伤。

7. 羚羊角

羚羊角主要含有蛋白质、氨基酸、脂类、无机元素等多类物质。现代药理研究显示其具有抗惊厥及癫痫的作用。帅云飞等研究发现，羚羊角与钩藤联合用药能有效减少热性惊厥模型大鼠的惊厥次数，并降低模型大鼠大脑内TNF-α、IL-1β等炎症因子水平，说明羚羊角有抗惊厥的作用，发挥作用的机制在于抑制大脑内炎症反应。饶慧等研究发现羚羊角与钩藤联合用药产生的抗高热惊厥的作用机制除了抑制脑内炎症反应外，还能降低大脑内硫化氢的含量。彭新君等研究发现羚羊角水溶性蛋白能有效降低致热家兔的体温，并能有效减少疼痛小鼠的扭体次数，说明羚羊角具有解热镇痛的作用。

第四节　治疗痫证常用虫类药的临床研究

1. 全蝎

张尚谦将全蝎、代赭石、僵蚕、黄芪、丹参等配伍，混合均匀后加工成细粉，用100目筛过筛后装入胶囊，每粒胶囊含原药0.4g。成人每天2次，每次5粒，早晚饭后服用，小儿用量酌减，1个月为1个疗程。治疗癫痫大发作患者100例，结果总有效率达95%，提示本药具有活血化瘀、息风解痉、改善大脑微循环障碍的功效。杜明等利用全蝎、地龙、僵蚕、石菖蒲、郁金等药，共为蜜丸，每丸3g，白开水送服，用于治疗癫痫患者607例，结果发现其效果优于目前治疗癫痫的西药，远期疗效也优于西药，总有效率达93.4%。

李梅玲等利用配伍全蝎的复方制剂平逆镇痫丸，结合西药卡马西平等治疗癫痫患者76例，结果发作完全控制者9例，发作频率减少75%以上者35例，发作频率减少51%～75%者20例，发作频率减少26%～50%者10例，发作频率减少在25%以下者2例，总有效率达84.21%。从而证明该制剂治疗癫痫时具有调节脏腑、经络、气血，活血化瘀，涤痰开窍，息风镇惊的功效。

瞿忠灿利用全蝎、天麻、胆南星、石菖蒲等组方制成消痫灵散，按每千克体重0.15～0.3g，分3次温开水送服，7周为1个疗程。结果在110例患者中治愈38例，占34.55%；显效37例，占33.63%；好转27例，占24.55%；无效8例，占7.27%；总有效率达92.73%。

2.蜈蚣

张家驹用黄芪赤风汤加蜈蚣治疗儿童癫痫小发作11例，效果满意。江霞以血府逐瘀汤加蜈蚣、全蝎为基本方治疗癫痫32例，疗效较好，与西药治疗疗效相近。陈园桃等采用化瘀定痫方治疗癫痫患者36例，基本方药为当归、川芎、桃仁、红花、赤芍、地黄、天南星、天竺黄、石菖蒲、全蝎、蜈蚣、丹参、钩藤、半夏等，结果总有效率为86.1%。

龚翠兰运用息风定痫汤治疗卒中后迟发型癫痫40例，对照组予卡马西平治疗，治疗组在对照组的基础上予息风定痫汤（胆南星15g，石菖蒲15g，茯神15g，全蝎12g，蜈蚣12g，蝉蜕12g，沉香12g，白术12g，川芎9g，琥珀4g）。息风定痫汤可有效提高卒中后迟发型癫痫风痰闭阻证的疗效，减少癫痫发作频率，并改善患者认知功能。

刘向云等运用定痫清脑汤治疗癫痫患者40例取得了显著效果。定痫清脑汤组成：茯苓15g，白术10g，半夏12g，橘红12g，远志12g，石菖蒲15g，全蝎6g，蜈蚣3条，磁石15g，胆南星6g，郁金12g，僵蚕10g，天竺黄6g，珍珠母30g，酸枣仁20g，栀子10g，甘草10g，水煎服。

3.僵蚕

骆科秦应用僵蚕穴位埋藏治疗癫痫36例，认为单纯用药物不能控制发作的癫痫，使用僵蚕穴位埋藏后，其中大部分患者可以控制发作。陈忠伟应用葛根僵蚕汤治疗癫痫40例，疗效满意，与西药组相比，差异显著。王瑜华应用熄痫汤治疗癫病发作患者33例，近期控制病情者（服药3天后，2日内尚未发作）11例，显效9例，有效6例，无效7例，总有效率为78.8%。熄痫汤药物组成：石菖蒲50g（另包，后下），胡椒10g，丹参60g，僵蚕20g。每日1剂，水煎服，小儿按比例酌减。

陈建家用脱脂僵蛹片治疗癫痫患者100例，经临床观察，初步取得了较好的疗效，并认为脱脂僵蛹片的抗痉有效成分为草酸胺。高良等对38

例复杂部分性发作癫痫患者服用细胞破壁蚕龙胶囊（僵蚕、地龙、当归等），每粒0.5g，每次3粒，每天3次，4周为1个疗程，3个疗程后总有效率86.84%，脑电图改善总有效率84.21%，显著优于对照组。田茸等用平痫汤治疗癫痫患者62例，药物组成为胆南星、僵蚕、天麻、代赭石、石菖蒲、丹参、白芍。痰火、肝火炽盛加龙胆泻肝汤；风痰壅盛加蜈蚣粉、全蝎粉冲服，或加磁石、生铁落；脑部外伤加抵当汤；气血亏虚加黄芪、党参。结果总有效率为71%。李普运用加味温胆汤加减治疗46例小儿癫痫。风痫加全蝎、白僵蚕；惊痫加朱砂、茯神；脾虚生痰配合六君子汤，总有效率达到93.47%。

4.蝉蜕

杨林等认为在辨证论治指导下用蝉蜕配以其他药物治疗神经系统疾病效果较好。对于各型癫痫，尤其是在外伤性癫痫早期治疗中，方中配以蝉蜕，都能获得意想不到的疗效。谢杭珍应用蝉蜕及其配伍治疗小儿癫痫30例，痊愈25例，有效3例，无效2例，总有效率为93.3%。方药组成：蝉蜕10g，天麻10g，钩藤5g（后下），法半夏5g，茯苓5g，石菖蒲5g，僵蚕5g，陈皮5g，全蝎5g。根据中医辨证加减运用：伴高热者加生石膏、连翘、黄芩清热息风；大便秘结者加生大黄、芦荟泻火通便；烦躁不安者加黄连、淡竹叶清热安神；久治不愈出现肝肾阴虚、虚风内动者加白芍、龟甲、当归、生地黄滋阴柔肝止痉。

雍履平用自拟"止痫丸"治疗癫痫45例，近期治愈（1年以上不发作者）42例，好转3例（均为停服抗癫痫西药后）。止痫丸由熟地黄210g，当归210g，水蛭42g，土鳖虫42g，蝉蜕42g，蜂房42g，白芷70g，僵蚕70g，地龙70g，制胆南星70g，郁金70g，远志70g，石菖蒲70g，姜半夏70g，炒竹茹70g，紫河车70g，全蝎14g，蜈蚣14g组成。诸药粉碎、过筛，水泛为丸如小绿豆大小，每次服5g，1日3次。或将药粉装入空心胶囊，每次服3g，1日3次。3个月为1个疗程，连服2个疗程后，观察疗效。凡服抗癫痫西药者剂量逐渐减少，第1个月减量1/3，第2个月减量2/3，第3个月停用。儿童用量酌减，孕妇忌服。

5.地龙

朱文政治疗外伤性癫痫患者20例，西药予苯妥英钠0.1g，每日3次，安定2.5～5mg，每日3次，地塞米松0.75mg，每日3次，维生素B_2 2mg，每日3次，10岁以下儿童减半，中药予地龙3~6g水煎服，先中西药合用1~2个月，后慢慢减用、停用西药，服干地龙时间最短为2个月，最长为12个月，平均为5.5个月，结果基本治愈16例，好转3例，无效1例，总有效率95%，基本治愈率80%。细胞破壁蚕龙胶囊（僵蚕、地龙、当归等）治疗42例全身强直-阵挛性癫痫患者，每粒0.5g，每次3粒，每天3次，4周为1个疗程，总有效率85.7%，脑电图总有效率为40.5%，显著优于对照组。

蒋媛静等观察加服抗痫煎剂对成人部分性发作癫痫的临床疗效。对照组25例患者予口服卡马西平，治疗组30例在对照组基础上加服抗痫煎剂［天麻10g，钩藤10g（后下），石菖蒲10g，三七10g（研末），地龙10g］口服，疗程为3个月。结果提示，加服抗痫煎剂治疗成人部分性发作癫痫具有较好的疗效。汤兴萍采用地龙消痫汤结合卡马西平治疗小儿癫痫26例，取得较满意的疗效。王宗富用鲜地龙水煎内服治疗流行性乙型脑炎后遗症发热抽搐，可迅速退热，不论虚实证候均可应用。张华运用地龙汤（鲜地龙50条，半夏12g，郁金30g，大黄10g）治疗癫痫患者12例，均有不同程度的好转。王学林采用穴位封闭加服地龙汤（鲜地龙50条，半夏12g，郁金30g，大黄10g，全蝎1g，蜈蚣1g）治疗癫痫患者2370例，总有效率92.74%。

何保军等采用温胆汤加味配合抗癫痫药物治疗难治性癫痫患者52例，以温胆汤加胆南星、石菖蒲、地龙、全蝎、水蛭，在此基础上根据患者的不同症状进行加减，能控制患者癫痫的发作次数，改善生活质量。铆素范自拟"断痫汤"治疗16例原发性癫痫和36例继发性癫痫患者，组方为地龙、蝉蜕、胆南星、石菖蒲、法半夏、陈皮、山药、茯苓、藁本、甘松、白芍、钩藤，服用该方至癫痫停止发作，停止发作后仍需继续服用本方加减半年至1年，总有效率为86%，随访3~12年仍有较好的效果，并且有助于患者智力恢复和增强体质。

何纯正采用自制的50%地龙注射液治疗21例癫痫大发作患者，经过50%地龙注射液肌内注射治疗后，18例患者发作完全控制，3例发作减轻、间歇期延长，说明该注射液能控制患者癫痫的发作。

6. 乌梢蛇、金钱白花蛇

王时中用单方乌梢蛇治疗癫痫，药物制备：取乌梢蛇一斤（市秤），用慢火焙干，研为细末，过筛后放至瓶内备用。应用方法：成人每次三钱，早晚各1次，温水送服。10岁以内患者每次以五分为宜。用完1斤为一疗程，无效者可再观察用1～2个疗程。兼证处理：本药并无副作用，但对有明显其他兼证者应配用相应药物。如长期脾胃虚弱消化不良者配用参苓白术散、人参健脾丸等，偏于血虚者配用归脾丸。

唐复兴采用自拟验方治疗癫痫患者36例，其中23例停止发作，9例发作次数减少，4例无效。药物组成：乌梢蛇200g，地龙200g，代赭石150g，僵蚕150g。焙至焦黄，和匀为散剂。用法：每日服2次，7岁以下每次2g，7～15岁每次5g，16岁以上每次9g，30天为1个疗程，有效者停药10天后继服1个疗程。治疗期间忌房事及饮酒。

林荣书采用自拟癫痫散（金钱白花蛇、珍珠粉、羚羊角粉、全蝎、胆南星、天竹黄、金线莲、藏红花、石菖蒲等）治疗癫痫患者889例，总有效率95.6%。本方有清热平肝、豁痰开窍、息风定惊、通经活络等作用。药物组成：白花蛇1条，全蝎10g，桑寄生10g，香附10g，石菖蒲10g，郁金10g，僵蚕10g，防风10g，钩藤15g，白芍12g，随症加减。水煎服，每日1剂。治疗癫痫患者20例，结果显效13例，好转4例，无效3例。

黄遂坚用自拟定痫散治疗癫痫患者20例，取得一定疗效，结果病情得到控制5例，显效3例，有效3例，效差5例，无效4例，总有效率80%。定痫散药物组成：天麻15g，乌梢蛇25g，全蝎15g，蜈蚣5条，钩藤15g，夏枯草15g，半夏15g，天南星10g，胆南星10g，天竹黄15g，僵蚕10g，远志10g，川贝母10g，陈皮10g，防风10g，薄荷10g，甘草6g。用法：上药共研细末，过120目筛，加入麝香1g调匀，装瓶备用，每次服5g，每日3次，温开水送服，15天服完，服完即为1个疗程。

张华运用五虫丸治疗癫病，药物及制作：全蝎、蜈蚣、乌梢蛇、僵蚕、土鳖虫各等分，置瓦上焙干研细末，蜜制为丸如梧桐子大，贮瓶备用。服用方法：每日早晚各1次，白开水送服。儿童5岁以下每次5g，6～10岁每次10g，成人每次15g。15天为1个疗程，如不愈者，可连续服用2～3个疗程。少数患者在初次服药后有干呕、眩晕、烦躁不安等表现，但可自行消失，不必停药。用此丸治疗28例癫痫患者，年龄最小者5岁，最大者58岁，病史最短者1年，最长者18年。其中21例患者均在服药后癫痫停止发作，经随访未见复发，4例患者发作次数减少，抽搐转轻，3例无效。

7.龙骨、牡蛎

吴敏玲在癫痫常规治疗上加柴贝止痫汤，基本方药为柴胡、石菖蒲、川芎、天麻、地龙、牡蛎、浙贝母，治疗总有效率达到82.4%。孔祥军等运用柴桂温胆定志汤（由柴胡、黄芩、党参、半夏、茯苓、枳实、陈皮、石菖蒲、生龙骨、生牡蛎等组成）治疗癫痫患者35例，总有效率为85.71%。

潘瑞亮通过多年的临床实践，采用柴胡加龙牡汤加减治疗癫痫，药物组成为柴胡15g，龙骨30g，牡蛎30g，地龙12g，半夏12g，茯苓12g，人参6g，桂枝10g，黄芩10g，天麻10g，大黄10g，生姜10g，大枣6个，琥珀粉1.5g（吞）。据此加减，每日1剂，水煎早晚分服，病情稳定后按此方做水丸，每日2次，每次9g，以巩固疗效，结果治疗12例癫痫患者均获得临床治愈，随访4～6年未复发。

单萍运用柴胡加龙骨牡蛎汤联合拉莫三嗪治疗全面性强直阵挛发作癫痫患者30例，并与单用拉莫三嗪治疗对照，取得良好临床疗效。刘超等观察柴胡加龙骨牡蛎汤对脑卒中后癫痫的临床疗效，并评价其对外周血神经元特异性烯醇化酶（NSE）浓度的影响。结果提示，柴胡加龙骨牡蛎汤对脑卒中后癫痫发作疗效理想，其作用机制可能与下调外周血NSE浓度有关。叶双双观察加味柴胡加龙骨牡蛎汤合愈痫丸治疗癫痫30例，结果：显效9例，有效20例，无效1例，总有效率为96.7%，临床疗效确切。唐晓军等观察柴胡加龙骨牡蛎汤结合卡马西平口服治疗脑卒中后迟发性癫痫60例，对照组予口服卡马西平片，治疗组在对照组的基础上予柴胡加龙骨牡蛎汤口服，结果提示柴胡加龙骨牡蛎汤结合卡马西平口服治疗脑卒中后迟发性癫痫的疗效较好。

8.羚羊角

曹静等采用随机对照方法研究，试验组采用抗癫痫药常规治疗加用羚羊角胶囊，对照组采用西药常规治疗。结果提示羚羊角胶囊加常规抗癫痫药物治疗癫痫患者有较好的效果，能在一定程度上改善患者的生活质量。李学等研究发现羚羊角胶囊联合丙戊酸钠片治疗外伤后癫痫效果明确，可有效改善患者临床症状，促进神经功能恢复。帅云飞等选择本院60例高热惊厥患儿，随机分为对照组和研究组各30例，对照组给予常规降温、止痉等处理，研究组在对照组的基础上加用羚羊角粉治疗，结果提示羚羊角粉治疗小儿高热惊厥脑损伤疗效显著，安全可靠。周永霞等运用羚角钩藤汤治疗小儿高热惊厥发作25例，临床痊愈7例，好转16例，无效2例，总有效率达92%。羚角钩藤汤药物组成：羚羊角2～3g，钩藤6～9g，桑叶3～6g，菊花6～9g，地黄6～9g，白芍6～9g，浙贝母6～9g，竹茹6～9g，茯苓6～9g，甘草1.5～3g。

第五节　应用虫类药治疗痫证的经典医案

一、汪石山医案

汪石山治一人，年三十余，久病痫证，多发于晨盥时，或见如黄狗走前，则昏瞀仆地，手足瘛，不省人事，良久乃苏，或作痰火治，而用芩、连、二陈汤，或作风痰治，而用全蝎、僵蚕、寿星丸，或作痰迷心窍，而用金箔镇心丸，皆不中病，汪诊之，脉皆缓弱颇弦，曰：此木火乘土之病也，夫早辰阳分，而狗阳物，黄土色，胃属阳土，虚为木火所乘矣，经曰，诸脉皆属于目，故目击异物而病作矣，理宜实胃泻肝而火自息。越人云，泄其肝者缓其中，遂以参、归、术、陈皮、神曲、茯苓、黄芩、麦冬、荆芥穗，煎服十余帖，病减，再服月余而安。

二、叶天士医案

汪，惊恐，阳升风动，宿痫遂发，吐痰呕逆不言，络脉失利也。（阳气郁窍络阻）

羚羊角，石菖蒲，胆星，远志，连翘，钩藤，天麻，橘红。

曹（十四），春病及长夏，痫厥屡发，前用龙荟丸意，苦泄肝胆，初服即泻，此久病阴分已虚，议理阴和阳，入酸以约束之。

生鸡子黄，阿胶，川连，黄柏，生白芍，米醋。

金（二十），痫厥，神呆肢强。

犀角，羚羊角，元参，菖蒲，炒半夏，炒远志，郁金，橘红。

叶（氏），每遇经来紫黑，痫疾必发。暮夜惊呼声震，昼则神呆，面青多笑。火风由肝而至，泄胆热以清神，再商后法。（木火郁血滞）

丹皮，丹参，细生地，黑山栀，茺蔚子，胡黄连，调入琥珀末。

张（二二），入冬不寐，痫疾遂发，此阳不潜藏，治在肝肾，（肝肾阳升）用虎潜法。

某，癫疾，脉不鼓指，议交心肾，益神志。（火郁心肾不交）
生地，龟甲，黄柏，川连（酒炒），菖蒲，茯神，远志，山栀，竹叶。

某，平昔操持，身心皆动，悲忧惊恐，情志内伤，渐渐神志恍惚，有似癫痫，其病不在一脏矣，医药中七情致损，二千年来从未有一方包罗者，然约旨总以阴阳迭偏为定评，凡动皆阳，当宗静以生阴是议，阳乘于络脏阴不安，敛摄镇固，久进可效，家务见闻，必宜屏绝，百日为期。（劳心太过）

人参，廉珠，茯神，枣仁，炙草，生龙骨，萸肉，五味，金箔。

三、张聿青医案

某，眩晕跌仆，涌涎肢搐，发则不及备，过则如常人，此风痰入络，痫厥情形，势难杜截。

制半夏，茯苓，僵蚕，白蒺藜，钩钩，远志，橘红，陈胆星，天麻，九节菖蒲。

郑，惊风之后，风痰入络，舌强不语，步履举动，状如傀偏，兹则不时痉厥，厥则颧红火升，目斜口开手撒，四肢厥逆。脉细弦少力。络隧之中，虽有风痰内阻，而肝阴肾液已亏，以致风邪升动，拟育阴潜阳。

生龟板六钱，白芍二钱，川贝母二钱，茯苓三钱，大淡菜酒洗二只，生牡蛎八钱，磁石三钱，橘红一钱，阿胶二钱，金器一件。

二诊：介类以潜阳气，厥仆不止。风痰入络，痫疾也，方宜以退为进。

竹沥半夏一钱五分，陈胆星七分，郁金一钱五分，僵蚕三钱，竺黄三钱，煨天麻一钱五分，白茯苓三钱，白蒺藜三钱，镇心丹一丸。

三诊：脉象弦滑，痫厥仍至。风痰入络，不易图治。

陈胆星五分，天竺黄三钱，制半夏一钱五分，僵蚕三钱，白蒺藜三钱，煨天麻一钱五分，广橘红一钱，茯苓三钱，石菖蒲四分，钩钩四钱，远志五分。

另服末药，制胆南星八分，炙蝎尾二条去毒，辰砂二分，金箔两张，犀黄四厘，巴霜三厘，研极细末，每服一分开水调。

汤（左），稍涉忿怒，肝阳逆上，阳气不入于阴，寤不成寐，脉弦，苔白心黄，恐浊痰随时上逆，而致癫痫也。

制半夏三钱，炒枳实一钱，青龙齿四钱，炒肥知母二钱，酸枣仁二钱（猪胆汁炒），橘红一钱，陈胆星八分，夜交藤四钱，朱砂安神丸二钱（开水送下）。

二诊：降火化痰，寐得稍安。然胸次尚觉窒闷，时作烦，脉象弦滑，阴分素亏，而少阳之火夹痰内扰，春升之际，势多周折也。

竹沥半夏二钱，广橘红一钱，黑山栀三钱，焦秫米绢包二钱，朱茯神三钱，胆汁炒枣仁二钱研，炒知母一钱五分，鲜竹茹一钱，珍珠母三钱（研）。

三诊：不寐，杂大退，脉象亦觉柔和，的是痰热内扰，效方再进一筹。

竹沥半夏三钱，陈胆星六分，茯苓四钱，胆汁炒枣仁三钱，夜交藤三钱，知母二钱，枳实一钱，焦秫米三钱。

朱（左），不寐神烦大退，脉亦稍觉柔和，然左寸尚觉弦大，还是心火未宁，再宁神泄热，心火下行，则肾水自固。

猪胆汁炒酸枣仁二钱，粉丹皮二钱，黑山栀三钱，竹沥半夏二钱，块辰砂三钱（绢包），夜交藤三钱，茯苓神各二钱，细生地四钱炒松，川雅连三分，灯心五尺。

左，气从上升，则辄哭泣而痰如涌，此肝气夹痰犯肺，非旷怀不能为功也。

代赭石四钱，钩钩二钱，牡蛎四钱，旋覆花二钱，东白芍一钱五分，生香附二钱，橘叶一钱，龙骨三钱，白蒺藜三钱，炒竹茹一钱。

此证甚奇，证发则悲泣，泣甚则渐愈。盖木火犯肺，肺主悲，悲甚木气泄，故愈。

某，湿热之后，痰湿未清，肝火夹痰上升，哭泣发厥，厥回脉仍弦数，痰火尚未平靖。宜清以泄之。

制半夏，茯苓神，珍珠母，广郁金，南星，炒枳实，炒竹茹，块朱砂，青果汁。

左，痉中作喜笑而不自知，一言不合，辄作忿怒，此厥少二阴之火有余。

辰麦冬，朱茯神，炒蒌皮，青蛤散，光杏仁，粉丹皮，广郁金，风化硝，枇杷叶。

四、赵绍琴医案

患者：高某，男，7岁。1988年11月1日初诊。

现病史：2年前因脑震荡愈后遗癫痫，每周发作2～3次，发作时两目上吊，口吐涎沫，四肢抽搐，有时发出尖叫声，即而昏迷不知人事，待3～5分钟后自醒，醒后如常人。经多方治疗，疗效不明显。2年来一直靠服西药维持。刻诊：形体消瘦，面色发青，心烦急躁，夜寐不安，大便干结如球状。舌红苔黄且干，脉弦滑数。

中医诊断：痫证（肝经郁热，脉络受阻）。

治法：活血化瘀，清泄肝热。

方药：蝉蜕6g，僵蚕10g，片姜黄6g，大黄2g，柴胡6g，川楝子6g，丹参10g，赤芍10g，焦山楂10g，焦神曲10g，焦麦芽10g，水红花子10g，7剂。忌食肥甘厚腻辛辣食物。

二诊（1988年11月8日）：服药期间未发作，大便日2次，较稀，余症减轻。仍服用苯妥英钠，舌红且干，脉滑数。方以升降散合温胆汤加减：蝉蜕6g，僵蚕10g，片姜黄6g，大黄1g，竹茹6g，炒枳壳6g，胆南星6g，钩藤6g，槟榔10g，焦三仙各10g，7剂。

三诊（1988年11月15日）：服药期间仅小发作1次，夜寐尚安。前方加减：蝉蜕6g，僵蚕10g，片姜黄6g，大黄2g，钩藤6g，使君子10g，焦麦芽10g，7剂。

四诊（1988年11月22日）：病情稳定，西药已停，未发作，无其他不适。处方：青礞石10g，半夏10g，竹茹6g，钩藤10g，蝉蜕6g，僵蚕10g，郁金10g，赤芍10g，槟榔10g，焦三仙各10g，大黄1g。每周3剂，连服1个月以巩固疗效。饮食当慎，防其复发。

1989年4月24日随访，未再复发。

第六节　王新志教授对痫证常用虫类药的认识及应用心得

一、常用虫类药

1.全蝎

《本草汇言》言全蝎"攻风痰、风痫之药也。主小儿惊风抽搐，痰涎壅盛，或牛、马、猪、羊、鸡五般痫证，或大人中风，口眼㖞斜，或头风眩痛，耳鸣耳聋，或便毒横痃，风毒痈疮，或遍身风癫，皮肤如鳞甲云斑、风癣诸证，咸宜用之"。古人以全蝎为君药的方剂，多用于小儿的急、慢惊风及成人的破伤风。较有名的是全蝎与蝉蜕、天南星、天麻、僵蚕组成的"五虎追风散"，用于破伤风所致的角弓反张、四肢抽搐。王新志教授认为，全蝎长于祛风通络，内风外风俱宜。祛外风可治经络中风，手足顽麻、顽固性皮肤瘙痒等，息内风可治眩晕癫痫、高热抽搐等。《玉楸药解》亦云全蝎可"穿筋透骨，逐湿除风"。王新志教授用全蝎治疗痫证点滴经验如下：①全蝎性平，祛风通络为主，于五脏六腑无明显的补泻作用，故一般不作君药，在整体辨证论治基础上加用全蝎取效。②全蝎偏温燥，久用可配伍滋阴养血柔肝之品，如白芍、生地黄、麦冬等。③全蝎有小毒，且性峻猛，根据患者体质选择药物剂量，素体强壮者，可以9～12g大量用之；素体亏虚者，多以3g收效；另有下虚上实、虚实夹杂者，前期以中大剂量取效，多6～9g，收功即止，或改由小量（3g）；由于癫痫一般病程较长，急性发作期多以汤剂，急性期过后多做丸、散用药。④对于年老体弱、过敏体质、肝肾功能衰退者要慎用，孕妇多禁用。⑤虫类药物不宜高温炮制，以免所含动物蛋白变性，破坏其功效。

2. 蜈蚣

《医林纂要》说蜈蚣"入肝祛风，入心散瘀，旁达经络"。王新志教授认为蜈蚣祛风止痉、攻毒散结通络，为治疗肝风内动、癫痫抽搐之要药。且蜈蚣为百足之虫，擅行能走而名天龙，天者、上也，可至颠顶之上而治脑病，与西医学不谋而和。临床常用单位多为条，每条重量多0.6～1.6g，常用剂量2～3条。蜈蚣虽然疗效较好，但因其具有一定的毒性，使用时应注意以下几点：①根据患者体质的不同区别对待，注意用药宜忌。体质强壮者，可以2条为起始量，逐渐加大剂量，可加至5条以上。②蜈蚣偏温燥，久用可配伍滋阴养血柔肝之品，如白芍、生地黄、麦冬等制约其偏性并起到协同作用。③合理运用炮制方法或改变药物剂型，控制药物剂量，从而更好地发挥其防病治病的作用。如研末冲服多为0.6～1g。

3. 僵蚕

王新志教授认为，此药为蚕感染白僵菌而致死的幼虫，风僵而成，能耐风而不易质，故能祛风，另外蚕为蛾之幼体，蛾能飞能走，其性趋上，则蚕亦有上行之性。僵蚕祛风，内、外风皆可消，且其可化经络之痰而有散结之效。《伤寒瘟疫条辨》云僵蚕"味辛苦气薄，喜燥恶湿，得天地清化之气，轻浮而升阳中之阳，故能胜风除湿，清热解郁，从治膀胱相火，引清气上朝于口，散逆浊结滞之痰也"。僵蚕不仅能升散清阳之气，以利头清阳之窍，尚可祛风、除湿、清热、解郁、除痰。

4. 蝉蜕

《中国药典》曰："甘，寒，归肺、肝经。功能主治：疏散风热，利咽，透疹，明目退翳，解痉。用于风热感冒，咽痛音哑，麻疹不透，风疹瘙痒，目赤翳障，惊风抽搐，破伤风。用法用量：3～6g。"《本草纲目》记载"蝉乃土木余气所化，饮风吸露，其气清虚，故其主疗皆一切风热之证。祛风止痉，尤用蝉蜕"。《太平圣惠方》载"用蚱蝉一分（微炒），干蝎七枚（生用），牛黄、雄黄各一分（细研），为散，用薄荷汤调服，治小儿天钓，眼目搐上。"王新志教授认为蝉蜕擅长祛风止痉，内风、外风均可应用，是古代治疗破伤风的要药。现代药理研究显示，蝉蜕各部分对中枢神经系统均有广泛抑制作用，其作用强度为全体>身>头足，还能降低人体反射反应和横纹肌的紧张度，有阻断神经节传导的作用。常与钩藤、僵蚕为伍，一则协同作用，相得益彰；二则痫证多肝风夹痰，化痰以利息风；三则药性平和，止痉最妙，且可透风出表。用量一般为5～10g，体壮邪实可用10～15g。因本品性味甘寒，故虚证、寒证、孕妇当慎用。

5.地龙

明末清初的名医张志聪在《本草崇原》中释名说："其居如丘，其行也引而后伸，能穿地穴，故又名地龙。"地龙是中药大家族中的常用虫药，在宋代时更是名扬杏林，《圣济总录》有"地龙散"，《和剂局方》中录"小活络丹"，其中都以地龙为君药。王新志教授认为，地龙一药，食地之阴气而生，得地之阳气而动，其形弯曲皱卷，易长易短，喜居湿地，气味同寒，性善走窜下行，寒可清热，屈可软坚消肿，地龙曲直之性而入肝，具条达肝木之势；喜居土壤之中而入脾，善于钻穴松土而有运脾活络之功；食地之阴气生长而性寒，久居低洼潮湿之处而有下行胜湿之能。地龙咸寒，性下行降泄而善走窜通络，能引诸药直达病所，解时行热毒，除风湿痰结。用量一般为10～15g，体壮邪实者可用15～20g。因本品性味甘寒，故对虚证、寒证、孕妇当慎用。地龙尤善用于惊厥抽搐伴有高热的患者。

6.乌梢蛇、金钱白花蛇

《本草纲目》记载蛇"通治诸风，破伤风，小儿风热，急慢惊风，搐搦，瘰疬漏疾"。王新志教授认为蛇性走窜，善行而无处不达，且可速达病位，为"截风要药"。然蛇喜阴，故治阳亢之风效果尤佳。白花蛇"内走脏腑，外彻皮肤，透骨搜风，截惊止痛"，用之可搜剔全身。乌梢蛇汤剂常用量为10～25g，金钱白花蛇（形小质轻者）1～2条，研末每剂1.5～3g，对于痫证用药的长期性，最宜制成丸散口服。

7.龙骨、牡蛎

《中药学》载龙骨"甘涩，平，无毒，归经心、肝、肾、大肠经。功能镇惊安神，平肝潜阳，固涩收敛。用于惊痫癫狂，心悸怔忡，失眠健忘，头晕目眩，自汗盗汗，遗精遗尿，崩漏带下，久泻久痢，溃疡久不收口及湿疮。用法用量：煎服，15～30g，先煎。外用适量。收敛固涩多煅用，其他生用。入丸、散剂，每次1～3g。"王新志教授认为龙骨镇敛冲气，养精神，定魂魄，安五脏。《中国药典》言牡蛎"咸，微寒，归肝、胆、肾经。功能重镇安神，潜阳补阴，软坚散结。用于惊悸失眠，眩晕耳鸣，瘰疬痰核，癥瘕痞块。煅牡蛎收敛固涩，制酸止痛。用于自汗盗汗，遗精滑精，崩漏带下，胃痛吞酸。用法与用量：15～30g，先煎。"王新志教授认为，龙骨为地下化石，牡蛎为水生贝壳，二者得阴气较多，性属阴，质收涩。龙骨、牡蛎合用可以潜镇肝之浮阳，潜阳入阴，敛肝火，降肝气，使肝气不引动心火，扰乱神明，且可敛养阴液，调和阴阳，养精神，定魂魄，治疗痫证。用法用量：煎服，15～60g，先煎。

8.羚羊角

羚羊角"入厥阴肝经甚捷……肝主风，在合为筋，其发病也，小儿惊痫，妇人子痫，大人中风搐搦，筋脉挛急，历节掣痛，而羚羊角能舒之；相火寄于肝胆，在气为怒，病则烦懑气逆，噎塞不通，寒热及伤寒伏热，而羚羊角能降之"。王新志教授认为羚羊角对有热者能清热，无热者能止痉。对正气无损伤，既无耗气，亦不伤阴，实乃息风止痉、开窍醒脑之佳品，如果是阳亢风动或热极生风者，更为合适。本药对于肝风内动所致癫痫较为适合，伴有发热者效果更佳。服用时多研粉冲服，每次0.3～0.6g，伴有高热神昏等热象明显者可用1～1.5g。

二、验案赏析

1.平肝息风治癫痫

张某，男，26岁。2017年11月3日初诊。

主诉：发作性意识丧失、四肢抽搐5年余。

现病史：患病5年余，发作多为愣神、头脑空白、口角抽动，持续数秒，严重时突然昏仆，四肢抽搐，口吐涎沫，喉中痰鸣，持续约3～5分钟，每月发作数次，偶有大发作。口服丙戊酸钠缓释片500mg，1日2次。最近半个月发作频繁，愣神1日数次，大发作较前频繁。头部核磁未见明显异常；脑电图示右侧顶颞区多发棘波、棘慢波。患者形体偏胖，时有心烦易怒，寐差多梦，便干，舌质红，苔黄腻，脉弦滑。

中医诊断：痫证（痰火扰神）。

治法：清热平肝息风，涤痰开窍，重镇安神。

方药：柴胡加龙骨牡蛎汤加减。柴胡12g，黄芩12g，生龙骨45g（先煎），生牡蛎45g（先煎），僵蚕15g，蝉蜕12g，党参10g，法半夏15g，大黄6g，天麻15g，茯苓30g，桂枝5g，生姜3片，大枣5枚，鸡内金30g，神曲15g。14剂，水煎服，每日1剂，早晚2次分服。

二诊（2017年11月20日）：服药期间愣神次数明显减少，大发作次数减少，心烦易怒、寐差多梦减轻，便干便秘消失，上方去大黄继服1个月。

三诊（2017年12月20日）：患者偶有愣神，未再出现大发作。11月20日方加全蝎6g，蜈蚣3条，改作丸剂长期服用。随访1年，大发作未再复发。

按语：癫痫因多为风、痰、热并见，此人平素嗜食肥甘厚味，痰湿较盛，情志抑郁，肝郁气结，郁久化热，肝风内动，久则痰湿随风气并走于上，扰动神明而发病。根据患者舌脉辨为风痰蕴热，上蒙清窍，发为痫证。平素心烦易怒为肝火上炎、肝阳上亢、心肝火旺所致；形体偏胖、苔腻则为肝木旺，横犯脾土，脾气虚弱，痰湿内生所致；四肢抽搐，为肝阳上亢、肝风内动所致，病性为肝强脾弱，肝胆有热，脾胃有寒，肝风夹痰，蒙蔽清窍。肝风内动则抽搐，痰迷心窍则昏仆。治宜清热平肝息风，涤痰开窍，重镇安神。方中柴胡、黄芩清肝胆之火；半夏化痰，配伍生姜、大枣，加鸡内金、神曲和胃，共奏和胃化痰之效；党参补气安神；龙骨、牡蛎镇惊安神；茯苓具有健脾宁心之功；桂枝配伍茯苓降逆止惊；大黄清热逐瘀止谵。加用天麻息风，《本草纲目》称"天麻乃定风草，故为治风之神药"。加僵蚕、蝉蜕，息风祛痰，通络止痉。全方疏通少阳、通利三焦，有清热息风定痫、豁痰开窍、重镇安神之效。

2.息风化痰治癫痫

李某，男，15岁。2016年5月13日初诊。

主诉：发作性意识丧失半年余，伴四肢抽搐4个月。

现病史：患者自2013年起反复出现愣神，意识丧失，持续数秒，于2015年10月出现意识丧失、四肢抽搐、口吐白沫，持续2～3分钟，醒后如常人。后于2016年1月发作2次，四肢抽搐，口吐白沫，两目上视，持续约数分钟，伴小便失禁。在当地医院诊断为癫痫，给予丙戊酸钠片0.2g，每日3次，口服。治疗后，发作次数较前减少，但仍时有发作。现纳眠可，二便调，舌质红，苔薄白，脉滑数。

中医诊断：痫证（风痰闭窍）。

治法：涤痰息风，开窍定痫。

方药：定痫丸加减。陈皮12g，清半夏18g，茯神30g，天麻20g，石菖蒲15g，远志12g，丹参15g，麦冬30g，胆南星12g，竹沥30mL，钩藤25g，蜈蚣2条，全蝎12g，僵蚕15g，郁金15g。7剂，水煎服，每日1剂，早晚2次分服。

二诊（2016年5月20日）：服药后小发作减少，效不更方，上方继续服用2周。

三诊（2016年6月3日）：现时感全身乏力、倦怠，纳眠可，二便调，舌质红，苔薄白，脉沉弱。5月13日方去郁金，加党参25g，黄芪45g。14剂，水煎服，每日1剂，早晚2次分服。

四诊（2016年6月20日）：服药后，大发作未再出现，小发作明显减少，6月3日方10剂研细末，作水丸，每次10g，每日3次。随访1年，大发作未复发。

按语：王新志教授指出，痫之为病，虽证出多端，总以风痰为主，治疗早期以息风豁痰为主，后期在息风豁痰的基础上调理肝脾肾三脏。陈无择《三因极一病证方论》云："癫痫病，皆由惊动，使脏气不平，郁而生涎，闭塞诸经，厥而乃成。"《丹溪心法》谓："无非痰涎壅塞，迷闷孔窍。"病位主在心肝二脏，关乎脾肾。"诸风掉眩，皆属于肝。"肝胆气易郁，且内寄相火，为风木，易动易升，遇情志不舒时，便会气郁夹痰，气郁化火上扰神明，横窜经络，而发为痫证。故在治疗时应理气化痰、息风安神。方以半夏、陈皮燥湿化痰；竹沥、胆南星清热止痉；蜈蚣、全蝎、僵蚕搜风化痰，息风止痉；天麻、钩藤平肝抑阳；茯神、麦冬益气养阴，安神止痉；石菖蒲、远志理气化痰安神；郁金凉血解郁。

3.柔肝息风治癫痫

王某，男，17岁。2018年5月14日初诊。

主诉：发作性意识丧失、四肢抽搐2月余。

现病史：2018年3月10日夜间，患者突然仆倒、意识不清、四肢抽搐，同学发现其口唇青紫，喉中痰鸣，口吐泡沫。以后反复发作，每月发作1～2次，每次持续2～3钟，一过性失神发作每日数次，专科医院诊断为癫痫，服用苯妥英钠、丙戊酸钠等药，病情有所减轻，但仍反复发作，遂来门诊就诊。平素精神差，乏力，烦躁，易头痛，记忆力减退，纳差，睡眠差，二便调，舌淡红，苔薄白，脉弦细。

中医诊断：痫证（肝肾阴虚，风痰阻络）。

治法：养血柔肝，化痰息风。

方药：四物汤、旋覆代赭汤加减。当归15g，白芍15g，地黄25g，珍珠母20g，胆南星12g，陈皮12g，旋覆花15g，代赭石30g，天麻15g，钩藤30g，石决明30g，木瓜15g，川芎20g，全蝎6g，蜈蚣2条，僵蚕15g。15剂，水煎服，每日1剂，早晚2次分服。

二诊（2018年5月29日）：服药后，一过性失神发作次数减少，大发作未再出现，仍乏力、烦躁、易头痛、记忆力减退、纳差、睡眠差。守5月14日方，去胆南星、代赭石，加酸枣仁30g，党参25g。15剂，水煎服，每日1剂，早晚2次分服。

三诊（2018年6月20日）：一过性失神发作次数明显减少，每周发作数次，大发作1次，持续约1分钟，乏力减轻，烦躁、头痛、记忆力减退、纳差、睡眠差等症状好转。处方：当归15g，白芍15g，地黄25g，天竺黄12g，陈皮12g，酸枣仁30g，天麻18g，钩藤25g，夜交藤30g，丹参15g，龙眼肉25g，全蝎6g，僵蚕12g，党参25g，白术15g，鸡内金20g，柴胡12g，龟甲25g。15剂，水煎服，每日1剂，早晚2次分服。

后在6月20日方基础上加减治疗3个月，癫痫失神发作次数明显减少，大发作未再出现，饮食、睡眠改善，精神好转。随访1年，大发作未复发。

按语： 王新志教授认为，癫痫的发病机制，除痰气郁结外，还有因血虚不足，不能涵养肝木，进而生风。肝能藏血，一方面能在人体活动时，输出更多的血液，以维持肢体筋脉活动，另一方面也能濡养肝木，使肝脏能在气血调和中发挥其疏泄条达的作用。如生血之源或瘀血阻滞，血不能濡养肝木，生风，则发为抽搐、角弓反张的痫证表现。治疗以养血息风，化痰降逆为主。方以生地黄、白芍、当归养血柔肝，旋覆花、代赭石、陈皮化痰降逆，珍珠母、石决明、天麻、钩藤镇肝息风，全蝎、蜈蚣、僵蚕息风，川芎、木瓜息风通络。

4.滋阴息风治疗癫痫

熊某，男，15岁。2017年9月15日初诊。

主诉：发作性意识丧失、四肢抽搐半年。

现病史：患者半年前上课时突然倒地，意识不清，四肢抽搐，口吐白沫，发作持续1分钟左右。当即去当地医院就诊，脑电图检查异常，诊断为癫痫发作。后反复发作，给予丙戊酸钠、托吡酯治疗后发作减少，但患者经常昏昏欲睡，影响学习。现症见精神不振，口干，纳差，夜间睡眠时有肢体抽搐，便秘，舌质红，少苔，脉弦细。

中医诊断：痫证（肝阴不足，肝风内动）。

治法：养阴柔肝，潜阳息风。

方药：育阴通络汤加减。地黄30g，玄参30g，麦冬30g，石斛20g，白芍45g，炙甘草20g，龟甲30g，牡蛎60g（先煎），天麻20g，钩藤30g，羚羊角粉0.6g（冲），僵蚕12g，全蝎6g，山药45g，鸡内金30g，陈皮12g。7剂，水煎服，每日1剂，早晚2次分服。

二诊（2017年9月22日）：服上方7剂，精神状态好转，食欲增加，口干好转，便秘减轻，夜间肢体抽动基本消失，舌质红，舌苔少，脉弦细。9月15日方中加茺蔚子10g，蝉蜕10g。15剂，水煎服，每日1剂，早晚2次分服。

三诊（2017年10月9日）：服上方15剂，精神状态明显好转，食欲增加，口干消失，便秘、夜间肢体抽动基本消失，舌质转为淡红，舌苔薄白，脉弦细。方药：地黄20g，玄参25g，麦冬25g，石斛15g，白芍30g，炙甘草15g，赤芍15g，龟甲30g，牡蛎30g（先煎），天麻15g，钩藤30g，羚羊角粉0.6g（冲），僵蚕12g，全蝎6g，蜈蚣2条，蝉蜕10g，山药30g，鸡内金30g，陈皮12g。15剂，水煎服，每日1剂，早晚2次分服。

四诊（2017年10月25日）：服药后，精神好，夜间肢体抽动基本消失，纳眠二便可，舌质淡红，舌苔薄白，脉弦细。三诊方药制成水丸，继续服用半年。随访2年癫痫未复发。

按语：痫证发病主因脏气不平，痰涎闭阻经络，肝体阴用阳，需有阴血濡养，肝阳才能不至过亢，肝风不起，不能夹痰为患。本患者口吐涎沫、四肢抽搐乃风痰内动之象，加之舌红少苔，脉弦，故辨证为肝肾阴虚，风痰阻络之证，治疗上宜养阴息风、化痰通络，给予育阴通络汤加减，方中地黄清热凉血，治肾虚生热；玄参清热降火，麦冬、石斛养阴生津，可助地黄养阴之功；白芍敛阴平肝；牡蛎、龟甲镇肝潜阳；僵蚕、全蝎既能通络止痉，又兼化痰息风；甘草既调和诸药，又柔肝缓急；山药、鸡内金、陈皮共奏补脾养阴之效。因脾乃津液资发之基，山药最能补脾养阴，以发生化之源，鸡内金消食化积，能助金石之吸收，陈皮燥湿健脾，助脾运化。

癫狂 第二章

第一节　癫狂的概述

癫和狂都是以精神错乱为临床表现的一类疾病。癫病以精神抑郁，表情淡漠，沉默痴呆，语无伦次，静而多喜为特征；狂病以精神亢奋，狂躁不安，喧扰不宁，骂詈毁物，动而多怒为特征。因两者相互联系，互相转化，故常并称癫狂。

《灵枢·癫狂》曰："癫疾始生，先不乐，头重痛，视举目赤，甚作极，已而烦心……狂始发，少卧不饥，自高贤也，自辩智也，自尊贵也，善骂詈，日夜不休……狂言，惊，善笑，好歌乐，妄行不休者……狂，目妄见，耳妄闻，善呼者……狂者多食，善见鬼神。"《素问·脉要精微论》："衣被不敛，言语善恶，不避亲疏者，此神明之乱也。"《素问·阳明脉解》记载："病甚则弃衣而走，登高而歌，或至不食数日，逾垣上屋，所上之处，皆非其素所能也……其妄言骂詈，不避亲疏而歌者。""欲独闭户牖而处者。"《难经·五十九难》载："癫疾始发，意不乐，僵仆直视。"《论衡·率性》载："有痴狂之疾，歌啼于路，不晓东西，不睹燥湿，不觉疾病，不知饥饱，性已毁伤，不可如何。"由此可见，狂病是一组以兴奋躁动为主的阳性症候群，包含情绪高涨、兴奋、躁动、夸大、幻听、幻视、活动增多、睡眠减少等一系列精神、思维、情感、行为等症状；而癫病是一组以情感淡漠、情绪低落、少言寡语、意志活动减退等为主的阴性症候群。

《丹溪心法》载："癫多喜而狂多怒，脉虚者可治，实则死。大率多因痰结于心间。"明确痰结的部位在心胸。虚者是由"血气俱亏，痰客中焦，妨碍升降"而致，实者则因"积痰郁热随动迷乱心神"而成。刘完素宗《内经》"诸躁狂越，皆属于火"之说，从火热论癫狂，认为五志七情过激均可化火，引起癫狂。《世医得效方》载："歌唱无时，逾墙上屋，乃荣血迷于心包所致。"《证治要诀》言："癫狂由七情所郁，遂生痰涎，迷塞心窍……当治痰宁志。"《医学正传》曰："大抵狂为痰火湿盛也……癫为心血不足，多为求望高远，不遂其志者有之。痫病独主乎痰，因火动之所作也。治法痫宜乎吐，狂宜乎下，癫则宜乎安神养血，兼降痰火。"《景岳全书》中谈道："癫病多由痰气，凡气有所逆，痰有所滞，皆能壅闭经络，格塞心窍。"《医学入门》中提道："癫者，异常也……心常不乐，此阴虚血少。"

叶天士在《临证指南医案》中提出癫狂由肝经、胆经、心经、脾经等出现异常，痰迷心窍所致。"狂由大惊大恐，病在肝胆胃经，三阳并而上升，故火炽则痰涌，心窍为之闭塞。癫由积忧积郁，病在心脾包络，三阴蔽而不宣，故气郁则痰迷，神志为之混淆。"《医林改错》言："癫狂……乃气血凝滞脑气。"提出了瘀血导致癫狂的理论。

癫狂以气、痰、火、瘀为主，四者有因果兼夹的关系，且多以气郁为先。病变部位在肝胆心脾。癫病实证以痰气郁结为主，狂病实证以痰火、郁火为主，治宜清热涤痰，疏肝理气；癫病虚者以心脾气血不足为主，狂病虚者以心肾阴伤、水不济火为主，治宜补益，若有瘀血内阻，兼以活血化瘀。

第二节　先贤应用虫类药治疗癫狂的论述

《神农本草经》曰："龙骨，味甘平，主心腹，鬼注……小儿大人惊痫癫疾狂走。""牛黄，味苦平，主惊痫，寒热，热盛狂痓，除邪逐鬼。""六畜毛蹄甲（马、牛、羊、猪、狗、鸡），味咸平，主鬼注，蛊毒，寒热，惊痫，癫痓，狂走。"

《伤寒论》言："伤寒八九日，下之，胸满烦惊，小便不利，谵语，一身尽重，不可转侧者，柴胡加龙骨牡蛎汤主之。""伤寒脉浮，医以火迫劫之，亡阳，必惊狂，卧起不安者，桂枝去芍药加蜀漆牡蛎龙骨救逆汤主之。"

《神农本草经读》云："龙骨能敛火安神，逐痰降逆，故为惊痫癫痉之圣药。"

《本经逢源》云："龙骨能入肝敛魂，收敛浮越之气。"

《本草述》云："龙骨可以疗阴阳乖离之病。"

《新修本草》曰："羚羊角，味咸、苦，寒、微寒，无毒。主明目，益气，惊梦，狂越，僻谬。""露蜂房，味苦、咸，平，有毒，主惊痫瘈，寒热邪气，癫疾。""蚱蝉，味咸、甘，寒，无毒，主小儿惊痫，夜啼，癫病。""白颈蚯蚓，味咸，寒、大寒，无毒，主蛇瘕……疗伤寒伏热，狂谬。"

《本草纲目》曰："伤寒发狂，热极烦躁，吞生鸡蛋一枚，有效。"

《类证治裁》云："治癫先逐其痰，控涎丹，次复其神，琥珀散，养其阴，滋阴安神汤。""因惊扰而致，抱胆丸。因郁怒而致，安神导痰汤。痰火俱盛，甘遂散吐下之。痰火骤壅，发为怪状，清心滚痰丸，气结为痰，闭其神识，四气汤。心热烦躁，芩连清心丸。阴亏晕仆，滋阴安神汤。痰迷心窍，金箔镇心丸。思虑郁结，归脾汤加辰砂。心虚疑畏，定志丸。心脏气血不足，清心温胆汤。病后神虚气怯，归神丹。久癫神魂不定，灵苑丹。"

第三节　治疗癫狂常用虫类药的现代药理研究

1. 龙骨、牡蛎

龙骨主要成分有碳酸钙、磷酸钙、五氧化二磷、氧化镁、三氧化二铁和少量的铝、镁、氯。现代研究显示龙骨具有镇静、抗抑郁的作用。龙骨水煎剂对正常大鼠睡眠周期有一定的影响，具有改善睡眠的作用。龙骨能明显增强小鼠单核巨噬细胞对血清碳粒的吞噬能力，提高免疫力，加速损伤组织的修复过程。牡蛎含有丰富的糖原、牛磺酸、多种氨基酸、B族维生素、多糖、低分子活性肽、铁、锌、硒等矿物质和微量元素，可以增强免疫力、抗氧化，也有镇静效果。周旭等研究发现龙骨能缩短小鼠的入睡时间，提高入睡率，减少自主活动，说明龙骨具有镇静效果。孟祥杰等研究发现柴胡龙骨牡蛎汤能减少精神分裂大鼠的刻板行为和共济失调症状，并且能降低精神分裂大鼠血清中IL-2、IL-6、IFN-γ含量，说明龙骨、牡蛎具有抗精神分裂的效果，作用机制可能与抑制外周炎症反应有关。

2.牛黄

牛黄主要含有胆红素、胆汁酸、胆固醇、无机元素、蛋白质及氨基酸等成分，具有镇静催眠的作用。贺国芳等研究发现，牛黄联合氟哌啶醇与单独应用氟哌啶醇相比，前者减轻精神分裂大鼠焦虑行为的效果更显著，并且能减少精神分裂大鼠前额皮层c-fos蛋白水平的表达，提示其作用机制可能与减少神经元损伤有关。宋昕等研究发现牛黄能提高小鼠入睡率，具有镇静的效果。高允生等研究表明，牛黄除了能镇静外，还能减少小鼠氧耗量，增加小鼠的耐缺氧能力。

3.羚羊角

羚羊角主要含有蛋白质、氨基酸、脂类、无机元素等多类物质。研究提示羚羊角具有中枢镇静与催眠作用。任娟等研究表明，羚羊清热液能减少小鼠的自主活动，提高入睡率，说明羚羊角具有镇静催眠的效果。吴萍等研究表明，羚羊角酸水解氨基酸能增加小鼠的入睡时间，起到镇静的效果。张保国等研究表明羚羊角能降低致热家兔的体温、缩短小鼠入睡时间，说明羚羊角有解热镇静的效果。

4.水牛角

水牛角含有多种蛋白质、肽类、游离氨基酸、胍衍生物、甾醇类等。石磊等研究表明，水牛角与羚羊角一样能缩短小鼠入睡时间，延长睡眠时间，说明其同样具有镇静效果。金若敏等研究表明水牛角不仅能延长小鼠的入睡时间，减少小鼠的惊厥次数，还能缩短弥散性血管内凝血小鼠的凝血时间。

5.龟甲

龟甲有效成分主要包括胶原蛋白、氨基酸、多种微量元素等，药理作用主要有增强免疫力、促进发育、延缓衰老等。李长泉给大鼠灌服或腹腔注射龟甲水煎液，可增加大鼠白细胞和巨噬细胞数量，提高细胞免疫及体液免疫功能。谢学明等研究表明，龟甲的95%乙醇提取物，有较强的体外抗氧化活性，可起到延缓衰老的作用。

第四节 治疗癫狂常用虫类药的临床研究

1. 龙骨、牡蛎

龙骨可镇惊安神、平肝潜阳，可用于治疗心悸、失眠、癫痫、焦虑等病证，常用量为6～30g。如治疗更年期综合征、甲状腺功能亢进症、β-肾上腺素受体功能亢进综合征等内分泌系统疾病可用至30g。临床中应用牡蛎镇惊安神治疗神经系统疾病，常用量为10～30g，多配伍龙骨、磁石。龙骨与牡蛎配伍可增强其镇静作用，用于治疗胸腹动悸、心悸、失眠、惊狂等精神神经症状。黄煌常用柴胡加龙骨牡蛎汤治疗抑郁症、脑萎缩、痴呆等。李家庚在临床中取龙骨、牡蛎重镇安神、祛痰宁心的功效，将其与不同经方、验方配伍，治疗烦躁、惊悸、癫狂等情志异常疾病，取得了很好的疗效。许长兴运用柴胡加龙骨牡蛎汤治疗一些神经官能症、精神分裂症等均获得良效。

2. 牛黄

杨伟芳等将130例诊断为精神分裂症的患者随机分为两组，每组65例。对照组使用常规药物丁二酸洛沙平胶囊治疗，治疗组应用牛黄宁宫片和小剂量丁二酸洛沙平胶囊治疗，疗程均为10周。用阴性和阳性症状量表（PANSS）评定临床疗效，用不良反应量表（TESS）评价药物不良反应。结果治疗10周后，治疗组的总有效率为87.69%，对照组为84.62%，两组比较差异无显著性。翁深宏等将体外培育的牛黄与氟哌啶醇合用于精神分裂症的治疗，发现每天60mg剂量的牛黄可显著减少氟哌啶醇的用量，同时降低患者锥体外系反应和心动过速的发生率，提示牛黄可能具有增强氟哌啶醇的效果或单独治疗精神分裂症的疗效。牛黄为中医急症"三宝"（安宫牛黄丸、至宝丹和紫雪丹）中前两者的主要组成药物，凡是急性传染、感染性疾病而呈高热烦躁、神昏谵语、惊厥昏迷者均可使用。常用于颅内感染所致昏迷以及肝性脑病、肺性脑病等的治疗，尤其在流行性急性脑炎中应用最广。对使用体外培育牛黄与天然牛黄的两种安宫牛黄丸治疗中风疗效与安全性进行比较，结果显示两者无差异。

3.羚羊角

陈昶运用正心汤加减治疗精神分裂症、癔病、脑震荡后遗症、高血压脑病、乙型肝炎等，均获得满意的疗效。正心汤出自明代徐春甫《古今医统》，"治七情五志久逆，心风，妄言，妄笑，不知所苦"等证。方由人参、茯神、当归、生地黄、羚羊角、炙甘草、酸枣仁、远志、莲肉、麝香组成。周永霞等采用羚角钩藤汤治疗小儿高热惊厥发作，取得满意疗效。羚角钩藤汤组成：羚羊角2～3g，钩藤6～9g，桑叶3～6g，菊花6～9g，地黄6～9g，白芍6～9g，浙贝母6～9g，竹茹6～9g，茯苓6～9g，甘草1.5～3g，具体剂量根据年龄及病情酌情而定，每日1剂，连服7日，并嘱若患儿再出现发热症状时仍可服用此方。治疗25例，临床痊愈7例，好转16例，无效2例，总有效率达92%。

4.蝉蜕

杨林等在辨证论治指导下用蝉蜕配以其他药物治疗神经系统疾病效果较好。对于各型癫痫，尤其是在外伤性癫痫早期治疗中，方中配以蝉蜕，都能获得较好疗效。李兰铮采用蝉蜕清心汤（由蝉蜕、钩藤、玄参等组成）随症加减治疗小儿夜啼46例，水煎，每日1剂，分多次服，共服3～5剂不等，随访1个月。结果46例患儿全部治愈。杨文庆等将52例患儿随机分为中药治疗组与西药对照组，治疗组32例，采用蝉蜕钩藤散（由蝉蜕、钩藤、白芍等组成）加减治疗，对照组20例，采用颠茄合剂治疗，结果表明蝉蜕钩藤散治疗小儿夜啼疗效显著。王芬等将60例小儿抽动症患儿随机分为治疗组和对照组，每组各30例。治疗组采用蝉蜕钩藤饮（由蝉蜕、钩藤、荆芥等组成）加减治疗，水煎取汁，日1剂，分早晚2次温服，对照组采用口服氟哌啶醇，每次0.5mg，日1次，睡前服，两组均治疗2个疗程（共30天）。结果治疗组总有效率（96.7%）明显优于对照组（80%）。

5.水牛角

陈元德观察水牛角粉治疗精神分裂症患者23例，认为水牛角粉对本病血热型患者有确切的疗效。黄跃东等观察清开灵注射液治疗精神分裂症患者30例的临床效果，结果显示清开灵注射液对中医辨证为痰火内扰型、痰湿阻滞型、气滞血瘀型、阴虚火旺型的精神分裂症患者疗效显著。清开灵注射液的主要成分有牛黄、珍珠母、黄芩、金银花、栀子、板蓝根、水牛角等，有清热解毒、化痰通络、醒神开窍的功效。

6.龟甲

石向东对11例气血瘀滞型精神分裂症患者给予行气化瘀治疗，药用龟甲15g，枸杞子15g，地黄15g，柏子仁15g，当归15g，五味子15g，酸枣仁15g，桃仁12g，菟丝子12g，红花12g，地龙12g，甘草10g。结果治愈5例，好转4例，无效2例，有效率为81.8%。王艳等将108例精神分裂症患者分为5型，进行中医辨证治疗，总有效率为85.19%。其中阳虚型用温阳兴奋汤治疗，温阳兴奋汤药物组成：人参、熟地黄、淫羊藿、龟甲、附子、黄芪、肉苁蓉、桂枝、干姜、炙甘草、石菖蒲、郁金、远志。

第五节　应用虫类药治疗癫狂的经典医案

一、孙文垣医案

孙文垣治吴某，以绩学劳心，有星士决其发解，适以疟作，不能终场，遂抑郁而成癫狂，或悲或歌，或鼓掌或顿足，甚则骂詈不避亲疏，诊之，面白而青，两寸短涩，左关弦，右关滑，两尺平。此心肺之神不足，志愿高而不遂，郁结不舒，津液生痰而不生血，又攻痰克伐太过，心神不得养，故昏乱无所摄持，《经》云：主不明，则十二官危。按此则宜补养，收敛精神，兼之清痰，可万全也，用枣仁、人参、茯苓、甘草、丹参、当归以补心安神，黄连、竹茹以清肝胆之火，元参佐之，外以龙齿、珍珠、羚羊角、牛黄、胆星、天麻、青黛、辰砂、全蝎、冰片、黄连、甘草膏为丸，金箔为衣，调理而愈。

治一富室女，正梳洗间，忽见二妇相拘，方奔逸，复挤至，遂大叫，叫后乃大哭，哭已即发狂，寒热相继，目眩不眠。以为鬼祟，召巫符咒而益困，因诊之，肺脉直上鱼际，肝亦双弦。知所见者，本身之魂魄也，盖肺藏魂，肝藏魄，因用小柴胡汤去甘草之恋，加羚羊角、龙骨、牡蛎，清肺肝，镇惊怯，一服而安，凡患痴癫，或羊头风，总因心窍有痰所致，取橄榄十斤，敲破入砂锅内，煮数滚去核，入白捣烂，仍入原汤煎之，至无味去渣，以汁共归一锅，煎成浓膏，用白矾八钱，研末入膏匀和，每日早晚以开水冲服三钱，或初起轻者，取橄咬破一头，蘸矾末食之亦效。

二、叶天士医案

某，癫疾，脉不鼓指，议交心肾，益神志。（火郁心肾不交）

生地，龟甲，黄柏，川连（酒炒），菖蒲，茯神，远志，山栀，竹叶。

狂由大惊大怒，病在肝胆胃经，三阳并而上升，故火炽则痰涌，心窍为之闭塞，癫由积忧积郁，病在心脾胞络，三阴蔽而不宣，故气郁则痰迷，神志为之混淆，狂之实者，以承气白虎，直折阳明之火，生铁落饮，重制肝胆之邪，虚者当壮水以制火，二阴煎之类主之，癫之实者，以滚痰丸，开痰壅闭，清心丸泻火郁勃，虚者当养神而通志，归脾枕中之类主之。

三、吴菱山医案

吴菱山治一女子，瘦弱性急，因思过度，得颠疾，或哭或笑，或裸体而走，或闭户而多言，诸疗罔效，吴诊其脉浮而涩，思虑过伤，神不守舍也，用紫河车二具，漂洗如法，煮烂如猪肚，切片，任意啖之，二次即愈，后服定志丸一料，日煎补心汤一服，调理百日后，乃毕婚，次年生子，身肥壮。

【附】嘉善朱怀音兄患癫狂，用消痰清火药而愈；越三年复发，消痰清火不应，用天王补心丹而愈；越二年又发，进以前二法，皆不应，用归脾汤而愈；越一年又发，发时口中哼哼叫号，手足牵掣搐掉，如线提傀儡，卧则跳起如鱼跃，或角弓反张，其喊声闻于屋外，而心却明白，但以颤掉之故，口欲语时，已将唇舌嚼坏，如此光景，半刻即止，止则神识昏懂，语言谬妄，又半刻而发如前矣，一吴姓名医，用人参、鹿茸、肉桂、熟地、龙齿、青铅、远志、茯苓等药，服之甚相安，然匝月不见效，乃就正于叶天翁，叶笑曰，渠用贵重之药，必自信为名医，但多费病家之财，与病毫无干涉，即庸医也。吾以轻淡药，二十剂当减半，四十剂当全瘳耳。因叩其掣掉作则心明，掣掉止则神昏之故，曰，操持太过，谋虑不决，肝阴胆汁两耗，阳跷阴跷脉空风动，非虚寒也，用白芍、黄肉各一钱五分、白石英、淮小麦、南枣肉各三钱、炙草五分，病患见其方，殊不信，旁人亦以药太轻淡，并两帖为一帖，服十帖，病减半，二十帖，病全瘳矣。

四、吴鞠通医案

齐，四十二岁，己巳二月初二日，脉弦数而劲，初因肝郁，久升无降，以致阳并于上则狂。

心体之虚，以用胜而更虚，心用之强，因体虚而更强，间日举发，气伏最深，已难调治，况现下卯中乙木盛时，今岁又系风木司天，有木火相煽之象，勉与补心体泻心用两法。

洋参三钱，大生地一两，莲子心一钱，黄柏三钱，白芍六钱，丹皮四钱，麦冬六钱，连心，生龟板一两，丹参三钱，真山连三钱。

外用紫雪丹六钱，每次一钱，与此方间服。

初六日，操持太过，致伤心气之狂疾，前用补心体，泻心用，摄心神，已见大效，脉势亦减，经谓脉小则病退是也。

洋参三钱，白芍六钱，丹皮五钱，真山连二钱，生龟板一两，黄柏炭二钱，麦冬三钱，女贞子四钱，莲子五钱，龙胆草二钱，米醋（一酒杯冲），铁落水煎。

五、王士雄医案

李某，戊年冬，醉饮夜归，为查段人员所吓，神志即以渐昏，治之罔效，至于不避亲疏，裸衣笑骂，力大无制，粪秽不知。己年夏延孟英视之，用石菖蒲、远志、龙齿、龟板、羚羊角、元参、丹参、知母、黄柏、栀子、龙胆草、枳实、黄连、竺黄、竹沥、石膏、赭石、黑铅、铁落，出入为方，十余帖，吐泻胶痰甚多，继予磁朱丸，渐以向愈。

江某，年三十余，忽两目发赤，牙龈肿痛，渐至狂妄，奔走骂人，不避亲长，其父惶惶，求孟英诊之，脉大而数，重按虚散，予东洋参、熟地黄、辰砂、磁石、龙齿、菖蒲、枣仁、琥珀、肉桂、金箔、龙眼肉为剂，投匕即安，翼日能课徒矣。

王月锄令媳，于庙见（古时结婚仪式）时，忽然目偏左视，扬手妄言，诸亲骇然，诘其婢媵，素无此恙，速孟英视之，脉弦滑而微数，苔黄脘闷，盖时虽春暮，天气酷热，兼以劳则火升，夹其素有之痰而使然也，予犀角、羚羊角、栀子、连翘、元参、丹参、薄荷、花粉，送服礞石滚痰丸，三服而痰下神清，改投清养遂愈。次年即诞子。

朱养心后人名大镛者，新婚后，神呆目瞪，言语失伦，或疑其体弱神怯，与镇补安神诸药，驯至善饥善怒，骂詈如狂，其族兄已生邀孟英诊之，右脉洪滑，予犀角、石膏、菖蒲、胆星、竹沥、知母，吞礞石滚痰丸而愈。

第六节 王新志教授对癫狂常用虫类药的认识及应用心得

一、常用虫类药

1.龙骨、牡蛎

龙骨鳞虫之长，阳物之至灵者也，具有镇敛冲气、养精神、定魂魄、安五脏的作用，"可以疗阴阳乖离之病"，王新志教授常将其与牡蛎合用，祛肝胆之邪，治疗阳盛火炽，痰涌窍闭之癫狂，用量为15～60g，先煎。

古籍中记载牡蛎配伍龙骨，可镇静安神，敛阴潜阳，治疗少阳邪气弥漫，烦惊谵语。如《伤寒论》曰："伤寒八九日，下之，胸满烦惊，小便不利，谵语，一身尽重，不可转侧者，柴胡加龙骨牡蛎汤主之。"王新志教授认为，龙骨、牡蛎合用可敛养阴液，潜阳入阴，镇惊安神，使肝气得舒，情志得安。可以广泛应用于与情志有关的疾病，如抑郁症、神经官能症、精神分裂症等。用法用量：煎服，15～60g，先煎。大量应用后易导致患者便秘，临证需注意。

2.牛黄

王新志教授认为牛黄解心肝经热邪，通窍利痰定惊，用于热病神昏发狂效果较佳，研粉服，每次0.15～0.6g。

3.羚羊角

《神农本草经疏》曰："少阴为君主之官，虚则神明不守，外邪易侵。或蛊毒恶鬼不祥，或邪气魇寐，惊梦狂越僻谬。羚羊性灵能通神灵，逐邪气，心得所养而诸证除矣。"王新志教授认为，《本草纲目》记载羚羊属木，故其角入厥阴肝经甚捷，同气相求也。魂者肝之神也，发病则惊骇不宁，狂越僻谬，魇寐卒死，而羚羊角能安之。相火寄于肝胆，在气为怒，病则烦满气逆，噎塞不通，寒热及伤寒伏热，而羚羊角能降之。研粉服，每次0.3～0.6g，高热发狂，可用至3g。

4.水牛角

《中国药典》记载水牛角："归心、肝经。功效：清热凉血，解毒，定惊。用于温病高热，神昏谵语，发斑发疹，吐血衄血，惊风，癫狂。用量：15～30g，宜先煎3小时以上。"

王新志教授认为水牛角具有凉血、开窍醒神、镇静安神之功，癫狂中医辨证有若干证型，水牛角多对血热型癫狂有良效，临床中可辨证应用。

5.蝉蜕

蝉蜕，《神农本草经》曰："蚱蝉主小儿惊痫，夜啼，癫病，寒热。"王新志教授认为蝉蜕味甘气寒，为土木余气所化，饮风露而不食，其体轻浮，其气轻虚，对于癫狂由风热、肝热所致者效尤佳。水煎服6～12g，或研末冲服2～6g。

6.龟甲

李时珍曰："介虫三百六十，而龟为之首。龟，介虫之灵长者也"。王新志教授认为龟甲为阴物之至灵者，补肾中之精。用药点滴：①须辨明素体亏虚，病性亦为虚者，非虚者使用更助邪性，病情愈甚；下焦亏虚而至阳亢于上者亦可用。②常用剂量为20～40g，因现代龟甲多为人工繁殖之品，生长年限短，吸收阴气之时短，效不如前。

二、验案赏析

1.清热涤痰、重镇安神治狂病

李某，女，25岁。2016年10月11日初诊。

现病史：患者2年前因生活事件刺激导致精神失常，出现急躁易怒、嬉笑怒骂，忽而引吭高歌，忽而哭泣流泪，诊断为精神分裂症，经治疗后，症状一度得到控制，后症状加重，又多处治疗，服用锂剂、氯氮平等西药，疗效均不理想。现症见急躁易怒，面红目赤，易冲动，坐立不安，不配合诊疗，记忆力差，（代诉）发作时狂乱毁物，骂人打人，口唇及双手时有颤动，舌暗红苔黄腻，大便略干，小便可，脉弦数。

中医诊断：狂病（痰火扰神）。

治法：清心泻肝，涤痰安神。

方药：龙胆泻肝汤、柴胡加龙骨牡蛎汤加减。龙胆草15g，黄连6g，栀子15g，连翘12g，柴胡12g，黄芩12g，礞石30g，珍珠母30g，龙骨30g，牡蛎45g，龟甲45g，胆南星12g，郁金9g，石菖蒲12g，制远志12g，天竺黄12g，鲜竹沥1支（冲），牛黄0.3g（另研，冲）。14剂，水煎服，每日1剂，早晚2次分服。

二诊（2016年10月25日）：家属诉患者服药后急躁易怒、坐立不安较前减轻，舌红脉数改善。10月11日方去龙胆草、黄连、礞石，加白术12g，茯苓15g，茯神30g。继服14剂，水煎服，每日1剂，早晚2次分服。

三诊（2016年11月9日）：患者急躁易怒、冲动、坐立不安明显减轻，狂乱毁物、骂人、打人等症状未再出现，调整处方：柴胡12g，黄芩12g，栀子15g，连翘12g，珍珠母30g，龙骨30g，牡蛎45g，龟甲45g，胆南星12g，石菖蒲12g，制远志12g，天竺黄12g，鲜竹沥1支（冲），白术12g，茯苓15g，茯神30g，麦冬15g。14剂，做水丸，每次6g，一日3次，服用半年以巩固疗效，近1年相关症状未再发作。

按语：王新志教授选用柴胡加龙骨牡蛎汤、龙胆泻肝汤加减，清泻心肝实火，化痰开窍，重镇安神。方中龙胆草、黄连、栀子、连翘、柴胡、黄芩清泻心肝实火；礞石、胆南星、石菖蒲、制远志、天竺黄、鲜竹沥清涤痰浊；珍珠母、龙骨、牡蛎平肝潜阳，重镇安神；龟甲潜阳补肾；牛黄清心豁痰，开窍凉肝；郁金理气解郁凉血。方中龙骨、牡蛎能摄纳阳气，收敛阴气，有调和、推挽、摄发、敛阴阳的作用。《神农本草经读》云："龙骨能敛火安神，逐痰降逆，故为惊痫癫痉之圣药。"《本经逢源》言其能"入肝敛魂，收敛浮越之气"，《本草述钩元》言龙骨可以疗阴阳乖离之病。《本草便读》说："牡蛎煅制则燥而艰涩，又能固下焦，除湿浊，敛虚汗，则咸寒介类之功，有重镇摄下之意。"临床常将龙骨与牡蛎合用。龙骨与牡蛎功效相近，合用其功益彰，能增强镇静安神，滋阴敛阳的功效，常作为药对为古今医家所用，张锡纯言两药合用为"祛痰之神品"。此外，方中用龟甲、龙骨，介类入药，一阴一阳，既能通心益肾以滋阴，又能镇心安神。制远志、石菖蒲，入心经主药，感阳气而生，能开九窍、利心气、益智，此方中为佐使药，引药入心。

2.顺气化痰开窍治癫病

刘某，女，29岁。2017年6月14日初诊。

现病史：患者半年前因感情刺激导致心情抑郁，少言寡语，时常独居于室，不思食，后出现幻听，强迫思维，自觉别人议论自己，诊断为精神分裂症，但患者不配合诊疗。现症见精神抑郁，表情淡漠，沉默发呆，时时太息，言语颠倒，或喃喃自语，多疑妄想，喜怒无常，不思饮食，舌淡红，苔白腻，脉弦滑。

中医诊断：癫病（痰气郁结）。

治法：顺气化痰。

方药：温胆汤、顺气导痰汤加减。枳壳12g，陈皮15g，茯神30g，炒白术15g，清半夏18g，竹茹25g，胆南星15g，石菖蒲12g，远志15g，藿香15g，柴胡12g，桃仁15g，红花18g，水蛭6g，当归15g，香附15g，鸡内金25g，炒麦芽15g。14剂，水煎服，每日1剂，早晚2次分服。

二诊（2017年6月28日）：患者表情淡漠、沉默发呆较前好转，余同前，继续服用前方，加龙骨45g，牡蛎45g，重镇安神，且能祛痰。14剂，水煎服，每日1剂，早晚2次分服。

三诊（2017年7月12日）：患者表情淡漠、沉默发呆、多疑妄想均较前好转，调整处方：茯苓30g，茯神30g，石菖蒲12g，远志15g，党参25g，龙骨45g，牡蛎45g，地龙15g，白术15g，清半夏18g，桃仁15g，红花18g，当归15g，香附15g，枳壳12g，陈皮10g，鸡内金25g，炒麦芽15g。14剂，水煎服，每日1剂，早晚2次分服。

四诊（2017年7月26日）：服药后，诸症皆减轻，守7月12日方加荷叶12g，作水丸，每次6g，一日3次，服用半年以巩固疗效。

按语："百病多由痰作祟"，痰浊易扰乱心神，蒙蔽清窍，从而影响神志的正常功能，最终导致癫狂。运用化痰之法治疗癫病，应注意以下几方面：①益气健脾以治痰湿之本。多用党参、黄芪、茯苓、炒白术、炒山药等药物。党参、黄芪益气固本，炒白术、炒山药焦香之气入脾胃而醒脾，脾健而痰湿自除。②理气化痰。常用陈皮、枳壳、香附等，行中焦停滞之气以祛湿，气行则湿化；白蔻仁、砂仁等芳香之品振奋中焦阳气，以达升清降浊之功。③燥湿化痰。有苦温燥湿和清热燥湿之分，前者常用法半夏、橘红、浙贝母、天南星等，法半夏长于燥湿而不助热，合橘红相辅相成，体现气顺痰消、治痰先理气之意；后者常用黄连、黄芩、黄柏之类，多见于湿邪显著且有热象者。祛经络之痰常用制天南星、制白附子、地龙。地龙咸寒，性下行降泄而善走窜通络，能引诸药直达病所，除风湿痰结。④补肾治痰。肾虚不能制水而上泛为痰，多流清稀痰涎，小便清长，四肢不温，舌体淡胖，苔白滑，脉沉弱，益火之源以消阴翳，以金匮肾气丸加减，少量肉桂、小茴香等辛温之品，火足水暖，而痰自消。⑤祛瘀化痰。痰瘀常常互结，尤易致患者出现精神行为症状，如《医林改错》言："癫狂一症，哭笑不休，詈骂歌唱，不避亲疏，许多恶态。" 仿癫狂梦醒汤义，加桃仁、红花、当归、水蛭，活血祛瘀通络。

3. 泻南补北治狂病

肖某，男，37岁。2015年8月10日初诊。

主诉：妄闻、妄想5年。

现病史：5年前，患者因家庭纠纷后出现妄闻人语，认为有人议论他、想害他，曾反复住院治疗，病情时轻时重。现症见急躁易怒，妄闻妄言妄为，偶有幻视、冲动行为，骂人奔走，时作时止，失眠，形瘦，面红，口干，便干，舌尖红少苔，脉细数。

中医诊断：狂病（火盛阴伤、风火上扰、毒邪内盛）。

治法：滋阴息风，泻火解毒。

方药：二阴煎、柴胡加龙骨牡蛎汤加减。柴胡12g，黄芩12g，黄连6g，盐黄柏18g，僵蚕15g，蝉蜕12g，生龙骨60g，生牡蛎60g，醋龟甲45g，地黄30g，玄参30g，麦冬30g，酸枣仁30g，远志15g，石菖蒲15g，羚羊角粉0.5g（冲），淡竹叶10g，大黄6g。4剂，水煎服，每日1剂。

二诊（2015年8月14日）：急躁易怒，骂人奔走减轻，余同前。守8月14日方，去大黄，加鸡内金30g，炒麦芽15g。5剂，水煎服，每日1剂。

三诊（2015年8月19日）：骂人、奔走未再发生，妄闻妄言幻视、急躁易怒减轻，调整处方：柴胡12g，黄芩12g，黄连6g，生龙骨45g，生牡蛎45g，醋龟甲45g，地黄30g，玄参30g，麦冬30g，酸枣仁30g，远志15g，石菖蒲15g，僵蚕15g，蝉蜕12g，炒麦芽15g，茯神30g，淡竹叶10g，鸡内金15g。5剂，水煎服，每日1剂。

四诊（2015年8月24日）：患者妄闻、妄言、幻视未再出现，急躁易怒明显减轻。守8月19日方继服14剂。

按语："诸躁狂越，皆属于火"，指各种躁动、发狂、举止失常的病证多由于火。此外，肝开窍于目，胆火夹肝热上扰产生幻视。情志过极，也可化火生热。《素问玄机原病式》曰："若志过度则劳，劳则伤本脏，凡五志所伤皆热也……七情者……情之所伤，则皆属火热。"五脏内藏五志，脏蕴于内而志形于外，脏司其职则赖志运幄。故此，五志之用不可不及，亦不可太过。喜为心志，乃神明之所现，若大喜狂笑，则情动于内而火从心发，火亢于上，水竭于下，心神失养而发为癫疾之候。《神农本草经疏》曰："少阴为君主之官，虚则神明不守，外邪易侵。或蛊毒恶鬼不祥，或邪气魇寐，惊梦狂越僻谬。羚羊性灵能通神灵，逐邪气，心得所养，而诸症除矣。"治疗宜泻南补北，滋阴泻火。王新志教授选用二阴煎清心泻火，养阴安神；柴胡加龙骨牡蛎汤平肝潜阳。二阴煎主心经有热，水不制火，惊狂失志，多言多笑，喜怒无常。方中重用玄参，其性咸寒润下，善滋阴降火，润燥生津；麦冬甘寒滋润，大有滋阴润燥之功；生地黄滋阴壮水，清热润燥，三药合而用之，大补阴津，大剂龟甲滋阴潜阳。黄连、竹叶泻火引热下行。石菖蒲、远志通肾达心开窍，去湿除痰。僵蚕、蝉蜕是息风常用药对，出自杨栗山所创制的升降散。两药入肺经、肝经，具清肝热、息肝风、止痉的功效，热盛伤阴，恐有阴虚风动之虞。羚羊角粉清心肝之火，凉心肝之血，平抑肝阳，于此证正宜。

第一节 呆证的概述

呆证是由髓减脑消，神机失用所导致的一种神志异常的疾病，以呆傻愚笨，智能低下，善忘等为主要临床表现。主要对应西医学的阿尔茨海默病、血管性痴呆、额颞叶痴呆、路易体痴呆、轻度认知障碍等疾病。

对智力活动的认识最早见于《灵枢》，"所以任物者谓之心，心有所忆谓之意，意之所存谓之志"。《伤寒论》言："阳明证，其人喜忘者，必有蓄血。所以然者，本有久瘀血，故令喜忘。"表明了该病与瘀血的关系。《景岳全书》载："痴呆证，凡平素无痰，而或以郁结，或以不遂……而渐致痴呆。"指出本病病位在心及肝胆二经，与情志因素有关，并指出其症状千奇百怪、脉证变易无常的特点。

至清代，对该病的认识逐渐加深。陈士铎所著《石室秘录》云："痰势最盛，呆气最深。"认为该病为痰蒙脑窍所致。汪昂《医方集解》云："人之精与志皆藏于肾，肾精不足则志气衰，不能上通于心，故迷惑善忘也。"《医学心悟》曰："肾主智，肾虚则智不足。"均指出了肾精不足为本病之病因。唐容川《血证论》有"凡心有瘀血，亦令健忘""血在上，则浊蔽而不明矣"的记载。表明了瘀血在本病中的作用。

第二节　先贤应用虫类药治疗呆证的论述

《神农本草经》言龙骨"味甘平……久服，轻身通神明，延年"。记载鹿茸"主漏下恶血，寒热惊痫，益气强志"。

《本草经集注》言龟甲"味咸、甘，平，有毒。久服轻身，不饥，益气资智"。

《新修本草》言"蜘蛛，七月七日取其网，疗喜忘"。

《本草乘雅》载"鳖无耳，以眼听，故其目不可瞥，识精于明，复识精于听也"。

《本草备要》载"阿胶育神，人参益气"。

《疡科遗编》载治痰迷心窍，"麝香一分，月石、牙皂、明矾、雄精各一钱。上共研匀，密贮，每服五分"。

《本草纲目》载"桑螵蛸散，其药安神魂，定心志，治健忘"。

第三节　治疗呆证常用虫类药的现代药理研究

目前对于阿尔茨海默病发病机制的研究显示乙酰胆碱、Tau蛋白、自由基、神经血管等改变是导致本病发生的主要原因，其致病因素包括高血压、糖尿病、高脂血症、吸烟等。对于血管性痴呆，该疾病主要以缺血缺氧性或出血性脑损伤疾病为病理基础，尸检表明血管性痴呆患者脑白质可能存在长期慢性缺氧，并且血脂代谢紊乱是其危险因素之一。药物对呆证的预防与治疗作用往往跟疾病的致病因素及病理机制有关，主要集中在脑保护、降脂等方面。

1.龟甲

呆证多见于年长者，说明其与机体的衰老存在联系。龟甲中存在多种胶原蛋白、氨基酸及钙、镁、锌、锰、铜、硒、铁等微量元素，与机体的抗衰老机制相关。此外，龟甲中存在一种超氧化物歧化酶（SOD），该物质是一种源自生命体的活性物质，具有抗衰老的特殊功效。另有研究发现，

2mg/mL的龟甲提取液能显著促进体外培养第35代人胚肺二倍体成纤维细胞的生长增殖，表明龟甲具有延缓细胞衰老的作用。

2.鳖甲

鳖甲在现代药理学研究中虽未直接表明其具有治疗呆证的作用，但较多研究显示鳖甲提取物有抗衰老的作用，能延缓疲劳的产生，加速疲劳的消除，并且可以增加小鼠的脑抗缺氧能力。段斐等研究发现，复方鳖甲软肝片可促进脂肪代谢，有降脂作用。

3.地龙

据研究表明地龙所含地龙多肽可改善脂肪酸代谢、减少肝脏脂质堆积，并且可使外源性脂质的吸收减少，合成内源性脂质，进而达到调节血脂水平和降脂的目的。除此之外，地龙提取液可能对完全性脑缺血和缺血再灌注损伤有治疗作用，地龙提取液能明显延长机体内的纤维蛋白血栓和血小板血栓的形成时间，可能对脑部缺血缺氧有改善作用。

4.水蛭

水蛭主要通过脑保护、抗细胞凋亡及降血脂等对呆证起到治疗作用。首先为脑保护作用，水蛭可明显减轻缺氧引起的神经细胞凋亡和死亡的发生，减轻细胞损伤，从而起到脑保护的作用，其作用机制可能跟减轻炎症反应、抑制氧化反应有关。再者为抗细胞凋亡作用，水蛭有对抗脑缺血的作用，同时对神经元细胞凋亡有明显抑制作用。还有降血脂作用，研究表明水蛭可降低胆固醇、甘油三酯及低密度脂蛋白含量，作用机制可能跟LDL-R基因、ApoE基因调节有关。

5.僵蚕

现代研究表明僵蚕提取物可以保护海马神经元，降低脑缺血等因素引起的神经损害，阿尔茨海默病即主要以海马损伤为主。另外僵蚕还可改善脂质代谢，作用主要以调节胆固醇含量为主。另有研究使用白僵蚕治疗糖尿病，有效率达71.4%，进一步研究发现，僵蚕提取物脱皮激素对四氧嘧啶实验型糖尿病疗效更佳。

6.全蝎

全蝎对呆证的治疗作用主要与抗凝、抗血栓、促纤溶等机制有关。首先，房颤作为常见心血管疾病的一种，可使心脏附壁血栓脱落、产生微出血、引起脑灌注不足，增加血管性痴呆的发病概率。而全蝎有抗凝、抗血小板聚集等作用，可以减少房颤患者血栓的形成，从而预防血管性痴呆的发生。

7.阿胶

阿胶对呆证的治疗作用主要体现在改善记忆力及改善耐缺氧方面。现代药理学研究发现阿胶具有改善记忆力的功能，并且能延缓衰老。另外，如前所述，血管性痴呆等疾病的病理基础是脑细胞慢性缺血缺氧，而阿胶在改善耐缺氧症状等方面效果明显。

8.麝香

麝香对呆证的治疗作用主要集中在抗痴呆及脑缺血后神经保护方面。研究显示，麝香的提取物麝香酮可明显改善痴呆小鼠的学习功能减退，其机制可能与增加痴呆小鼠细胞内可用性钙有关。血管性痴呆是缺血性脑卒中常见的并发症，有学者对大鼠全脑缺血再灌注模型进行谷氨酸等物质检测，发现麝香可对抗兴奋性氨基酸毒性，进而保护脑缺血后继发的神经元损害。

9.鹿茸

鹿茸既包含像角蛋白、激素样的大分子物质，也包含有钙、锌、锰等小分子物质，能增强免疫、保护神经。梁志健等研究表明，鹿茸组合物能增加小鼠负荷游泳时间、降低血清乳酸含量，具有抗疲劳的效果。赵昕彤等研究表明，鹿茸多肽能减少轻度认知障碍大鼠在跳台实验中的错误次数，减轻海马神经元损伤，其作用机制可能与降低凋亡蛋白Caspase-9表达相关。李朝政等研究表明，鹿茸多肽能降低学习记忆障碍大鼠大脑内MDA含量，增加SOD、GSH-Px含量，减轻学习记忆障碍大鼠大脑内的氧化应激损伤，进而改善学习记忆障碍。

第四节 治疗呆证常用虫类药的临床研究

1.龟甲

蔡圣朝认为血管性痴呆的病因为肾精亏虚、髓海失养、痰浊阻窍、灵机不运，于关元、命门、大椎等穴使用龟甲灸结合悬灸治疗，调节任督二脉，使用龟甲意在借助其滋阴潜阳、补肾填精之功，阴中求阳，使肾阳得充。结果显示温阳补肾灸能改善血管性痴呆患者的认知功能、日常生活能力及社会行为能力。段跃水等使用小剂量抗精神病药物加鹿角胶、龟甲胶等中药内服治疗54例阿尔茨海默病患者，治疗90天后患者意识清晰度水平、生活自理能力、智力等均较前明显好转。朱飞奇等认为补肾活血为血管性痴呆的治疗要点，对于肾精虚者常使用龟甲，并且形成了补肾活血益智核心方，具体药物为葛根、银杏叶、淫羊藿、熟地黄、龟甲、酒大黄、水蛭、地龙、红参。石景洋等对近十年治疗阿尔茨海默病的中药使用频次进行统计，发现龟甲共被使用24次，使用频率位于补阴药第11位。曾逸笛分析了1979年至2014年治疗阿尔茨海默病的医案，虽然使用频率前18位中药中不包含龟甲，但进行3味药关联规则分析显示远志、龙骨与龟甲的组合排在第8位，可以从侧面反映出龟甲的使用频率较高。司富春等对1979年至2014年诊治痴呆的文献进行分析，发现龟甲的使用频率达228次。

2.鳖甲

石景洋等对近十年治疗阿尔茨海默病的中药进行统计，鳖甲共被使用53次，排在前100位。李春伟对数据库中公开的治疗阿尔茨海默病的中药处方进行分析，结果显示在治疗血管性痴呆的药物中，补肝肾药物使用最多，在该类药物中，其中就包括鳖甲。袁玉红使用益肾健脑汤治疗110例阿尔茨海默病患者，总有效率达92.73%，该方的组成即包括鳖甲。胡金诚等使用益肾健脑片治疗阿尔茨海默病患者40例，治疗8周后患者语言理解及命令服从计分较治疗前显著提高，并且患者超氧化物歧化酶、丙二醛、一氧化氮水平均有明显变化，益肾健脑片中第一位药物即为鳖甲。

3.地龙

肖移生等发现黄精地龙提取液（包括黄精、地龙）可明显改善老年痴呆患者学习记忆能力，其作用机制与通过影响AChR受体、M1受体提高中枢乙酰胆碱含量及影响乙酰胆碱酯酶、超氧化物歧化酶、丙二醛等物质含量及活性有关。谢娟通过对治疗痴呆的288首处方进行分析，发现无论治疗阿尔茨海默病还是血管性痴呆，地龙使用频率均位于前50位。李春伟对数据库中公开的治疗阿尔茨海默病的中药处方进行分析，结果显示所有药物中，地龙排在前10位。刘靖薇对治疗血管性痴呆的133条医案进行分析，地龙使用频率排在第13位。杨泽锋对马云枝教授治疗血管性痴呆的84首方剂进行分析，发现地龙使用频率较高。

4.水蛭

樊学忠等以水蛭通胶囊治疗老年血管性痴呆，发现该药可改善患者症状，提高部分患者的生活能力，降低血液黏稠度及血浆比黏度，并且治疗后患者血清胆固醇、甘油三酯明显下降，高密度脂蛋白胆固醇、超氧化物歧化酶活性显著升高，血浆脂质过氧化物含量下降。欧娟对近25年565首治疗阿尔茨海默病方剂的配伍规律进行研究，发现按照药物功效进行划分，具有活血化瘀作用的药物排在第二位，而此类药物中水蛭位于前10位。韩德军对治疗痴呆的265项随机对照研究进行药物使用频次分析，其中包括治疗阿尔茨海默病的研究58项，发现水蛭使用频次为11次，位于第15位；治疗血管性痴呆的研究207项，水蛭使用频次为53次，位于第7位。

5.僵蚕

王琛总结宫洪涛治疗老年呆病的223首处方，并运用中医传承辅助平台进行分析，结果显示僵蚕共使用31次，排在第12位。史江峰对120例血管性痴呆患者进行疗效观察，对照组服用尼莫地平、奥拉西坦、石杉碱甲治疗，观察组在对照组基础上加服升降散，结果发现升降散能显著提高血管性痴呆患者的认知功能和日常生活能力，而升降散的组成即以僵蚕为君药。

6.全蝎

杜曦使用涤痰化瘀汤治疗阿尔茨海默病，发现该处方疗效较佳，而处方唯一的虫类药即全蝎。韩德军对治疗痴呆的随机对照研究进行统计分析，结果显示治疗血管性痴呆的207篇文献中，全蝎的使用频次为14次。胡增峣等对治疗阿尔茨海默病的132首中药复方和其中包含的150味药物进行分析，发现平肝息风药共使用62次，其中全蝎使用5次。

7.阿胶

欧娟对近25年565首治疗阿尔茨海默病方剂的配伍规律进行研究，发现补血药运用最多，而此类药物中阿胶排第5位。邓吉使用黄连阿胶汤加减治疗血管性痴呆患者8例，痊愈6例。王恒松根据痴呆"以虚为本"的特点使用杞菊地黄汤合定智汤防治肝肾阴虚型阿尔茨海默病，方药中即包含阿胶。

8.麝香

陈可冀在治疗阿尔茨海默病时，常在辨证辨病论治的基础上使用麝香等开窍醒神之品,以提高疗效。李常度等将90例血管性痴呆患者随机分为3组,分别予以麝香注射液穴位注射、麝香注射液肌内注射及生理盐水肌内注射,共治疗30天,结果发现穴位注射组患者总体退化量表、简易痴呆筛查量表、日常生活能力量表、老年临床评定量表评分均有明显改善。桑凤梅将44例血管性痴呆患者随机分为2组,其中治疗组24例,给予麝香注射液静脉注射,对照组20例,予以胞二磷胆碱针静脉注射,结果发现治疗组总有效率87.5%,对照组总有效率55.0%,两者存在显著差异。

9. 鹿茸

张伯礼认为痴呆的病因为肾虚脑髓失充,治疗以补肾益精填髓为基本原则,单味药中鹿茸等使用广泛。蒋翠蕾等将98例卒中后痴呆患者随机分为2组,均口服多奈哌齐片及尼莫地平片,对照组予以"智三针"针刺法,观察组在对照组基础上口服培元通脑胶囊,观察2组患者治疗前后简易智能精神状态检查量表和蒙特利尔认知评估量表评分,日常生活能力量表评分,神经精神症状问卷评分及肾精亏虚、瘀阻脑络证评分,检测血清同型半胱氨酸、肝细胞生长因子、氧化低密度脂蛋白和乙酰胆碱酶水平,结果显示培元通脑胶囊内服联合"智三针"能提高患者认知和行为能力,改善精神行为异常状态,提高临床疗效,并能调节血清同型半胱氨酸、肝细胞生长因子、氧化低密度脂蛋白和乙酰胆碱酶水平。培元通脑胶囊包含制何首乌、熟地黄、天冬、龟甲(醋制)、鹿茸等药。王艳飞等使用补肾地黄丸联合多奈哌齐治疗血管性痴呆,与单纯使用多奈哌齐组相比,联合用药组临床疗效更为显著,日常生活能力评分及健康调查简表明显升高,且不良反应较少,补肾地黄丸组成以六味地黄丸为基础,加全蝎、石菖蒲、鹿茸等药。

10. 常用药物组合

(1)龟甲、鳖甲

杨少山在治疗阿尔茨海默病时使用自拟方,再合用龟甲与鳖甲,患者服药2年余,反应能力较前明显提高。马洪明对田金洲治疗阿尔茨海默病的用药规律进行分析,发现其多使用龟甲与鳖甲,认为两者除有较强的补阴作用外,还可通过质重潜镇之性,发挥安神定志、健脑益智的作用。张越颖对阿尔茨海默病采用分型论治,将该病分为4型,其中对于脾肾阳虚、脑髓失养型的治疗以滋补肝肾、益精生髓、化痰开窍为法,处方包括龟甲及鳖甲。

（2）地龙、僵蚕

何世英擅长虫类药物在脑病中的应用，自创增智丹治疗血管性痴呆，具体药物有青礞石、石菖蒲、郁金、竹茹、女贞子、益智仁、地龙、僵蚕等，现代药理研究证明该方可改善脑循环，延缓脑萎缩的进程。

（3）全蝎、蜈蚣、僵蚕

李先锋使用养脑复聪汤（包含黄芪、熟地黄、制何首乌、丹参、红花、石菖蒲、淫羊藿、枸杞子、女贞子、黄精、全蝎、蜈蚣、僵蚕、瓜蒌、陈皮）治疗血管性痴呆，对照组口服石杉碱甲片、尼莫地平片，治疗60天后，服用中药组的有效率达87.88%，明显高于对照组。

（4）全蝎、水蛭、麝香

丁立峰对37例血管性痴呆患者进行中药干预，中药以通窍活血汤为基础，其中包含全蝎、水蛭、麝香，治疗2个疗程后，总有效率达78%。

（5）全蝎、水蛭、蜈蚣、地龙

张晓哲等使用自拟通络益智方对血管性痴呆进行早期干预，发现与口服吡拉西坦片相比，口服中药组患者简易精神状态量表、蒙特利尔认知评估量表评分升高明显，总有效率为78%，明显高于对照组的56%。通络益智方药物组成：黄芪、人参、全蝎、水蛭、蜈蚣、地龙、川芎、丹参、紫河车、吴茱萸、石菖蒲、益智仁。

第五节　应用虫类药治疗呆证的经典医案

一、叶天士医案

金，六九，初起神呆遗溺，老人厥中显然，数月来夜不得寐，是阳气不交于阴，勿谓痰火，专以攻消，乃下虚不纳，议与潜阳。

龟腹甲心，熟地炭，干苁蓉，天冬，生虎胫骨，怀牛膝，炒杞子，黄柏。

王氏，神呆不语，心热烦躁，因惊而后，经水即下，肉膶刺痛，时微痞，头即摇，肝风内动，变痉厥之象（血去阳升）。

小川连，黄芩，阿胶，牡蛎，秦皮。

二、张聿青医案

黎（左），气虚多湿之体，加以劳顿掣动阳气，致阳气夹痰上升，清旷之区，灵明之府，悉为浊所弥漫，以致神情呆顿，迷沉多睡，右手足运行不利，口眼㖞斜，脉弦而滑，苔白质腻，此由肝气夹痰，阻于心脾之络，为类中之症，刻在鸥张之际，恐阳气复上而不语神昏，痰从内闭，姑先开窍涤痰，以备商进。

制半夏二钱，枳实一钱五分，广橘红一钱，广郁金一钱五分，菖蒲七分，赤白苓各二钱，炒远志五分，白僵蚕二钱（炒、打），白蒺藜三钱（炒），制胆南星七分，人参再造丸一丸先化服。

二诊：神情略为灵爽，沉迷多寐之象，亦觉稍退，脉象柔和，未始不为起色。但右手足不能运用自如，口眼㖞斜，舌强言謇，不饥不纳，时见嗳噫，似呃非呃。右关脉沉滑有力，舌苔白腻，中心焦黄。浊痰之弥漫，心窍之闭阻，固得稍开，而火风鼓旋之势，尚在炽盛。总期药能续效，风火庶可牧平耳。方草商之。

制半夏一钱五分，瓜蒌仁六钱（打），远志肉七分（甘草汤炒），枳实一钱五分，制胆南星七分，甜广皮一钱，风化霜一钱五分（冲），九节菖蒲七分，郁金七分（用明矾三分化水磨、冲），人参再造丸一丸。

三诊：昨云火风尚在炽盛之时，今面色带红，时欲起坐，即痰郁化火，火从内扰之象。正虚火风互煽，此际大有出入。再当清化痰火，以制其势。

羚羊片一钱五分，天竺黄三钱，枳实一钱，茯苓四钱，九节菖蒲五分，粉丹皮一钱五分，广郁金一钱五分，制半夏一钱五分，广橘红一钱，白僵蚕一钱五分，竹沥一两（滴入姜汁少许）。

四诊：昨卧甚安，起坐不宁之状已定，面色红赤较退，火象得以渐平。惟右半不遂，神呆不慧。其清旷之地，为痰湿弥漫，窍络被阻，神机不运。不能一时开豁，惟徐以图之而已。

制半夏三钱，茯苓神四钱，天竺黄三钱，白僵蚕三钱（炒、打），橘红一钱，远志肉五分（甘草汤炒），陈胆星七分，白蒺藜三钱（去刺、炒），九节菖蒲六分，枳实一钱二分，竹沥八钱（滴入姜汁少许），杜合苏合丸一丸（两次化服）。

五诊：神情渐清，稍能言语，病势大为转机。然寐不甚长，心中稍觉躁热。还是痰郁化火内扰之象，未能欲速图功。

制半夏、竹茹、远志肉、茯神、天竺黄、枳实、陈胆星、瓜蒌仁、橘红、菖蒲、礞石滚痰丸（三钱，先服）。

六诊：大便畅行，神情较爽，言语亦清，寐亦安稳。药既应手，再以退为进。

陈胆星、九节菖蒲、橘红、竹茹、茯苓、白蒺藜、制半夏、枳实、广郁金、远志、煨天麻、白金丸（四分先服）。

七诊：脉症相安，病势逐日减退，幸矣幸矣。但饮食起居，急宜加意谨慎。若稍有感触而至复中，则非才疏者所敢许治。

胆星、远志、广橘红、制半夏、天竺黄、枳实、九节菖蒲、广郁金、竹茹（姜汁炒）、雪羹汤（煎汤代水）。

八诊：咳嗽大减，新感之邪渐解。言语亦渐能如旧，右手稍觉有力。治此者已觉应手，患此者未能满意，所以李士材云：外邪已解、内邪已除而言语謇涩，半身不遂，未能即愈，宜久服六君兼补气养阴之品，使气旺血盛，气行而血灌注经络，经络既充，则举动自若矣。身体丰者多湿多痰，所以治痰在先。今湿痰渐化，则以养血补气之品，收效于后，拟方商正。

台参须、当归、潞党参、云茯苓、制半夏、台白术、白芍、炙绵芪、广橘红桑枝（酒炒）、竹沥（滴入姜汁少许）。

三、施今墨医案

张某，女，60岁。一个半月前，曾经煤气中毒，急救治疗后，生命无虞，但已精神失常，吃饭穿衣均由家人服侍，不说话，不睡觉，人似痴呆，经常以手抱头，二便不能控制。经北大医院诊断为一氧化碳中毒后遗神经官能症，六脉均弦，沉取则有涩象。

辨证立法：煤气中毒之后，心脑受损，控制无权，气血均现阻滞，当以通络脉，调气机法。

处方：节菖蒲10g，茺蔚子10g（酒炒），白蒺藜2g，嫩桑枝18g，炒远志10g，苏地龙10g，桑寄生18g，怀牛膝10g，夏枯草10g，东白薇6g，双钩藤12g，首乌藤25g，酒川芎5g。

二诊：药服10剂，神识渐好转，虽仍不语，不睡已非痴呆之状。不再以手抱头，动作尚迟钝，大便较干。处方：朱茯神10g，嫩桑枝18g，朱寸冬10g，桑寄生18g，磁朱丸6g（北秫米12g，同布包），茺蔚子10g，制全蝎3g，双钩藤12g，节菖蒲10g，东白薇6g，龙胆草5g（酒炒），酒川芎5g，炒远志10g，苏地龙10g，白蒺藜12g，酒当归10g，蒲黄粉10g（布包）。

三诊：前方服16剂，甚见功效，已能说话，声音甚低，神识较前更为清楚，睡眠较前好转，能自己大小便，自云心闷头晕，上肢能动，但不灵活，下肢弯腿困难。处方：茺蔚子10g，生蒲黄10g（布包），节菖蒲10g，酒芎5g，川独活5g，制蝎尾3g，双钩藤12g，嫩桑18g，朱茯神10g，白蒺藜12g，桑寄生18g，麦冬10g，酒当归10g，苏地龙6g，炒远志10g，祁蛇肉3g，甘草节6g，血琥珀粉3g（分2次冲）。

四诊：服前方12剂，见效甚速，讲话已如常，自心闷而乱，头有时昏，烦躁时即睡眠不好，四肢动作不灵活。处方：决明子10g，陈橘红5g，嫩桑枝18g，石决明18g，橘络5g，冬桑叶6g，茺蔚子8g（酒炒），蒲黄粉10g（布包），节菖蒲10g，朱茯神10g，炒远志10g，制全蝎3g，白蒺藜12g，麦冬10g，川黄连3g，酒川芎5g。

按语：患者形似痴呆，不语不睡，动作迟钝，脉弦涩不调。均属肝虚心气不足，经络脉道不通之象，主治心肝二经并及气、血、痰三方面。每次来诊，均见好转。第四诊方又服半月后，经随访食、睡、二便、精神均如常人，但动作仍现迟缓而已。此类疾病临床上并非常见。

施师经验丰富，辨证有方，一派通活之药，不峻不猛，恰如其分。前后共服五十余剂，逐渐痊愈。

蒲黄为治血止痛之药，熟用止血，生用活血，可作用于舌根，治不语症，屡试屡效，亦为经验之方也。

四、蒲辅周医案

教某，女，27岁，住某医院约两月余，确诊为流行性乙型脑炎后遗症，住院检查摘要：略。病程与治疗：会诊时，患者神呆不语，吞咽困难，二便不自知，左上下两肢麻痹如废，右上下肢日夜乱动，体温37℃，饮食依赖鼻饲，呼吸正常，咽间无痰声，舌无苔，质红润，呼之不答，目中流泪，高烧时，见过月汛，今已逾期，再未来潮，详阅病历，前段治疗，是采用以寒治热的方法，曾服辛凉重剂及犀、羚、牛黄等药，于一昼夜之内，服石膏竟达四斤之多，自此神呆不语，据此情况，联想到"寒凉过剂"之弊，而且考虑不仁为痹，躁扰属风，遂议用养血活络、祛风宣痹之合剂送回天再造丸，辅以针刺。

处方：当归、白芍、天麻、旋覆花、石决明、紫石英、地龙、桃仁、陈皮、佛手、桑寄生、龟甲等出入互用。每日服回天再造丸1粒。

先后服回天再造丸23粒，而麻痹消失，躁扰不作，言语渐可。遂去其鼻饲，调其饮食，停药休养。约数月，完全恢复健康，而月事亦通。

按语： 此症由寒凉大剂攻之过急，药过病所，以致卫阳凝闭而不宣通，神无所用，三焦失司。或曰：以寒治热，正治之法，何为不可？曰：非谓不可以寒治热，但寒凉太过，则卫气郁闭，营气凝泣，热反冰伏，不能达之出表，遂成热病后遗之症。今幸患者为青年，身体健壮，故能借针药之力和其营、通其输、调其从逆，乃有恢复的可能。我们知道，"白虎"为达热出表之剂，石膏有解肌清热之能，但吴鞠通对白虎却有"常须识此，勿令误也"的警戒。也就是说必须"凉而毋凝"，而且治病用药，还须注意轻重缓急，中病即止。

五、赵心波医案

轻度脑发育不全常伴有癫痫小发作：如头摇目斜，前仰后栽，肢体抽动，须臾即可缓解，兼有呆痴表现，治疗可服定搐化风锭，每次1丸，日2次，汤剂用全蝎散加减：全蝎2.4g，僵蚕6g，甘草3g，黄芩6g，羚羊角1g，赤芍6g，桂枝5g，天麻5g，钩藤6g。

第六节　王新志教授对呆证虫类药的认识及应用心得

一、常用虫类药

呆证多见于岁长之人，故多以五脏虚衰为本病发生的基础，尤其以"脑为髓海"，故多责之于肾；又多数医者以为呆证的产生以本虚标实，本以五脏之虚，标以痰、瘀；故本病的治疗多从补虚、化痰、祛瘀入手。王新志教授认为，呆证责之于五脏，关键在痰瘀，但治疗时痰瘀易去，五脏之虚不易补，肾虚为长久之计，脑髓更不易生成，用药时主张使用动物药，认为动物药除有以上作用外，还能以形补形，因其为血肉有情之品，故能补虚生髓，并且提倡使用原生药打粉内服，以防止破坏其结构。以下为王新志教授治疗呆证的常用动物药。

1.龟甲

王新志教授认为，龟者，寿之象征也，生而百年耳目如常，而世人知天命之年便呆证频生，故以龟之甲壳治疗呆证，临床多有良效。并且龟喜阴，补肝肾之阴效佳，肝肾足而脑髓始生。临床常用量为15～60g，肝肾亏虚症状不明显者，多用15g；肝肾阴虚症状显露者，以30～60g重剂用之，量大力专，助以生髓。

2.鳖甲

《中国药典》记载鳖甲："归肝、肾经；滋阴潜阳，软坚散结，退热除蒸。用于阴虚发热，劳热骨蒸，虚风内动，经闭，癥瘕，久疟疟母；用量：9～24g。"王新志教授认为肝肾亏虚为呆证的根本，见虚热内生者，以鳖甲较为适宜；另对于发病较迅速者，多有痰瘀互结，痰瘀影响神志则表示郁结较重，鳖甲尚能软坚散结，对痰瘀较重者可用之以提高疗效。该药用量多为10～30g，患者身热重或发病较急者，多用30g。

3.地龙

《本草崇原》曰："蚯蚓冬藏夏出，屈而后伸，上食稿壤，下饮黄泉，气味咸寒，宿应轸水，禀水土之气化。"地龙在呆证中的应用，以发病迅速者较为适宜，尤其是中风后出现痴呆者，可消颅内水肿，防止瘀血导致水湿内停，对应西医颅内水肿、颅内压增高等疾病。该药兼有利尿之性，对中风、痴呆后小便异常者可用之。地龙多与僵蚕配伍，如国医大师朱良春教授使用虫类药多"海、陆、空并进"。

4.水蛭

《中药大辞典》记载："入肝、膀胱经。主治：破血，逐瘀，通经。治蓄血，癥瘕积聚，妇女经闭，干血成痨，跌仆损伤，目亦痛，云翳；用量：3～9g。"《本草汇言》曰："水蛭，逐恶血、瘀血之药也。"水蛭最善攻逐走窜、活血通络。王新志教授认为：①中风后痴呆多以痰瘀为标，水蛭祛瘀最为适合。②习仲景之法，水蛭多与䗪虫为伍，但䗪虫性刚烈，临床多以全蝎、僵蚕等伍之。③结合西医学研究，水蛭生用可减少对水蛭素等物质的破坏，从而经血进入颅内，改善脑部血液循环，促进疾病向愈。④对于气血亏虚者，宜用补助气血之药佐之。

5.僵蚕

《中华本草》记载僵蚕："入肝、肺、胃经。主治：祛风止痉，化痰散结，解毒利咽。主惊痫抽搐，中风口僻眼斜，偏正头痛，咽喉肿痛，瘰疬，疔腮，风疹，疮毒。用量：3～10g。"僵蚕，死而不腐，《玉楸药解》记载其可"活络通经，驱风开痹"，王新志教授认为除上述作用外，僵蚕还有祛痰之效，临床中见有痰湿之象者多用之。

6.阿胶

《中国药典》记载阿胶："归肺、肝、肾经。主治：补血滋阴，润燥止血。用于血虚萎黄，眩晕心悸，肌痿无力，心烦不眠，虚风内动，肺燥咳嗽，劳嗽咳血，吐血尿血，便血崩漏，妊娠胎漏。用量：3～9g。"《本草纲目》以阿胶为上品，最能补虚。王新志教授认为小剂量长期服用，可疗五脏之虚，对女性最为适宜。其临床用量多为3～12g，血虚较重者，以质量较好之阿胶珠12g日服。

7.麝香

《中国药典》记载麝香："归心、脾经。主治：开窍醒神，活血通经，消肿止痛。用于热病神昏，中风痰厥，气郁暴厥，昏迷，经闭，癥瘕，难产死胎，心腹暴痛，痈肿瘰疬，咽喉肿痛，跌仆伤痛，痹痛麻木。用量：0.06～0.1g。"王新志教授在临床中对痴呆者常使用麝香，多以每日0.06g吞服，其作用为芳香走窜、开窍醒神、引药上行。

8.鹿茸

《中国药典》记载鹿茸："归肾、肝经。主治：壮肾阳，益精血，强筋骨，调冲任，托疮毒。用于阳痿滑精，宫冷不孕，羸瘦，神疲，畏寒，眩晕耳鸣耳聋，腰脊冷痛，筋骨痿软，崩漏带下，阴疽不敛。用量：1～2g。"王新志教授认为本药尤其适合补益精血以养髓，但其性至阳，服用后易引血上行出现面红、鼻衄等，常以小量研磨微服，出现异常即停用，并常配伍滋阴之药守制阳气。对体虚不能受补之人忌用，用之可出现官窍出血；各种发热之证、血证皆不能使用，防助病生变；辨证但见灼痛、热痛、舌红、苔黄等热象者，无论实热虚热皆不能用。

二、验案赏析

1. 益气填髓益智案

张某，男，68岁，郑州市管城区人，退休职工。2012年11月8日初诊。

主诉：记忆力减退1年余，伴颠顶及枕部空痛。

现病史：1年前患者逐渐出现记忆力减退，思维混乱，定向不清，颠顶及枕部空痛，全身乏力，纳食不佳，曾于某院经头颅CT诊断为"脑萎缩"，先后多次诊治服药，疗效不佳。现症见反应迟钝，动作迟缓，面色晦暗，畏寒肢冷，脉沉细而涩，舌暗红，苔薄白。既往体健，无其他特殊病史。头颅CT示脑萎缩。

中医诊断：痴呆（精髓不足，水瘀脑络）。

治法：益气活血利水，填精补髓。

方药：补阳还五汤加减。黄芪30g，当归12g，赤芍8g，桃仁8g，熟地黄15g，山茱萸30g，肉苁蓉15g，杜仲15g，桑寄生15g，丹参12g，山楂15g，淫羊藿10g，牛膝15g，茯苓20g，烫水蛭6g，龟甲30g。10剂，水煎服，每日1剂，早晚2次分服。

二诊（2012年11月20日）：服上方后头痛减轻，记忆力及定向力略有好转，仍守上方加川芎10g，石菖蒲12g。10剂，水煎服，每日1剂，早晚2次分服。

三诊（2012年12月1日）：服上方后，诸症明显减轻，然不能停药，停药则感头昏重。仍守上方加桂枝6g，鹿角胶15g。15剂，水煎服，每日1剂，早晚2次分服。

四诊（2012年12月18日）：服上方15剂后，自感头痛已止，不畏寒，舌质未见瘀象，嘱其服肾气丸善后。

按语：脑萎缩多发于老年人群，是一种记忆力、智力、精神思维能力减退，语言运动功能低下，并伴有头痛头晕为主要临床表现的神经退行性病变。一般认为由于年老体衰，或禀赋不足，肾精亏损，不能上奉于脑，髓海失养，脑髓萎缩，故《医林改错》云："高年无记性者，脑髓渐空。"王新志教授认为本病虽因肾精亏虚而起，还常发展为颅脑水瘀互结的证候。皆因肾精不足，精不化气，元气不足，气无力运行津血，血随之而瘀，津因之聚而为水，瘀水互结于脑络，致使脑失所养而致脑萎髓消。故视病情而在补肾填精的同时，予以补益元气、化瘀利水，方常用补阳还五汤，络脉瘀滞常规活血药难以取效，常加入虫类药搜剔，见效颇速。该患者主症见颠顶及枕部空痛，反应迟钝，动作迟缓，属中医"痴呆"范畴，兼症见面色晦暗，畏寒肢冷，脉沉细而涩，舌暗红，苔薄白。四诊合参，辨证为精髓不足，水瘀脑络。方用黄芪、当归、赤芍、桃仁、丹参益气活血，熟地黄、山萸肉、肉苁蓉、杜仲、桑寄生、淫羊藿填精补髓，山楂开胃消食而化瘀，牛膝、茯苓利水，全方共奏益气活血、填精补髓之效。

2. 健脾豁痰益智案

江某，女，64岁。2018年3月13日初诊。

主诉：智力障碍5年，加重1月。

现病史：患者5年前无明显诱因出现表情呆滞，智力衰减，查头颅CT示脑室、大脑萎缩，于当地某医院住院治疗，效果不佳。出院后有健忘、痴呆，或哭笑无常，或终日不语，呆若木鸡等表现。1个月前上述症状再发加重，为求中医辨证治疗，遂来门诊。现症见表情呆滞，言语少，思路不清，智力、记忆力、计算力、定向力下降，理解力差，口多涎沫，纳眠可，二便可，舌暗苔厚脉滑。

中医诊断：痴呆（痰浊蒙窍型）。

治法：豁痰开窍，健脾益智。

方药：开心散合涤痰汤加减。远志10g，石菖蒲12g，茯苓12g，胆南星6g，陈皮12g，半夏12g，甘草6g，枳实10g，竹茹12g，川芎30g，天麻9g，僵蚕9g。10剂，水煎服，每日1剂，早晚2次分服。

二诊（2018年3月26日）：诸症稳定，舌暗苔白，加红景天30g，益气活血，通脉化瘀，本欲加麝香通络散瘀，考虑患者经济情况，用红景天代替。红景天被《神农本草经》列为上品，可益智养心，轻身益气，不老延年，久服不伤人，能补肾，理气养血。7剂，水煎服，每日1剂，早晚2次分服。

三诊（2018年4月5日）：诸症好转，神志大有改善，精神欠佳，表情灵活，纳眠可，二便调，舌淡苔腻。守3月26日方，10剂，水煎服，每日1剂，早晚2次分服。

四诊（2018年4月14日）：诸症明显改善，神志清，精神可，纳眠、二便均调，舌淡红苔白腻，脉滑。守3月26日方，10剂，水煎服，每日1剂，早晚2次分服。

按语： 患者既往体健，无糖尿病、高血压、高脂血症等基础病。5年前无明显诱因突然出现痴呆症状，家人及患者本人一时都难以接受，又因病程较久，久病入络，必有血瘀，气滞血瘀，心智不明；患者心脾不足，风邪乘之，而风痰塞其舌络，故舌本强而难语也；患者痰气郁结，心窍被蒙，则郁郁寡欢，一派痴呆之象。故以开心散安神补气、利湿化浊，涤痰汤豁痰开窍、祛湿醒脑。方中人参、茯苓、甘草补益心脾而泻火，陈皮、胆南星、半夏清燥热而祛痰，竹茹清燥开郁，枳实破痰利膈，石菖蒲开窍通心，从而使痰消火降，经络通而舌柔矣。正如王新志教授自编道："开心散千金方，痰浊阻滞除暴良，菖蒲一两茯苓二，参志四分治健忘。"党参补益心脾，茯苓化痰利水，石菖蒲开心窍通阳气，远志安神益智交通心肾，共奏益气养心，安神定志之效。开心散加茯神即不忘散，"不忘散千金方，菖蒲远志人参当，茯苓茯神五分良，至死不忘是妙方"。旨在令人过目不忘，可改善记忆力下降、痴呆等症状，临床治疗痰浊型痴呆效果尤佳，同时还可开达解郁、强心益智、延年益寿。"涤痰汤中用二陈，胆星枳实竹茹存。人参姜枣石菖蒲，涤痰开窍效如神。"涤痰汤常用来治疗中风痰迷心窍，舌强不能语，方用人参、茯苓、甘草补心益脾而泻水；陈皮、半夏、天南星清燥热而祛痰；竹茹清燥开郁；枳实破痰利肺膈；石菖蒲开窍通心，从而使痰消水降，经络通而窍开矣。王新志教授巧用此方配合开心散加减，常用来治疗痴呆、健忘、郁证等，疗效惊人。见痰证再加入僵蚕，《本草纲目》记载僵蚕可"散风痰结核"。王新志教授认为痴呆多由于年老肾精不足，心肝脾三脏失调，正虚邪犯，包括精神刺激，则肝郁脾虚，痰浊瘀血阻滞心窍脑络，神机失用。治疗则从扶正祛邪入手，临床多选用开心散加减，此案例用涤痰汤合开心散驱逐痰邪，共奏开窍益智之功。王新志教授一向重视患者的日常调摄，常嘱患者家属鼓励患者多运动手部，并进行一些简单的计算、书写练习，饮食多咀嚼，同时防止便秘，使患者病情逐步得到控制。

第五章 神昏

第一节 神昏的概述

神昏，又称为昏聩、昏迷、昏蒙、昏厥、谵昏等，对应现代各种疾病导致的昏迷等精神异常，常见疾病如脑血管疾病、肺性脑病、肝性脑病、感染性休克及各种原因导致的神志异常疾病。本病最早记载于《内经》，"其病热郁于上，咳逆呕吐，疮发于中，胸嗌不利，头痛身热，昏愦脓疮。"《许叔微医案》首先使用了"神昏"病名，"神昏，如睡，多困，谵语，不得眠"；至《伤寒明理论》论述则与现代基本相符，称之为昏迷，"昏冒而神不清也，不知痛痒，世谓之昏迷者是也"；清代《医宗金鉴》论述了该病的严重性，即"伤损昏聩乃伤之至重，以致昏聩不知人事"。对于本病的治疗，西医学多集中于病因治疗及对症治疗，而中医学在长期发展的过程中，除对应病因病机的辨证治疗外，先贤尚归纳出一类具有醒神开窍功用的中药，在临床应用中多能收获良效。

第二节 先贤应用虫类药治疗神昏病的论述

《药性论》载羚羊角"能治一切热毒风攻注，中恶毒风卒死，昏乱不识人；散产后血冲心烦闷，烧末酒服之；主小儿惊痫，治山瘴，能散恶血。"

《济生方》曰："中风不省者，以麝香清油灌之，先通其关，则后免语謇瘫痪之证，而他药亦有效也。""治中风不醒，麝香二钱。研末，入清油二两，和匀灌之。"

《本草纲目》云："盖麝香走窜，能通诸窍之不利，开经络之壅遏，为醒脑回苏之要药"。

《鲁府禁方》载牛黄"治中风痰厥、不省人事，小儿急慢惊风：牛黄一分，辰砂半分，白牵牛（头末）二分。共研为末，作一服，小儿减半。痰厥温香油下；急慢惊风，黄酒入蜜少许送下。"

第三节　治疗神昏病常用虫类药的现代药理研究

现代药理学研究表明，临床常用的具有开窍醒神作用的虫类药多与兴奋神经系统、调节脑内儿茶酚胺含量有关。该类药物多价格昂贵，但见神昏而配合使用多有良效，现将常用虫类药对神昏病治疗作用的现代药理研究概述如下。

1.麝香

研究表明，小剂量麝香对神经系统有明显的兴奋作用。如有研究使用麝香提取物给大鼠灌胃，发现5mg/kg麝香酮可明显缩短大鼠因戊巴比妥钠引起的睡眠时间延长，剂量为100～500mg/kg时则作用相反。另外有研究表明，麝香酮可迅速透过血脑屏障，在大脑中浓度较高，代谢较为缓慢，这不仅给其兴奋神经系统提供了证据，并且为麝香常被用作引经药的观点提供了支持。

2.牛黄

李传云等使用线栓法建立大鼠大脑中动脉缺血再灌注模型，对照组大鼠13只给予腹腔注射0.3mL/100g生理盐水，牛黄组给予注射0.3mL/100g牛黄，缺血再灌注24小时及72小时分别观察两组大鼠神经功能的行为学评分，结果发现牛黄组大鼠神经功能缺损评分明显低于对照组。另有研究证明，牛黄可调节中枢神经系统儿茶酚胺活性，从而有醒神复苏的作用。

3.羚羊角

研究表明，羚羊角口服液可使脑内五羟色胺（5-HT）含量升高、多巴胺水平降低，有明显的抗惊厥作用，作用机制可能与儿茶酚胺有关。张新奇将78例急性中风合并意识障碍患者随机分为2组，2组均给予常规治疗，治疗组加服体外培育的牛黄，共治疗14天，第7天时治疗组Glasgow昏迷量表评分明显高于对照组。

第四节　治疗神昏常用虫类药的临床研究

1.麝香

高海东等将80例符合急性乙醇中毒诊断标准的患者随机分为2组，治疗组及对照组在常规治疗基础上分别予以复方麝香注射液和纳洛酮静滴，治疗后观察2组患者清醒时间，结果发现治疗组清醒时间明显短于对照组。另有学者使用麝香与冰片外敷神阙穴，配合中药灌肠治疗肝性脑病，收到较好疗效。

2.牛黄

冯跃明等将80例急性脑梗死伴有昏迷的患者随机分为实验组与对照组，各40例，对照组在常规治疗基础上，予以甘露醇、呋塞米、依达拉奉注射液、胞二磷胆碱注射液静脉注射，实验组在对照组基础上加服安宫牛黄丸，在治疗前、治疗第3天、治疗第7天分别评价格拉斯哥昏迷指数，结果发现在第3天、第7天实验组格拉斯哥昏迷指数均高于对照组，得出安宫牛黄丸可促进急性脑梗死昏迷患者觉醒的结论。吴疆等对治疗组28例热闭型中风昏迷患者给予基础治疗及安宫牛黄丸点舌法给药治疗，对照组30例给予基础治疗，治疗7天后评价Glasgow-Pittsburgh昏迷量表评分、美国国立卫生研究院卒中量表（NIHSS）评分等，结果发现治疗组这2项评分结果明显优于对照组。

3.羚羊角

孙东健对急性脑血管病中以中风昏迷、牙关紧闭、两手握固等闭证为主要表现的患者使用安宫牛黄丸或羚羊角粉治疗，并且提倡出血性中风患者以羚羊角粉为首选，因其有潜降之效，用量可达每天20～30g。潘跃飞总结潘澄镰辨治昏迷的医案4则，其中2则都有羚羊角粉，可见潘老在治疗昏迷时对羚羊角粉的喜爱，该2则医案患者均有热象，结合羚羊角粉的功效，可以推测昏迷而有热象者均可使用羚羊角粉。

4.水牛角

汪德庆对脑卒中高热、昏迷的120例患者进行临床研究，将患者随机分为2组，所有患者均予以常规治疗，治疗组在此基础上加用清开灵注射液静脉注射，观察2组患者昏迷时间，结果发现，治疗组平均昏迷时间为112.3±10.3小时，对照组为163.2±11.2小时，两组差距有统计学意义。而清开灵注射液由胆酸、珍珠母（粉）、猪去氧胆酸、栀子、水牛角（粉）、板蓝根、黄芩苷、金银花组成，水牛角粉清热定惊、凉血解毒，为君药。

第五节　应用虫类药治疗神昏病的经典医案

一、叶天士医案

金氏，人静则神昏，疠邪竟入膻，王先生方甚妙，愚意兼以芳香宣窍逐秽。

至宝丹。组成：生乌犀（水牛角代）、生玳瑁、琥珀、朱砂、雄黄、牛黄、龙脑、麝香、安息香、金箔、银箔。

二、张伯臾医案

樊某，女，46岁，某院会诊。

初诊（1974年9月21日）：撞伤后24天，神志昏迷无反应，左手及双下肢不能活动，脉弦数，舌苔干腻。头脑受伤，血瘀阻络，拟醒脑活血通络。桃仁12g，红花9g，当归18g，生地黄18g，川芎6g，炒赤芍9g，广郁金9g，鲜石菖蒲15g，地龙9g，麝香0.15g（分冲），至宝丹2粒（日夜各服1粒），5剂。

二诊（1974年9月30日）：神志时清时昧，头痛烦躁狂叫，日夜不休，便秘腹痛，解则燥屎，舌苔转淡黄腻，脉弦小数。受伤后，瘀热凝阻；伤寒论有蓄血如狂之症，与阳明热盛发狂不同，拟抵当汤加味，化瘀清神。水蛭9g，虻虫9g，桃仁12g，当归18g，红花9g，生川军6g（后下），鲜石菖蒲15g，广郁金9g，朱茯苓9g，生山栀15g，7剂。

三诊（1974年10月17日）：前投抵当重剂加味，服至第4剂时，左手及双下肢已能活动，故服7剂后又续服10剂。顷诊烦躁狂叫大为减轻，神识渐清，但不能言语，昨日排软便3次，腹痛已止，舌苔黄腻，脉弦小滑。脉络血瘀渐化，唯痰湿热又阻中焦，再拟活血和中而化湿热。炒川连1.8g，朱茯苓12g，橘红4.5g，制半夏9g，炒枳实9g，当归18g，炒川芎6g，桃仁9g，红花6g，大地龙9g，白蔻仁2.4g（研、后入），石菖蒲9g，7剂。

四诊（1974年10月24日）：烦躁惊叫已除，神志虽已渐清，但时有幻觉胡言，胸闷两胁作痛，大便不能自解，腹胀满不思食，舌苔黄腻见化，脉小滑。伤后络中留瘀尚未尽化，中热湿热渐清，脾胃运化未复，再拟活血清神，和中苏胃。当归15g，炒川芎6g，红花6g，桃仁9g，炒枳壳9g，银柴胡9g，朱茯苓12g，佛手片6g，炙山甲片6g（先煎），石菖蒲9g，砂仁2.4g（研，后下），炒谷麦芽各15g，7剂。

五诊（1974年11月5日）：上方又连服10余剂，现神清，幻觉得瘥，胃纳亦增，但言语仍謇涩，腑气艰秘，苔黄腻前半已化，舌质红，脉细。痰湿热渐见清化，气阴两亏之象又现。转拟调补气阴佐以清化之品。太子参12g，川石斛18g（先煎），当归12g，丹参15g，朱茯苓9g，石菖蒲9g，陈胆星9g，制半夏9g，佛手片6g，炒谷麦芽各12g，10剂。

按语： 患者由车撞致脑外伤昏迷，经西药治疗20余天未醒。初诊时，张老医生以瘀阻脑络从治，投通窍活血汤合至宝丹。二诊时，神识时清时昧，由昏迷转为狂躁，狂叫昼夜不休，此为初诊之时药虽中的，但嫌药力未到，瘀蓄脑络，遂致发狂。张老医生取伤寒论"蓄血发狂"之意，用抵当汤加味，重其攻逐瘀血推陈致新之力。自此，症情日见好转，再据证而予黄连温胆汤加活血通络之品，终获痊愈。

张老医生认为，学习《伤寒论》《金匮要略》等原著，贵在学其辨证之细致，用药之精确，并善透解其旨意而于临床中触类旁通，灵活应用。《伤寒论》蓄血膀胱是指太阳腑证，瘀热在里，可见"如狂"一证，而与本例发狂，虽病变部位不一，然病机雷同，皆瘀热犯于神明所致；且抵当汤方用水蛭、虻虫峻猛破瘀逐血，直入血络，又合桃仁、大黄破血荡热，导瘀下行，与本病治则颇合，故衍用之而能速效。

三、赵绍琴医案

王某，男，79岁。

主诉：持续性尿频尿急2个月，加重2周。

现病史：患者1977年9月忽然出现无痛性肉眼全程血尿，经膀胱镜检查诊为膀胱癌，1977年11月行膀胱部分切除术。近2个月来尿频，2周前发热39.5℃，5天后体温才有所下降，但咳嗽加剧，痰黄黏，呼吸不畅，诊断为肺炎。同时尿频愈甚，排尿困难，以膀胱癌术后尿路感染于1980年2月8日收入院。有高血压病史20余年，过去血压经常达200/100mmHg，1963年曾患右手麻木。入院时体温37.9℃，脉搏84次/分，呼吸21次/分，血压134/70mmHg。发育营养中等，神清合作，表浅淋巴结不肿大，肝脾未触及，前列腺两侧叶增大，中间沟消失，表面光滑。化验：白细胞4500/mm³，中性粒细胞72%，杆状核细胞16%，单核细胞9%，血红蛋白11.3g，血钠134mmol/L，血钾3.67mmol/L，氯化物588mmol/L，血糖127mmol/L，二氧化碳结合力47mmol/L，非蛋白氮46mmol/L，尿检：蛋白（+），血糖（±），白细胞50～80个/高倍视野，红细胞2～3个/高倍视野。心电图提示间歇性频发性房性早搏，左前束支阻滞，弥漫性心肌改变。X线检查：有慢性支管炎伴感染表现。入院诊断：泌尿系感染，前列腺增生，膀胱癌术后肺炎、冠心病。治疗经过：入院后进行抗感染治疗，先后用红霉素、白霉素、万古霉素及中药清热解毒，但感染未能控制，白细胞增至9400～11000/mm³，中性粒细胞82%，尿检结果也未见改善，神志不清，重病容，心率130次/分，有停跳，血压不稳，忽高忽低，肺部病变亦未改善，2月17日在痰里找到酵母样菌，病情重笃，于2月17日邀赵师会诊。

初诊（1980年2月17日）：身热不退，面色黧黑，形体消瘦，神志昏沉，咳嗽痰黄，气喘气急，脉象细小沉弦，按之不稳，且有停跳。舌绛干裂中剥，唇焦齿燥，7～8日未进饮食，全靠输液输血维持。辨证：患者年逾古稀，下元已损，热病已久，阴津大伤，痰热内迫，热邪深入营分。前所服药物全属寒凉，气机被遏，肺失宣降，郁热内迫，营阴重伤致使昏迷谵语，舌绛唇焦，咳喘痰鸣，形消脉细，诸症丛起。暂以养阴之法求其津回而脉复，用宣气机、开痰郁之药以冀营热外透。处方：生白芍15g，天冬、麦冬各6g，沙参20g，玄参15g，石斛10g，前胡6g，黄芩10g，杏仁10g，黛蛤散12g（包），川贝粉3g（冲），羚羊角粉5g（冲），服2剂。

二诊（1980年2月19日）：服药后喘咳轻，神志苏，知饥索食，脉搏80次/分，患者欣喜万分，吃面汤两碗，蛋羹两份，西红柿加糖一碗。入晚病情突变，呕吐频作，头昏目眩，血压上升，阵阵汗出，遂陷昏迷，舌绛中裂，两脉细弦滑数。辨证：此属食复。初诊神清知饥，营热已开始外透于气，是属佳象，然久病之躯，胃脾俱弱，饮食不慎，过食，滞于中焦，阻塞气机，壅遏生热，呕吐频频，复伤阴助焚，且郁热上蒸包络，与痰热相搏上蒙清窍，内闭心包，致使病情急转，神志昏迷，舌绛中裂。再拟甘寒养阴，涤痰开窍，兼以化滞和胃，宣展气机，仍希有透热转气之机。处方：生地黄15g，玄参15g，麦冬10g，沙参15g，牡蛎30g，石斛10g，石菖蒲6g，杏仁10g，黛蛤散10g（包），珍珠母20g，焦谷芽20g，竹茹6g，服2剂。另：安宫牛黄丸半丸，分2次服。

三诊（1980年2月21日）：药后神志已清，体温正常，心率不快，血压平稳，两目有神，舌绛有津，薄苔渐布，两脉渐起，细数已减，咳喘皆平。此属内窍已开，营热开始外透，且胃津已回，痰热渐除，再以原方进退。处方：沙参15g，玉竹10g，麦冬10g，石斛10g，五味子10g，远志10g，茯苓10g，黛蛤散10g，杏仁10g，鸡内金10g，服2剂。

四诊（1980年2月23日）：舌绛已去，薄白苔生，神色皆好，二便如常，唯皮肤作痒，心烦难寐，此乃阴分未复，虚热扰神，拟复脉汤合黄连阿胶汤加减。处方：白芍15g，山药10g，阿胶10g（烊化），沙参15g，白扁豆10g，远志10g，海蜇皮10g，马尾连3g，鸡子黄2枚（搅匀冲），服3剂。药后已能下床活动，饮食及二便正常，X线检查示两肺阴影吸收，血常规化验正常，调理数日痊愈。出院9年后随访一切正常。

按语：本案患者年逾七旬，正气已衰，且膀胱癌手术后气血大伤；热邪久羁，津液耗惫；近患肺炎、泌尿系感染，叠进中西药，全属寒凉，遏阻气机，肺不宣降，津液不布，遂成痰浊。本证属热邪入营，营阴重伤，且肺失宣降，痰浊阻滞气机。所以初诊即以白芍、生地黄、麦冬、玄参、沙参、石斛等甘寒生津，即王孟英所说："阴气枯竭，甘寒濡润，不厌其多。"因"若留得一分津液便有一分生机"，本案始终抓住这一点，时刻顾其津液以保生机不绝。以羚羊角清营分之热；因痰浊阻滞，肺失宣降，气机不畅，入营之热不得外达，故以前胡、杏仁、川贝、黛蛤散宣降肺气以化痰浊，黄芩清气分之余热，合以畅营热外达之路而透热转气，所以服后神清知饥，均为营热外透的标志。二诊为食复。因食滞中阻，郁热上蒸，不仅阴伤，且有痰热蒙蔽心包之势，故除甘寒养阴之外，又加安宫牛黄丸以开内窍之闭，并加化滞和胃之品，宣畅气机，导营热外达，服后舌质虽绛有津，薄苔渐布，神志转清，均说明营热已开始外透，两诊虽为同一患者，但因造成气机不畅，营热不能外透的原因不同，所以作为透热转气的用药也随之而异。营热一旦透转，则按其证辨证论治。

第六节　王新志教授对神昏常用虫类药的认识及应用心得

一、常用虫类药

1. 麝香

《本草纲目》言麝香"通诸窍，开经络，透肌骨，解酒毒，消瓜果食积，治中风、中气、中恶、痰厥、积聚癥瘕"。王新志教授认为，麝香走窜，能通诸窍之不利，开经络之壅遏，对于神昏之病，首选麝香，原因有二：其一是其性辛温，又有开窍醒神之效，故对神昏兼有寒象者适用；其二是因其性善行易走窜，可引他药迅速抵达颠顶，故神昏见有寒热之象均可配伍应用。而临床使用方法多以冲服为主，因以该药治神昏多为卒病，病势急迫，以麝香为散药速力专，而若以其入丸剂，丸剂缓也，多与治疗目的背道而驰。由于麝香野生者药源紧张，故常人工驯养取得。临床常用量为每次0.06g，量小者不能收卒功，若病情更急者，可加至每次0.1g。

2. 牛黄

王新志教授对于热盛神昏者多用牛黄，且常与羚羊角粉合用，因牛与羚羊一动一静，取类比象，两者合用，攻守相宜。另外牛黄有豁痰之特长，对于痰浊蒙蔽脑窍导致的厥逆神昏者，同样可以使用。临床用法多为口服，用量多为0.3～0.6g。天然牛黄价格昂贵，效果较佳，但不易获得，随着科学技术的发展，目前人工牛黄作为替代品使用较多，对于人工牛黄，虽有研究证明其多种效果基本等同于牛黄，但因中药材质量良莠不齐，故根据替代品质量，质量较差者可加倍使用，临床多用1～3g。

3.水牛角

水牛角凉血之力尚可，但开窍醒神、镇静安神之功较弱。临床常用量为30g，如血热之象重，可用至45g。

4.羚羊角

该药以平肝为主，王新志教授认为对年轻、体质强、性格强势的脑出血患者使用本药较为适宜，因为此类患者多为肝阳上亢所致；另外神昏伴有抽搐者，此药为首选。对于羚羊角的应用，提倡研末冲服，用量多为0.3～0.6g。该药面临药材枯竭、价格昂贵等问题，故对于病势较缓者，多用大量生石膏、钩藤等代替。

二、验案赏析

雷某，男，43岁。2019年7月17日初诊。

主诉：脑外伤后昏迷20天。

现病史：患者20天前车祸外伤后出现昏迷，口鼻腔大量出血，右额颞部头皮挫擦伤伴头皮血肿，全身多处软组织挫裂伤，送至医院急诊，查头颅CT提示蛛网膜下腔出血，脑干出血。在ICU给予呼吸机辅助呼吸、气管切开、脱水降颅压、止血、抗炎、抑酸等治疗，患者脑出血及头皮血肿较前吸收，但仍处于中度昏迷。为求进一步系统治疗，前来我院，门诊以"脑外伤"为诊断收入我科。现症见中度昏迷，气管切开通畅，自主呼吸尚平稳，情绪烦躁，咳嗽，咳黄黏痰，鼻饲饮食，留置尿管，小便色黄，大便未解，伸舌不配合，脉弦滑。既往体健。查体：中度昏迷，气管切开，高级智能检查不配合，双侧瞳孔不等大，左侧瞳孔2.5mm，对光反射尚灵敏，右侧瞳孔约4.0mm，对光反射消失，双侧角膜反射灵敏，余颅神经查体不配合。痛刺激右侧肢体无活动。双侧膝腱反射亢进。双侧巴宾斯基征阳性，双侧奥本海姆征弱阳性。

中医诊断：神昏病（痰热腑实证）。

治法：通腑化痰，醒神开窍。

方药：小承气汤加减。厚朴12g，泽兰15g，益母草20g，大黄10g，麸炒枳实10g，石菖蒲12g，制远志10g，烫水蛭10g，甘草6g。3剂，水煎服，每日1剂，早晚2次分服。另每日冲服麝香0.1g。

二诊（2019年7月22日）：患者意识障碍改善，昏睡、咳嗽咳痰较前减轻，大便5日未解。伸舌不配合，脉弦滑。大便仍不解，以通腑化痰开窍为治法，方以大承气汤加减。处方：泽泻30g，泽兰15g，益母草20g，大黄30g，麸炒枳实15g，石菖蒲12g，制远志10g，烫水蛭10g，甘草6g，芒硝10g，姜厚朴10g。3剂，水煎服，每日1剂，早晚2次分服。

三诊（2019年7月25日）：患者昏睡，自主呼吸平稳，偶有干咳，二便正常。伸舌不配合，脉弦。大便已通，治疗以通腑化痰为原则，方以小承气汤加减。处方：泽泻30g，泽兰15g，益母草20g，大黄30g，麸炒枳实15g，石菖蒲12g，制远志10g，烫水蛭10g，甘草6g，姜厚朴10g。3剂，水煎服，每日1剂，早晚2次分服。

四诊（2019年7月28日）：患者嗜睡，自主呼吸平稳，偶有干咳，大便3日未解，舌红，苔黄腻，脉弦滑。大便复结，复以通腑化痰开窍为原则，方以大承气汤加减。处方：泽泻30g，泽兰15g，益母草20g，大黄30g，麸炒枳实15g，石菖蒲12g，制远志10g，烫水蛭10g，甘草6g，姜厚朴10g，芒硝10g。4剂，水煎服，每日1剂，早晚2次分服。

五诊（2019年8月1日）：患者嗜睡，自主呼吸平稳，间断咳嗽咯痰，大便正常，舌红，苔黄，脉弦。守2019年7月28日方，再进4剂。

六诊（2019年8月5日）：患者意识清醒，大便2～3次，便质略稀，舌红，苔白，脉弦。

按语：患者外伤见多处出血，"离经之血便是瘀"，瘀血阻窍，则见昏迷，大便持续未解、脉弦滑，属于痰热腑实证，痰热内盛上扰神机，加重昏迷，治疗以通下为要，只祛瘀而下焦不通则瘀血无路可去，以小承气汤为基础通腑泄热，腑气得通，浊气得降，则神昏可治。"血不利则为水"，瘀血内存，则经络不通，水液输送不畅，配合泽泻、泽兰、益母草活血利水。《本草纲目》言"盖麝香走窜，能通诸窍之不利，开经络之壅遏"，配合麝香开窍醒神可收倍功。后患者大便仍不解，以大承气汤易小承气汤，加大通腑泻下力度，麝香性烈，走窜之性强，适合急重之症，《本草汇言》曰："水蛭，逐恶血、瘀血之药也。"《神农本草经百种录》言："水蛭最喜食人之血，而性又迟缓善入，迟缓则生血不伤，善入则坚积易破，借其力以攻积久之滞，自有利而无害也。"水蛭破瘀血而不伤血，以水蛭代替麝香，性平尚能活血通络以开窍。患者予以通腑泻下之药而咳嗽咳痰减少，盖因肺与大肠相表里，腑气得通，肺气得降，下焦得畅，中焦得以健运。

头痛

第六章

第一节 头痛的概述

头痛是一种临床常见病证，包括西医学的偏头痛、紧张性头痛、丛集性头痛、三叉神经痛等各种头面部疼痛，病因较多，外感和内伤均可导致该病的产生。

头痛最早记载于《阴阳十一脉灸经》。《素问·热论》载："伤寒一日，巨阳受之，故头项痛，腰脊强。"《伤寒论》对外感寒邪导致头痛的描述更为详尽。《金匮翼》曰："痰厥头痛者，病从脾而至胃也。夫脾为胃行其津液也，脾病则胃中津液不得宣行，积而为痰，随阳明之经，上攻头脑而作痛也。"表明了脾胃与头痛的关系。《素问·五脏生成》云："是以头痛颠疾，下虚上实，过在足少阴、巨阳，甚则入肾。"此记载说明了该病存在上实下虚的病理特点。除此之外，头痛的病机与六经辨证也有密切的关系。《伤寒论》将头痛分为太阳头痛、阳明头痛、少阳头痛、厥阴头痛，《兰室秘藏》又增加了太阴头痛及少阴头痛，丰富了头痛分经论治的内容。

对于头痛的治疗，王新志教授在辨证论治的基础上，以"卒病以制肘，慢疾起沉疴"为箴言，常常在应用经方、名方的基础上加用虫类药，正应"急病治标，滑利在表，久病在络，搜剔以除"。

第二节　先贤应用虫类药治疗头痛的论述

《本草求原》载僵蚕可治"风痰，结核，瘰疬，头风，风虫齿痛"。

《本草品汇精要》载金钱白花蛇可治"脑风头痛及偏头风"。

《本经逢原》载："风病必先用麝香。若诸风、诸气、诸血、诸痛、惊痫、癥瘕，诸病经络壅闭、孔窍不利者，安得不用为引导，以开之通治。"

《本草纲目》使用"全蝎二十一个，地龙六条，土狗三个，五倍子三钱，为末，酒调，推贴太阳穴上"治疗"偏正头风"。

《本草纲目》载："蜂子、全蝎、白僵蚕葱汤服，或入高良姜，或以蒜制为末服，治痰厥、肾厥痛。"

《圣济总录》言："地骨皮散治脑风头痛时作及偏头痛：地骨皮一分，白花蛇（酒浸、炙、去皮、骨），天南星（浆水煮软，切、焙）各一两，荆芥穗二两，石膏（研、飞　过）二两，上五味捣研为散。每服一钱七，入腊茶一钱，汤点服，食后临卧。"

《医醇剩义》曰："因于火者，肝阳上升，头痛如劈，筋脉掣起，痛连目珠，当壮水柔肝，以息肝火。"用羚羊角汤。

第三节　治疗头痛常用虫类药的现代药理研究

治疗头痛的常用虫类药的药理作用主要为镇痛、抗炎、抗菌、调节机体免疫、脑保护及促进神经修复等。最主要的是镇痛作用，能直接缓解症状，减少疼痛。动脉炎、颅内炎症等可以导致头痛的产生，虫类药的抗炎、抗菌等作用正好与之对应。机体免疫功能的下降，亦可成为头痛产生的诱因，调节机体免疫功能不仅能缓解症状，还可改善疾病的预后及预防再发。脑保护及促进神经修复的功能可以对脑细胞产生保护作用，防止神经损害，对疾病的治疗有较好的帮助。以下针对治疗头痛的临床常用虫类药的药理作用进行简述。

1.水蛭

现代药理学研究表明，水蛭具有抗炎、脑保护、促进神经修复及活血化瘀的作用。

崔煦然等研究表明，水蛭提取物能时间依赖性地降低缺氧细胞损伤所导致的TNF-α、IL-1β、IL-6等炎症因子的升高。高丽娟等研究发现水蛭粉能降低高脂饮食所致大鼠主动脉的MCP-1表达水平，从而减少炎症因子的趋化，减轻主动脉硬化过程中的炎症水平。胡跃强等研究表明，水蛭注射液能降低大鼠脑梗死后导致的内皮型一氧化氮合酶升高，其作用机制可能与水蛭提取液促进蛋白激酶B表达有关。谭赫等研究表明，水蛭具有溶栓作用，其中水提物比仿生提取物的溶栓效率更高。水蛭的主要成分水蛭素为目前唯一一种从吸血动物体内提取并经过科学认证的溶血物质，可活血祛瘀，活化纤溶系统，促进已形成血栓的溶解。

2.全蝎

现代药理学研究表明，全蝎具有镇痛和促进内皮细胞修复的作用。

徐龙生等研究表明，蜈蚣全蝎散能减少冰醋酸导致的小鼠腹部扭动，减少扭动率，说明蜈蚣、全蝎具有镇痛作用。2012年有研究通过腹外斜肌放电评价蝎毒对内脏痛觉的抑制作用，结果显示蝎毒可通过抑制外周神经及神经中枢达到镇痛的目的，其作用机制为不仅能抑制外周传入神经在脊髓背角的突触传递、氨基酸兴奋，还能抑制兴奋性氨基酸的释放，并可以直接通过血脑屏障抑制中枢系统。另外有研究发现全蝎提取液可诱导血管内皮细胞组织因子（TF）的表达，从而拮抗凝血酶，抑制组织因子途径抑制物（TFPI）的释放，促进内皮细胞修复。

3.蜈蚣

现代药理学研究表明，蜈蚣具有镇痛、调节机体免疫的作用。

汪梅姣等研究发现，蜈蚣能延长损伤后小鼠痛阈出现的时间，还能减少冰醋酸导致的小鼠扭体反应，说明蜈蚣具有镇痛作用。毛小平等把小鼠随机分为3组，分别为对照组、蜈蚣低剂量组（3g/kg）、蜈蚣高剂量组（5g/kg），对小鼠的热刺激阈值进行观察，发现蜈蚣能明显提高镇痛百分率。另以相同的方法，以小鼠腹腔内注射0.3%醋酸后身体扭动次数为观察指标，发现蜈蚣可明显降低扭体出现率，提高镇痛百分率。褚婕等研究表明蜈蚣能增强昆明小鼠的吞噬百分数，说明蜈蚣有增强免疫的功能。

4.金钱白花蛇

现代药理学研究表明，金钱白花蛇具有镇痛、抗炎的作用。

张桂兰等研究表明，白花蛇酒能提高昆明小鼠对热刺激的痛阈，并且能减轻冰醋酸导致的小鼠扭体反应，说明白花蛇具有镇痛效果。陈龙全研究表明，白花蛇除有镇痛效果外，还能减轻二甲苯所致的小鼠耳郭炎症，说明其有一定的抗炎效果。

5.麝香

现代药理学研究表明，麝香主要作用于中枢神经系统，具有抗炎镇痛及免疫调节的作用。

李乾等研究发现，含有麝香的复方凝胶能有效减轻冰醋酸所致大鼠腹部的疼痛，并且能减轻炎症所导致的大鼠足趾和耳郭的肿胀。纸片法实验发现10%，1%，0.1%和0.01%的麝鼠香和麝香悬液对大肠杆菌、脑膜炎杆菌、溶血性链球菌和金黄色葡萄球菌具有较弱的抑制作用。其替代品麝鼠香在较大剂量下具有与麝香相似的镇痛作用，小灵猫香的醇提物具有较好的镇痛及抗炎作用。马炜秀等研究表明，含有麝香的复方制剂能减轻1-磷酸鞘氨醇（S1P）诱导的血管内皮损伤，减少ZO-1、claudin-5及occludin蛋白的表达，改善血管通透性。陈文超等研究表明，含有麝香的复方制剂能减少脑梗死后神经元内Bcl-2、Caspase-3蛋白的表达，减轻神经元凋亡，说明其有神经保护的作用。

6.牛黄

现代药理学研究表明，牛黄具有镇痛、抗炎、保护脑细胞及血管的作用。

陈敬然等研究表明，含有牛黄的复方滴丸能降低二硝基酚所致的大鼠体温升高，减少冰醋酸所致小鼠身体扭动，延长热应激所导致小鼠痛阈出现的时间。说明牛黄具有镇痛解热的效果。李文娟等研究表明，含有牛黄的复方制剂能减少惊厥大鼠神经元的凋亡，降低惊厥大鼠脑组织的IL-1β水平，说明牛黄具有神经保护和抗炎的作用。

第四节　治疗头痛常用虫类药的临床研究

一、水蛭

张兴仕使用水蛭配伍散治疗偏正头痛，可达到治愈的效果。药物组成：水蛭25g（用白酒或醋炒制），白芷9g，地龙15g，茶叶6g，川乌12g，甘草15g，薄荷9g（可用冰片1g代）。碾粉，使用时再辨证，以一味中药煎水吞服，每日3次，每次3g，7天为1个疗程，轻者1个疗程，重者2个疗程即效，再服1个疗程巩固。

张秀荣运用佛手散加减，在失眠时加入水蛭，治疗包括湿热型、肝郁气滞型、外伤瘀血型偏头痛患者82例，服药6～50天不等，其中痊愈70例，好转6例，有效4例，无效2例，有效率为97.56%。

王朝霞自拟活血养血方，具体药物：川芎18g，当归20g，白芍12g，地黄20g，桃仁12g，红花12g，黄芪40g，白芷10g，水蛭10g，茯神15g，生姜9g，大枣12g。治疗慢性外伤性头痛患者76例，具体诊断标准参照《临床疾病诊断依据治愈好转标准》，其中包括脑挫裂伤、硬脑膜下血肿、颅骨骨折等病因，结果显示共治愈48例，好转26例，总有效率97.37%。

二、全蝎

陆文烈使用自拟芎芷全蝎汤，治疗紧张性头痛患者42例，与阿米替林口服的对照组30例进行比较，治疗15天后参照《临床疾病诊断依据治愈好转标准》对治疗效果进行评价，显示中药组治愈32例，好转8例，无效2例，治愈率为76.2%，总有效率为95.2%。对照组治愈8例，好转13例，无效9例，治愈率为26.7%，总有效率为70.0%。两组治愈率及总有效率有显著差异。芎芷全蝎汤组成：川芎30g，白芷10g，全蝎6g，葛根20g，细辛3g，羌活12g，威灵仙12g，甘草5g。而有学者统计了1979—2011年国内期刊发表的中医药治疗头痛自拟方用药经验，并统计用药频率，结果显示全蝎在所有的药物中使用频次排在第4位，约42.5%的治疗头痛的自拟方中有此药，充分体现了全蝎治疗头痛的确切疗效。

张书贤等对诊断为偏头痛的62例患者进行观察，将所有患者分为2组，治疗组予以全蝎止痛汤〔全蝎1g（研末冲服），天麻15g，川芎20g，菊花10g，钩藤15g，地龙15g，葛根20g，蔓荆子15g，枸杞子15g，黄精15g，细辛5g，黄芩15g〕，对照组予以复方羊角颗粒口服，结果发现治疗组32例中治愈12例，有效18例，无效2例，总有效率为93.8%。对照组30例中治愈8例，有效14例，无效8例，总有效率73.3%，治疗组明显优于对照组。

三、蜈蚣

有学者统计1979—2011年国内期刊发表的中医药治疗头痛自拟方用药经验，共纳入文献171篇，自拟方171首，并统计用药频率，结果显示蜈蚣在所有药物中使用频次排在第11位，占比25.63%，在虫类药中位于第3位。

王艳颖等使用川芎茶调散加蜈蚣，配合少量西药山莨菪碱-2或普萘洛尔等治疗偏头痛患者12例，治疗时间3～15天不等，有效率达97%。

殷杰等认为搜风、化痰、祛瘀是治疗顽固性头痛的三要素，而蜈蚣搜风走窜，可贯穿脏腑经络，无所不至，治疗头痛尤为适合。临床选用葛根、大蜈蚣组成葛根蜈蚣饮，根据患者体质决定用量，治疗血管性头痛患者30例，近期治愈17例，显著好转10例，有效7例，并且在观察过程中发现服药3周以上者效果尤为显著。

四、僵蚕

田琳等对1979—2011年国内期刊发表的中医药治疗头痛的自拟方用药经验进行分析，共统计文献171篇，自拟方171首，其中僵蚕使用次数为44次，使用僵蚕的比例达27.5%。

岑小兵自拟川芎僵蚕汤治疗顽固性头痛，共观察患者56例，总有效率为92.9%。随访20例，时间为半年至1年，除1例半年后复发外，其余均未复发。川芎僵蚕汤以川芎、僵蚕为君，白芷、细辛为臣，赤芍、丹参、全蝎为佐，炙甘草为使。

五、金钱白花蛇

刘志明在临床实践中总结出运用内服、外敷白花蛇散（白花蛇肉30g，全蝎20g，白附子30g，制天南星30g，生石膏30g，防风60g，地骨皮15g，共为细末）治疗顽固性头痛，用法：每次3g，每日2次口服，温黄酒送下；每晚取药末5g加入等量面粉，用白酒调成饼状，贴于两侧太阳穴上，胶布固定，晨起取下。观察20例患者，经治疗，13例头痛消失，7例头痛发作明显减轻。

六、龟甲

胡献国总结血管性头痛蜜膏疗方共7首，其中4首均含有龟甲。

1.通窍活血膏

生黄芪300g，沙苑子120g，刺蒺藜120g，茯苓120g，茯神120g，白术120g，红花60g，天麻60g，泽泻90g，车前子90g，蒲黄90g，赤芍90g，川芎90g，桃仁90g，半夏90g，白芷90g，羌活90g，郁金90g，石菖蒲90g，远志90g，鳖甲90g，龟甲90g，鹿角胶90g，炼蜜250g。将诸药择净，研细，水煎3次，将3次药液合并，文火浓缩，加入鳖甲胶、龟甲胶、鹿角胶、炼蜜煮沸收膏即成。

2.补肾地黄膏

生地黄100g，楮实子100g，女贞子100g，锁阳100g，当归100g，党参100g，延胡索100g，蔓荆子100g，山药200g，砂仁60g，川芎60g，炙甘草60g，熟地黄300g，山茱萸150g，黄精150g，枸杞子150g，杜仲150g，肉苁蓉150g，白芍150g，茯苓150g，川牛膝150g，鹿角胶150g，阿胶150g，龟甲胶100g，蜂蜜300g。将诸药择净，研细，水煎3次，将3次药液合并，文火浓缩，加入鹿角胶、阿胶、龟甲胶、蜂蜜煮沸收膏即成。

3.通督止痛膏

蔓荆子100g，黄芪50g，山药150g，菊花100g，山茱萸120g，桑寄生50g，党参100g，熟地黄200g，藁本100g，细辛50g，红景天100g，葛根100g，鹿角胶100g，龟甲100g，肉桂粉30g，生姜汁100mL，饴糖60g。将上药择净，水煎2次，将2次药液合并。将龟甲和鹿角胶一起加入200mL水中，蒸熟烊化，与水煎药液混匀，收膏，再加入肉桂粉、饴糖、生姜汁，拌匀即成。

4.天麻钩藤膏

天麻150g，潼蒺藜150g，川牛膝150g，白芍150g，生地黄150g，枸杞子150g，女贞子150g，桑叶150g，车前子150g，茯苓150g，酸枣仁150g，钩藤300g，石决明300g，珍珠母300g，菊花100g，黄芩100g，麦芽100g，五味子100g，郁金90g，陈皮60，甘草60g，阿胶150g，鳖甲100g，蜂蜜300g。将诸药择净，研细，水煎3次，将3次药液合并，文火浓缩，加入鹿角胶、阿胶、龟甲胶、蜂蜜煮沸收膏即成。

七、麝香

曾德煜曾在《麝香临床应用点滴》一文中总结麝香的功用，其中就包括对于血瘀头痛的治疗。取川芎、炙远志、白芷各30g（均焙干研末），冰片12g，麝香0.1g，共研细末，组成塞鼻散，用其吹鼻治疗偏头痛，并记录右侧头痛吹左鼻孔，左侧偏头痛吹右鼻孔，治疗30例患者，疗效较好。

康永以通窍活血汤加减口服对治疗组80例偏头痛患者进行观察，具体药物：川芎30g，麝香0.1g，赤芍12g，红花10g，当归12g，白芷12g，羌活12g，蔓荆子8g，延胡索8g，甘草6g。每日1剂，分早晚2次温服。并与单纯服用尼莫地平的40例对照组相比较，治疗组显效57例，有效19例，无效4例，总有效率为95%；对照组显效14例，有效17例，无效15例，总有效率为67.4%，并且有7例出现恶心、呕吐症状，9例出现头晕、心慌症状，12例血压出现下降。经统计学处理，两组疗效比较有显著差异。

八、羚羊角粉

赵丽丽对丁元庆教授诊治的516例偏头痛患者处方进行统计挖掘，共选取中药187种，5952味次，平均每方11.53味次。使用频率超过100次的有13味药，其中羚羊角粉以128次排在第13位，在虫类药中仅次于僵蚕、蝉蜕，说明了羚羊角粉的常用性及有效性。

九、常用虫类药合用

1.蜈蚣、全蝎

黄伟运用川芎茶调散加全蝎、蜈蚣，治疗风寒型枕大神经痛患者31例，药物组成：川芎15g，全蝎5g，蜈蚣2条，荆芥10g，羌活10g，细辛3g，薄荷5g（后下），白芷10g，防风10g，甘草5g。每日1剂，加水500mL，煎取300mL，分2次服。7日为1个疗程，共用2个疗程。疗效标准参照《神经系统疾病症候学》，总有效率为90.3%，效果较好。

高耀月用川芎茶调散加天麻全蝎蜈蚣汤剂治疗血管神经性头痛64例。结果：痊愈24例，显效36例，无效6例，总有效率达90.60%，是临床实际运用中蜈蚣、全蝎合用的典范。

2.僵蚕、全蝎

黄志玉使用自拟芎归僵蝎汤治疗顽固性头痛患者36例，芎归僵蝎汤药物组成：川芎20g，当归12g，柴胡10g，黄芩10g，清半夏10g，僵蚕10g，白术10g，全蝎4g，羌活6g，甘草3g。36例患者中痊愈21例，好转14例，无效1例，总有效率为97%。

吴敏田使用头痛饮治疗偏头痛患者36例，头痛饮药物组成：川芎12g，白芷10g，羌活10g，荆芥10g，防风10g，钩藤20g，白芍15g，全蝎6g，僵蚕6g，薄荷6g，细辛4g，甘草10g。用法：每日1剂，煎2次，分早晚服，7天为1个疗程，疗效评定标准依据《中医病证诊断疗效标准》，总有效率为94.45%。

3.僵蚕、土鳖虫

孟彪等总结赵和平主任医师辨治内伤头痛的经验，发现其常使用药对僵蚕和土鳖虫，以僵蚕善于化痰散结，土鳖虫长于活血化瘀，凡头痛夹痰夹瘀者配用两药可增强疗效。

4.全蝎、地龙、蜈蚣、僵蚕

董雯总结虫类药在脑病中的运用，在治疗血管性头痛及三叉神经痛时使用虫类药搜风通络、活血化瘀，常使用全蝎、地龙、蜈蚣、僵蚕等，认为这些药物能对脉络之瘀产生较强的搜剔作用，以令脉络通畅，气血上荣脑髓，从而缓解头痛症状。并自拟头痛方，包含全蝎、地龙、蜈蚣、僵蚕、川芎、白芷、石膏、天麻、钩藤等药物。

5.其他

田琳等应用数据挖掘方法总结1979—2011年国内期刊发表的中医药治疗头痛自拟方的用药经验，以发现用药规律，利用Apriori算法挖掘2种药物之间的关联关系，即分析两者同时出现的概率情况，发现蜈蚣与全蝎置信度达0.71，僵蚕与全蝎置信度达0.66。该研究使用现代数据统计方法，发现隐藏于大数据中的微小关联，自拟方剂为临床医师积累的多年临床经验，多为疗效得到反复验证的方剂，该研究从侧面证明了蜈蚣与全蝎、僵蚕与全蝎合用的确切疗效。

宋子昱等总结张鹤年教授经验，发现张老在脑系疾病，尤其是脑卒中、头痛等疾病中喜欢用蜈蚣与全蝎、蜈蚣与僵蚕，认为蜈蚣与全蝎合用外可息风止痉，内则通络止痛；蜈蚣与僵蚕祛风涤痰止痉，蜈蚣可借僵蚕辛散之性，引药上行。

第五节 应用虫类药治疗头痛的经典医案

一、许叔微医案

庚寅年，一族人患头痛不可忍，一服（白附子散）即瘥。

白附子散：白附子（一两，炮），麻黄（不去节），川乌（炮去皮尖），南星（各半两，炮），全蝎（五个，去毒），干姜（炮），朱砂（水飞），麝香（各一分）。

上为细末，酒调一字服之，去枕少时，此方见《必用方》。

二、程杏轩医案

郑妇年近三旬，质亏多郁，证患头痛，上及颠顶，下连齿颊，医称太阳风邪，药用羌防芎芷，痛剧而厥，呕吐不食，经脉动惕，予曰：此肝风也。诸风掉眩，皆属于肝。上实下虚，为厥颠疾，究由水虚不能涵木，怒木生风，勃勃欲功，误投温散，益助其威，鼓舞纸张，渐变痉厥，诚可虑耳，方用地黄汤，加菊草，数服稍应，思阳但上冒，阴不下吸，息风务用咸寒，潜阳必须介类，方加阿胶、鸡子黄、牡蛎、龟甲，取其磁石为引，使其吸引肝肾之气归原，服之病释。

三、叶天士医案

1.风火头痛

胡某，63岁，脉左弦数，右偏头痛，左齿痛。处方：连翘、薄荷、羚羊角、夏枯草花、黑栀皮、鲜菊叶、苦丁茶、干荷叶边。

2.伏暑头痛

某，暑风湿热，混于上窍，津液无以运行，凝滞，遂偏头痛，舌强干涸，治宜清散。处方：连翘、石膏、生甘草、滑石、蔓荆子、羚羊角、荷梗、桑叶。

3.厥阴气血邪痹

史某，头形像天，义不受浊，今久痛，有高突之状，似属客邪蒙闭清华气血，然常饵桂、附、河车，亦未见其害。思身半以上属阳，而元首更为阳中之阳，大凡阳气先虚，清邪上入，气血瘀痹，其痛流连不息，法当宣通清阳，勿事表散，艾焫按法灸治，是一理也。处方：熟半夏、北细辛、炮川乌、炙全蝎、姜汁，又阳气为邪阻，清空机窍不宣，考《周礼》采毒药以攻病，藉虫蚁血中搜逐，乃古法而医人忽略者，今痛滋脑后，心下呕逆，厥阴见症，久病延虚，攻邪须兼扶正，处方：川芎、当归、半夏、姜汁、炙全蝎、蜂房。

四、施今墨医案

邢某，男，19岁，昔日性情粗暴，极易发怒，在高小读书时用脑过度，入中学后，功课愈重，急躁易怒更甚，与同学多不能合，时感头晕，后头痛，1年前曾在某医院治疗月余已见好，最近2个月以来，后头痛又作，曾去某医院精神科检查未明确诊断，现症为晚间睡前后头痛甚，急躁忧虑，情绪不佳，头发脱落，不能读书，稍一用脑即头痛不适，睡眠多梦，饮食二便尚好，舌苔黄，脉弦疾，辨证立法：《内经》论肝云"其志为怒，怒伤肝""肝气虚则恐，实则怒"。平素急躁善怒，肝气实之象，实则阳亢，遂有头痛，潜阳制亢，及养血法。处方：生地黄6g，熟地黄6g，白僵蚕5g，白蒺藜12g，细辛3g，龙胆草5g，霜桑叶10g，生龙骨10g，生牡蛎10g，黄菊花20g，酒川芎5g，鹿角胶6g，决明子10g，石决明18g，苦丁茶5g，东白薇5g，黑芝麻81g（研）。

二诊：服药3剂，效果未显，致使头痛部位有下移至颈部之势，宗前法加羌活3g，独活1.5g，蔓荆子5g，芜蔚子6g，去苦丁茶。

三诊：前方先服4剂。前后共服8剂，深感数月以来，未有如是之舒畅，后头痛已大减，但未全止，小便黄，大便干，腰觉酸楚。脉稍弦已不疾，迟脉沉而无力。处方：白蒺藜15g，沙苑子10g，生龙骨、生牡蛎各10g（先煎），龙胆草5g（酒炒），酒黄芩6g，川杜仲、川续断各10g，黄菊花10g，酒黄柏6g，蔓荆子6g（炒），炒皂角子、晚蚕沙各10g（同布包），生地黄、熟地黄各10g（同捣），北细辛3g。

四诊：前方仍服8剂，头痛已愈，但有时头晕，睡眠仍多梦，已能看书，自觉精神畅快，偶然尚发急躁，于三诊方中，加天麻5g，再服8剂。

五诊：服药后诸症减轻，目前只觉全身乏力，拟服丸药收工。处方：四诊原方，将剂量加2倍，共为细末，炼蜜为丸，每丸重10g，早、晚各服1丸，白开水送服。

五、孔伯华医案

赵男，八月初六日，肝家热重，兼感风乘，是以偏左头部痛楚，发时颇剧，口干喜饮，脉取弦大左关较盛，宜清凉抑化。

薄荷一钱半，旋覆花四钱，生石决明一两（先煎），代赭石三钱，生知母三钱，生黄柏三钱，荷叶一个，桑寄生八钱，龙胆草三钱，辛夷花三钱，川牛膝四钱，生石膏六钱（先煎），嫩白芷一钱，全蝎二枚，焦栀子三钱，藁本二分，藕一两，紫雪丹五分（分冲）。

六、赵守真医案

成立春行商在外，不问寒暑，亦由家庭多累，势所逼然，1946年入冬盛寒，不意内寒为外寒感召，发生头痛身疼，恶寒发热，无汗，纯为伤寒之太阳表实证，林医乃依时感治之，因循未解，旋致两目云翳，逐侵乌珠，且剧痛难安，因来求治，按脉浮紧，证如前述，此属外邪侵扰，陈寒窃发，而非一朝一夕之故也，依据《眼科宜书》治法，疏用八味大发散：麻黄四钱，白芷、防风、羌活、蔓荆、西芎各三钱，细辛、川芎各二钱，老姜连皮一两，以散陈寒，加蝉蜕、蔻衣各一钱，以退云翳。

二帖外邪获解，惟内寒久郁，逐渐热化，又欲狨焉思起。证见口燥苔黄，脉浮数，头目牵疼，感觉目痒循头颠经前身而下达阴部，如目光外射则痒稍止，白珠微笼红影，尿黄便结，此属风热炽盛，随经窜扰，治如稍缓，为害实大，改予洗肝散：大黄、栀子、防风各三钱，川芎、薄归尾各二钱，加蜈蚣二条、全蝎钱半，以猛逐风热。

日服二帖，其势稍杀，痒止痛减，翳则如故。于前方去蜈蚣、全蝎，加木贼、谷珠各二钱，蛇蜕一钱，水煎服，早晚吞二白散（白芍、桑皮各一两，研末）二钱，开水送下。

三日，翳退三分之二，风热渐化，头目不疼，舌转白润，再于前方减量与服；又三帖，翳尽退，人甚安适，未再服药。

七、柴彭年医案

患者：田某，女，54岁。1980年11月21日初诊。

现病史：左侧偏头呈跳痛，反复发作，久病不愈，曾服麦角胺、咖啡因等药，疼痛可暂时缓解，停药则头痛仍作。诊查：精神欠佳，表情痛苦，舌质暗有瘀斑，脉弦。脑血流图检查，诊为血管神经性头痛。辨证：瘀血阻络。治法：活血化瘀，理气通络。处方：芜蔚子15g，赤芍10g，桃仁10g，当归10g，生地黄15g，红花10g，柴胡10g，川芎10g，桔梗10g，全蝎10g，青葱管15cm。

二诊：服上方1剂头痛即止，服3剂后如常人，又连续服2周，头痛一直未再发作。

八、张琪医案

张某，女，38岁。病史：头痛半年余，全身乏力，血压220/120mmHg，脉数有力，舌紫苔薄，面色黧黑。经某医院CT检查诊断为肾上腺嗜酪细胞瘤，直径3.0cm，患者未接受手术，来中医治疗。张老辨为肾阴虚夹积之证，补肾与消坚化积合用，消补兼施法治疗。处方：熟地黄、女贞子、牡丹皮、牛膝各20g，山茱萸、枸杞子、五味子、莪术、桃仁各15g，全蝎、虻虫、水蛭、甘草各10g，生赭石、夏枯草各30g。水煎每日2次服，初诊9月21日，每日1剂，每7日复诊1次，复诊7次，服上方49剂，血压正常，无头昏痛，体力增加，经CT复查瘤直径缩至1.0cm，经上方配制丸药继服，每日2丸。1996年2月经CT复查，瘤已消失。

第六节 王新志教授对头痛病常用虫类药的认识及应用心得

一、常见虫类药

头痛根本在"痛"，"不通则痛""不荣则痛"，此两句为痛证治疗之信条，临床仍不能脱其辨治。然而世人皆懂其意，但不能理解病性之深浅，能理解者又不能恰当排方遣药，能用药者又常忽视用量，所以疾病的治疗效果良莠不齐，不能以一而终。本文总结王新志教授应用虫类药治疗头痛的经验，并着重强调焙干、为粉、生服等方法，希望能提供参考。

1.水蛭

王新志教授认为头痛的产生，卒病多起于外伤、六淫，慢病多为跌仆损伤迁延未愈、情志内伤或脏腑气血虚衰。水蛭又称蚂蝗，能吸附于皮肤，随血脉游走，并能吸血，取象比类，以其攻窜滑利，可搜剔经络，祛除瘀血，尤其适用于卒病外伤所致血行瘀滞而产生的头痛及无论何原因所致迁延不愈的头痛，因"久病入络"，水蛭正能行走于经络以除邪。临床常用量为3～12g，并以烫水蛭焙干研末吞服为佳。

对于水蛭的用法用量，王新志教授主要分以下几种情况：①外伤卒痛不能忍耐者，查患者素体强壮，以12g急救，是以重剂以急治标。②久病疼痛者，观患者体质，体强者12g，量大多为攻性，体弱者药量稍减，量小者能祛邪而不伤正。③舌脉、面色等提示瘀滞重者，可予12g。④另外，值得一提的是，王新志教授认为烫水蛭为血肉有情之品，富含多种营养物质，对于肠胃不适者，稍以小量加之，多为3g，不仅可疗久病顽疾，尚能开胃醒脾。⑤对于用法，水蛭本身为蛋白质，煎煮后成分多被破坏，多提倡焙干吞服，因此炮制方法可去除杂质，而保留完整的疗效。

2.全蝎

蒲辅周先生有一个屡试屡验的治疗偏头痛的验方，用全蝎21个，地龙6条，蝼蛄3个，五倍子5钱，共研为末酒调，贴敷太阳穴，可有镇痛通络之效。近些年，全蝎在癌痛的治疗中多有报道，说明有较好的止痛效果。

头痛又名头风、首风，多为风邪侵袭面首而导致疾病的发生，全蝎产于东方肝木之位，善祛诸风，尤以外风为著。王新志教授运用全蝎治疗头痛经验如下：

①药物炮制：多选盐制全蝎。②选药用部位：临床常用整只全蝎，但以小者、紧凑者疗效为著，若头痛剧烈不能忍受，可只用蝎足、蝎尾，蝎足尤善行走，蝎尾藏毒，尤长止痛。③根据外风内风选药物剂量：外风直中者，多为实、为表、为标，素体尚坚硬，多以9～12g大量用之；虚风内动者，多本虚、入里，素体亏虚，多以3g收效；另有下虚上实、肝风上侵者，多6～9g，收功即止、或改用小量（3g）。

3. 蜈蚣

王新志教授认为蜈蚣为百足之虫，善行能走而名天龙，天者、上也，可至颠顶之上而治脑病。临床常用单位多为条，每条约3～5g，常用剂量1～2条。1条者，取其性上，引药上行，并虫药有搜剔经络之效，取引药入经入络，增强疗效；2条者，取其祛邪之功，量虽大，未见中毒之候，但见其效著。

4. 僵蚕

《丹溪心法》说："头痛多主于痰，痛甚者火多。"王新志教授认为僵蚕既能治疗外感风热的头痛，又能治疗痰浊内阻的内伤头痛，故多用之。清代医家沈金鳌在《沈氏尊生书》记载"僵蚕丸"治疗头痛，方由僵蚕、川芎、白芷、防风等共同组成。王新志教授临床经验如下：①常用量为9～15g，含异体蛋白较多，易过敏。②常用僵蚕、地龙配伍，一升一降，升降协调，息风止痉，通络止痛功力增强，适用于大部分的风痰阻络、经络瘀阻之头痛。正如施今墨老先生所言："僵蚕、地龙参合，有舒展神经之功……若与天麻、白术、半夏参合，其效更著。"充分体现了僵蚕不仅能升散清阳之气，也可利清阳之窍，头痛患者用之甚是合意。

5. 蛇类

蛇类种类繁多，但功效相近，以金钱白花蛇应用最为广泛，故以其为例。王新志教授认为蛇能祛风止痛之效世人皆知，然蛇喜阴，性寒凉，故治阳亢之风效果尤为确切。临床经验如下：①汤剂常用量为5～15g，喜用整条，尤其是形小质轻者，辨证确切，外风重或疼痛重，而体质较佳者1～2条研末，每服3～5g，未见明显不适者，2～3日服毕1条。②蛇性味腥臭，宜以酒吞服或加入温粥服用。③金钱白花蛇"内走脏腑，外彻皮肤，透骨搜风，截惊止痛"，病因不明之顽固性头痛用之可搜剔全身。

6.龟甲

王新志教授认为头痛的治疗非只有祛风止痛，素体虚者病性亦虚，尚应入龟甲一味扶正，辨证准确时，补正之效不缓于止痛之速。用药点滴：①须辨明素体亏虚，病性亦为虚者，非虚者使用更助邪性，病情愈甚，当然下焦亏虚而至阳亢于上者亦可用。②常用剂量为20～40g，因现代龟甲多为人工繁殖之品，生长年限短，吸收阴气之时短，效不如前。

7.麝香

《本草求真》载麝香"辛温芳烈，开关利窍，无处不到"，故麝香的应用在头痛中更为广泛。王新志教授临床经验如下：①以麝香治标：突然疼痛或不能耐受者，以麝香鼻吸或舌下含服可起速效。②以麝香为使，引他药上行头目，通孔窍而疗疾。③麝香常用量为0.1～0.3g，该药昂贵，使用时注意避免浪费，以勺取少许，直接入口中，含服后再用温水漱口咽下。

8.牛黄

王新志教授认为该药用于热性头痛尤为适宜，患者多见面红目赤、血脉怒张、性情急躁等。但有一类患者应该注意，头痛，或伴神昏，四肢厥冷，但又有舌苔黄、尿黄、躯体热等一派热象者，亦可服用，且药效迅速。

9.羚羊角

王新志教授认为该药对于风热、肝阳所致头痛较为适合，伴有发热者效果更佳，服用时多研粉冲服，伴有高热神昏等热象症状者可用至1g，症状轻者稍少。

二、验案赏析

1.顽固性头痛案

常某，女，28岁，常年居住国外。2018年3月4日初诊。

现病史：2年前无明显诱因出现左侧颞部发作性搏动样疼痛，经前期加重，发作前眼前有黑点、波纹，畏光，脱发，畏寒怕冷，恶心，口淡，食欲欠佳，不易入睡，二便正常，于国外医院就诊，完善相关检查，结果基本正常，医生以其无病不予治疗，应患者要求，予以布洛芬胶囊口服。

近日回国探亲，头痛再发，为系统治疗，遂来我科。询问患者平日身体状况，提及经常容易感冒，易劳累，舌质淡暗，苔薄白，脉细。

中医诊断：头痛（气虚血瘀）。

治法：益气活血化瘀。

方药：通窍活血汤加减。赤芍12g，川芎15g，桃仁10g，红花10g，麝香0.1g（冲服），红枣3枚，老葱1根。7剂，水煎服，每日1剂，早晚2次分服。

二诊（2018年3月12日）：服药后，患者头痛明显减轻。因夜间着凉，喷嚏频作，流水样涕，次日全身浮肿，以颜面部及四肢为重，畏寒怕冷加重，腰酸，追问病史，有发作性水肿病史10余载，劳累后加重，其间各项辅助检查均未见异常，未系统治疗。舌质淡，苔腻稍黄，脉细。诊断为水肿病，辨证为脾肾阳虚证，以苓桂术甘汤合防己黄芪汤加减治疗。方药：桂枝12g，茯苓30g，白术30g，甘草5g，黄芪30g，木瓜30g，防己12g，附子6g，滑石15g，泽泻15g，麻黄9g。7剂，水煎服，附子先煎40分钟，去除毒性后，再入他药。

三诊（2018年3月21日）：服药后，浮肿消退，头痛未发，月经第1天，下腹部冷痛，有少量血块，急躁易怒，舌质暗、苔白，脉弦细。辨病属于月经病，证属气滞血瘀，以血府逐瘀汤活血化瘀、行气止痛。方药：炒桃仁15g，红花12g，赤芍12g，当归20g，川芎15g，地龙15g，桔梗12g，川牛膝30g，柴胡12g，炮姜12g，麸炒枳壳12g，炙甘草5g，丹参30g。3剂，水煎服，每日1剂，早晚2次分服。

四诊（2018年3月25日）：服药后，头痛未发，月经正常，轻微浮肿，畏寒喜暖，腰酸，食欲欠佳，舌质淡胖，苔白腻，脉细，为水肿病，脾肾阳虚证，守二诊方3剂，无热证，去滑石粉；食欲不振加炒麦芽30g，砂仁6g，再服10剂；另给予附子18g，前3日每次加入6g，用法同前。

随诊：头痛、浮肿皆愈，余症皆解，已出国工作。

按语："久病入络，痼疾必瘀"。头痛2年，时发时止，必有瘀血停于脑窍，又病久者，邪伤其正气，易感冒、劳累、脉细等，皆为正气亏虚之象，回国探亲，旅途劳累，劳倦伤身，正气更虚；气为血帅，气虚无力行血而血瘀加剧，从而头痛再发，通窍活血汤以芳香走窜之麝香直达病所；畏寒怕冷，提示存在阳虚，桃仁炒后除寒性；老葱、生姜通阳散寒；加入大量黄芪补气，气血并治，兼顾阳虚。二诊患者感受风寒，正所谓邪之所凑，其气必虚，患者素体虚弱，易感受外来之邪；寒为阴邪，易伤阳气，阳气虚衰，温煦之力减弱，则畏寒怕冷加重，体内水液代谢全赖阳气温运气化，脾阳不足，则运化水湿功能失职；肾阳不足，则蒸腾气化功能减退，两者俱衰而致水液运行障碍，蓄积体内，泛溢躯体发为浮肿。苓桂术甘汤温阳化饮，健脾利湿；防己黄芪汤益气除湿、利水消肿，峻急而不伤正；外感风寒之邪，加麻黄，合桂枝、甘草，取麻黄汤之意，祛寒解表，素体虚弱，方中有黄芪等扶正之药，又无伤正之虞；加辛温大热之附子，助阳兼顾脾肾；舌苔稍黄，提示体内湿郁化热之势，加入滑石粉合甘草，取六一散清热利湿之功，又可防附子温燥之性太过；全方标本兼治，内外兼顾，寒热并用。三诊患者月经来临，痛经，有血块，结合舌脉，为气滞血瘀证，以血府逐瘀汤为主，以大量丹参增强活血化瘀之功，量大力专，效仿大承气汤"峻下存阴"，急则治其标，去实就虚；腹部冷痛，以炮姜温经散寒止痛。四诊残留轻微浮肿，及其他一派虚弱之象，当以缓药解之，慢病守方，继续以苓桂术甘汤合防己黄芪汤加减治疗，食欲不振加入温脾开胃、化湿行气之砂仁，健脾和胃之炒麦芽。方中有附子辛温大热，不宜久服，遂前3剂中加入附子，以温肾阳，改善冷痛之症，后7剂未加。病程之中既能标本兼治、表里兼顾、寒热并用，又不拘泥于本虚之证，"有是证用是药"，审证求因，考虑周全，用药果断。

2.从"瘀血"论治慢性头痛

张某，女，38岁，住郑州市棉纺路。2012年3月12日初诊。

主诉：阵发性头痛5年，加重2天。

现病史：患者5年前因家庭纠纷而出现头痛，两侧胀痛，未予治疗。后头痛频发，两侧为甚，偶有眉骨疼痛，痛处固定不移，痛甚则呕，常在夜间发作，伴口干口苦，烦躁难入眠。曾接受中西医治疗（具体用药不详），疗效不佳。2天前外出，感受冷风后头痛加重，纳可，小便黄，大便如常，舌质暗红有瘀斑，苔薄微黄，脉弦涩。

中医诊断：头痛。此属头痛久病入络，气血凝滞，又外感风寒，脉络不通，不通则痛。

治法：活血化瘀，通窍止痛，佐以祛风通络。

方药：通窍活血汤加减。赤芍12g，川芎15g，桃仁12g，红花9g，天麻12g，全蝎9g，僵蚕9g，白芷10g，细辛3g，菊花12g，黄芩9g，生姜3片，大枣3枚，甘草6g。10剂，水煎服，每日1剂，早晚2次分服。另麝香0.3g，每日冲服0.1g。

二诊（2012年3月24日）：服上方后头痛明显减轻，时有烦躁，眠差。上方改黄芩12g，加茯神20g，合欢花20g。7剂，水煎服，每日1剂，早晚2次分服。

三诊（2012年4月5日）：头痛基本消失，眠可，近日饮食不规律，腹胀，纳差。嘱其服香砂养胃丸合保和丸。

按语：《叶氏医案存真》中指出："久发、频发之恙，必伤及络，络乃聚血之所，久病必瘀闭。"慢性头痛发病，无论外感或内伤，初病多气结在经，久病则血伤入络，导致气滞血瘀。本例初始表现为头两侧胀痛，是为肝失条达，气郁化火，须投之天麻钩藤饮。现头痛频发，两侧为甚，偶有眉骨疼痛，痛处固定不移，痛甚则呕，常在夜间发作，伴口干口苦，烦躁难入眠，为久病未愈，瘀血阻遏少阳、阳明二经，不通则痛，故选方为通窍活血汤，活血化瘀，通窍止痛，佐以天麻、全蝎、僵蚕。受风寒者，寒邪留滞经络，宜祛风通络止痛，当用白芷、细辛，白芷为阳明引经药，故可收效。邪火上炎，则有口干口苦，心神受邪火之扰，则烦躁难入眠，加菊花、黄芩，清头风而泻实火；恐全蝎、僵蚕之虫类碍胃，配以生姜、大枣、甘草调和胃气；麝香气极香，性走窜，可行血中之瘀滞，开经络之壅遏，当以冲服。二诊，患者头痛减轻，仍有烦躁、眠差，上方清火之力不及，故黄芩加量，佐以茯神、合欢花宁心安神。三诊，患者头痛消失，腹胀，纳差，为脾胃气虚，升降失常，故用香砂养胃丸合保和丸调和脾胃，消食导滞。

3.立愈汤加虫类药治疗顽固性头痛

孙某，女，26岁，住郑州市东风路。2013年9月2日初诊。

主诉：间断性头痛10余载。

现病史：患者头痛间断性发作十余年，始发左侧偏头痛伴恶心、呕吐、烦躁不安，尔后间断发作，且日渐频发而加重，发作频率从隔日1次至每日2～3次。近日头痛复发，痛如针刺，痛处偏左，剧痛难忍，甚则头皮麻木，目昏不欲睁，头沉不能举，入夜尤甚，遇冷加重，伴恶心欲呕吐，面白，肢冷，月经量少，夹有瘀块，经行头痛加重。遂来我院就诊。

诊查：舌质紫暗，苔滑，脉沉迟而略涩。

中医诊断：头痛（寒瘀阻络，气血运行受阻，脑窍失养）。

治法：活血化瘀，温经通络。

方药：何首乌12g，土茯苓30g，天麻12g，当归12g，防风10g，桃仁10g，红花10g，全蝎12g，蜈蚣2条，细辛3g，桂枝6g，甘草6g。5剂，水煎服，每日1剂，早晚2次分服。

二诊（2013年9月7日）：服药3剂，每日头痛发作次数减少，程度减轻，面白肢冷、头痛遇寒加重症状消失，原方去蜈蚣、细辛，继服5剂，水煎服，每日1剂，早晚2次分服。

三诊（2013年9月12日）：患者头痛诸症消失，诉胁肋胀满，胸闷善太息或嗳气，易怒，口苦，舌质淡暗，脉弦。处方：陈皮10g，柴胡12g，川芎12g，枳壳10g，白芍12g，炙甘草6g，香附10g。调治1周后痊愈。

按语：顽固性偏头痛中医称"头风"，中青年女性发病率高。常因情志内伤、郁火上扰、肝阳上亢、气滞血瘀阻于脑窍所致。病位在脑，与肝、脾、肾等脏腑关系密切，病性或虚或实，或虚实夹杂，病机复杂，病程缠绵难愈，对于这样的患者，用立愈汤加虫类药治疗是王新志教授的一大特色。孟文瑞的《春脚集》载立愈汤一方，谓"治一切头痛，不拘正痛，或左或右偏痛皆效"。本例偏头痛患者病程长达十余载，且日渐加重，近日头痛复发，痛如针刺，入夜尤甚，又见月经量少，夹有瘀块，舌质紫暗，脉涩，"久病入络""久病必瘀"。正如叶天士所言"病久则邪正混处其间，草木不能见效，当以虫蚁疏逐""以搜剔络中混处之邪"。所以加用虫类药将起到事半功倍的效果。遇寒加重，寒瘀互阻于络，以活血化瘀、温经通脉立法。二诊，患者面白肢冷、头痛遇寒加重症状消失，知寒证已除，故原方去蜈蚣、细辛，继服5剂。三诊患者头痛诸症消失，但诉胁肋胀满，胸闷喜太息或嗳气，易怒，口苦，舌质淡暗，脉弦，是肝气郁滞的证候，以柴胡疏肝散原方调治，疏肝解郁，则愈。

4.三方化裁治疗头痛案

林某，女，48岁，洛阳市汝阳县人。2013年8月25日初诊。

主诉：右侧头面部阵发性疼痛14年。

现病史：14年前患者突发右侧面部烧灼样剧痛，甚至面肌抽搐，流泪，流涎。此次发作6天，每日发作数十次，疼痛持续数分钟自行缓解，常因饮食热物、情绪激动以及刷牙或触及面部诱发，伴见头晕耳鸣、口苦喜冷饮、烦躁易怒、溲黄、便秘，舌质红苔黄，脉弦而滑。

中医诊断：头痛（肝火冲逆，风痰上扰）。

治法：平肝清火，祛风化痰。

方药：黄芩12g，石膏10g，大黄9g，白芍15g，全蝎6g，蜈蚣3条，僵蚕15g，白附子9g，天麻9g，防风9g，川芎9g，何首乌18g，当归12g。4剂，水煎服，每日1剂，早晚2次分服。

二诊（2013年8月31日）：大便已通，头痛发作次数减少，发作亦轻。上方去大黄，继服10剂，水煎服。

三诊（2013年9月12日）：头面部疼痛基本控制，诸症缓解，改以养血为主，少佐风药以巩固。处方：天麻9g，防风9g，川芎9g，何首乌20g，当归20g，白芍15g，全蝎6g，蜈蚣1条，僵蚕9g，白附子6g。继服8剂善后。

按语：《素问·五脏生成》指出："是以头痛颠疾，下虚上实。"《丹溪心法》谓"头痛多主于痰，痛甚者火多。"中医学认为，凡五脏精华之血，六腑清阳之气皆上注于头面，故六淫之邪外袭，上犯颠顶，邪气稽留，阻抑清阳，或内伤诸疾，导致气血逆乱，痰阻经络，均可发病。本患者伴见头晕耳鸣，口苦喜冷饮，烦躁易怒，溲黄，便秘，舌质红苔黄，脉弦而滑，辨证属肝火冲逆、风痰上扰，方选主治口眼㖞斜的牵正散；《兰室秘藏》载"治眉骨痛不可忍"的选奇汤；《春脚集》载"治一切头痛，不拘正痛，或左或右偏痛皆效"的立愈汤。三方化裁而成，诸药配合，标本兼顾，祛风化痰，养血止痛。

第七章 眩晕

第一节 眩晕的概述

眩晕最早见于《内经》，称之为"眩冒"。《内经》认为，眩晕属肝所主，与髓海不足、血虚、邪中等多种因素有关，如《素问·至真要大论》云："诸风掉眩，皆属于肝。"《灵枢·海论》曰："髓海不足，则脑转耳鸣，胫酸眩冒。"汉代张仲景认为，痰饮是眩晕的重要致病因素之一，《金匮要略·痰饮咳嗽病脉证并治》说："心下有支饮，其人苦冒眩，泽泻汤主之。"至金元时期《丹溪心法》明确提出"无痰不作眩"。明代张景岳在《景岳全书》中说"无虚不作眩"。可见随着时间的推移，对眩晕的认知逐步全面。

眩是指眼花或眼前发黑，晕是指头晕甚或感觉自身或外界景物旋转，二者常同时并见，故称为"眩晕"；轻者闭目即止，重者如坐车船，旋转不定，不能站立，或伴有恶心、呕吐、汗出，甚则昏倒等症状。眩晕的病因主要有情志、饮食、久病体虚、失血劳倦及外伤、手术等方面，其病性有虚实两端。虚者为髓海不足，或气血亏虚，清窍失养；实者为风、火、痰、瘀扰乱清空。病位在头窍，与肝、脾、肾三脏关系密切。本病病性以虚者居多，亦可见本虚标实之证，其常见证型有肝阳上亢、痰浊内蕴、瘀血内阻、气血亏虚、肾精不足五种，各证候之间不是完全独立的，常可相互转化或不同证候相兼出现。眩晕的治疗，应在辨清各证候的基础上，分清标本缓急，分别采用平肝息风、潜阳清火、化痰祛瘀等法以治其标，补气养血、滋养肝肾等法以治其本。

第二节　先贤应用虫类药治疗眩晕的论述

《本草纲目》言蝎"足厥阴经药也，故治厥阴诸病。诸风掉眩，搐掣，疟疾寒热，耳聋无闻，皆属厥阴风木。"

《本经逢原》言蝎"产于东方，色青属木，治厥阴诸风掉眩。"

《本草原始》言蝉蜕"治头风眩晕，皮肤风热，痘疹作痒。"

《医学衷中参西录》载蜈蚣"其性尤善搜风，内治肝风萌动，癫痫眩晕，抽掣瘛疭，小儿脐风；外治经络中风，口眼㖞斜，手足麻木。""蜈蚣，走窜之力最速，内而脏腑，外而经络，凡气血凝聚之处皆能开之……其性尤善搜风，内治肝风萌动，癫痫眩晕。"

第三节　治疗眩晕常用虫类药的现代药理研究

1.全蝎

研究表明，蝎毒中的多种蝎毒素包括具有镇静之效的抗癫痫活性多肽。

苗明三观察了全蝎粉对小鼠腹腔巨噬细胞吞噬功能、小鼠溶血空斑形成、小鼠溶血素形成及小鼠淋巴细胞转化的影响，结果表明全蝎粉对小鼠免疫功能有促进作用，可提高巨噬细胞吞噬功能，促进溶血素、溶血空斑的形成，促进淋巴细胞的转化，有提升免疫力的作用。

2.僵蚕

彭延古等研究僵蚕抗实验性血栓的作用，结果表明僵蚕具有促纤溶活性，对凝血酶-纤维蛋白原反应的直接抑制作用为防止血栓形成的主要因素。彭新君等对僵蚕不同部位抗凝活性及其主要成分的含量进行测定，结果发现僵蚕不同部位凝血酶时间和蛋白质含量比较，其顺序是透明胶状物＞全药＞僵蚕皮＞绿褐色物，表明僵蚕不同部位均有抗凝作用。

3.地龙

地龙具有扩张血管、改善微循环的作用。林涌泉采用蚓激酶联合氯吡格雷片对48例短暂性脑缺血发作合并糖尿病的患者进行治疗，结果发现两者联合使用可显著降低纤维蛋白，改善患者血液流变学有关的指标，大大提高了疗效。

地龙提取物具有较强的溶栓作用，通过降低血小板的黏附，抑制血栓形成，从而减小脑梗死的损伤面积。

4.水蛭

郑利珠等研究表明，含有水蛭的中药复方胶囊制剂能减轻动脉粥样硬化大鼠的血清中内皮素（ET）–1/一氧化氮（NO）平衡，从而减轻动脉粥样硬化所造成的内皮损伤。王玄等研究表明，水蛭在体内外均能抑制血小板聚集。林明宝等研究表明，水蛭提取物能使缺氧导致的神经细胞中的Bcl–2降低和Bax升高，从而提高Bcl–2/Bax的比值，减轻神经元凋亡。

5.龟甲

龟甲性甘平，专滋补肾阴。现代药理研究表明其具有增强机体免疫功能的作用。顾迎寒等制造阴虚小鼠模型发现小鼠甲状腺、胸腺、肾上腺明显萎缩，给予龟甲水提液每日0.32g后对其萎缩起到一定的抑制作用。且有研究表明，龟甲胶有生成白细胞和血小板的作用。陈东风等通过实验研究发现，给予缺血再灌注的大鼠龟甲口服液，日2次口服，能使其Nestin表达上调。神经损伤大鼠给予每日3mL，连续28日口服龟甲口服液，其Nestin阳性细胞数量增加，受损的神经功能得以改善。

6.龙骨、牡蛎

牡蛎含有丰富的钙质，具有镇静安神作用。周旭等研究表明，龙骨给药后能减少小鼠自主活动、增加小鼠入睡率和入睡时间，说明龙骨具有镇静催眠的效果。王重娟等研究表明龙骨多糖在体外能促进巨噬细胞增殖、提高巨噬细胞吞噬功能，在体内能增加免疫抑制小鼠脾脏、胸腺指数，增强其免疫功能，说明龙骨具有免疫调节作用。蔡亚伟等研究表明，牡蛎提取物能增加小鼠耐缺氧的能力，能减少复合游泳小鼠的血清乳酸含量，说明牡蛎具有抗疲劳作用。

第四节　治疗眩晕常用虫类药的临床研究

1.全蝎

郜旭娜等对60例后循环缺血性眩晕（痰湿中阻型）患者进行临床观察，将患者分为2组，治疗组给予自拟健脾祛湿方（茯苓20g，炒白术20g，薏苡仁20g，半夏12g，桂枝15g，红景天10g，天麻15g，香橼12g，全蝎6g，甘草9g），对照组予以甲磺酸倍他司汀片口服，结果发现治疗组30例痊愈16例，显效10例，有效2例，无效9例，总有效率93.3%。对照组30例痊愈10例，显效6例，有效9例，无效5例，总有效率83.3%。治疗组明显优于对照组。

2.僵蚕

黄志玉使用自拟芎归僵蝎汤治疗顽固性头痛患者36例，芎归僵蝎汤药物组成：川芎20g，当归12g，柴胡10g，黄芩10g，清半夏10g，僵蚕10g，白术10g，全蝎4g，羌活6g，甘草3g。36例患者中痊愈21例，好转14例，无效1例，总有效率97%。

高永坤使用自拟天麻僵蚕汤治疗眩晕患者86例，方药组成：天麻15g，钩藤15g，法半夏15g，丹参15g，白芍15g，泽泻15g，僵蚕12g，陈皮、甘草各5g。86例患者中70例痊愈，10例好转，4例有效，2例无效。

3.地龙

李恒等运用活血通络清脑方联合阿司匹林治疗短暂性脑缺血发作性眩晕患者49例，与阿司匹林治疗的对照组49例进行比较，结果显示观察组治疗后总有效率为93.88%，对照组总有效率为79.59%，观察组总有效率高于对照组。活血通络清脑方组成：黄芪30g，川芎25g，地龙20g，赤芍15g，桃仁15g，当归15g，石菖蒲15g，银杏叶15g，红花10g，胆南星10g，水蛭3g，人工牛黄0.2g。现代药理学研究发现，地龙、水蛭、川芎等可不同程度改善微循环，抗血小板聚集，降低血液黏稠度，且可较好地保护人体脑神经。

4.水蛭

胡元坤将芪蛭四物颗粒配合针刺治疗椎动脉型颈椎病患者78例设为治

疗组，与常规针刺基础上联合西药尼莫地平、盐酸地芬尼多治疗78例对照组进行比较，通过临床疗效观察发现治疗组总有效率为97.44%，对照组为74.36%。芪蛭四物颗粒药物组成：黄芪30g，水蛭3g，川芎12g，当归15g，熟地黄15g，白芍15g，葛根30g，天麻15g，地龙20g。水蛭可破血逐瘀通络，具有抗血小板聚集及抑制血栓形成，扩张血管以增加脑血流量的药理作用。

5. 蜈蚣

于红专等通过临床观察发现平肝息风胶囊对肝阳上亢型后循环缺血性眩晕具有显著疗效，可通过降低血液黏稠度，增加脑血流量，明显改善眩晕临床症状。平肝息风胶囊由天麻、钩藤、石决明、蜈蚣、丹参、牛膝、甘草、黄芩、大黄、菊花、豨莶草、水蛭组成，其中蜈蚣、水蛭为臣药，能平肝息风、祛风通络，协助君药以制阳亢。

6. 羚羊角

周雪明等搜集历代医家治疗眩晕病的医案1018例，通过数据分析发现医案中所使用410味药物中出现频次最高的是平肝息风药，而常用药有羚羊角、牡蛎、地龙、僵蚕、珍珠母、天麻、钩藤等。

7. 龙骨、牡蛎

于睿教授强调从肝治眩，当重肝、不独责肝，又必及肝，治当分实与虚，实则泻肝、平肝、疏肝，虚则养肝。于教授认为龙骨、牡蛎可平肝潜阳息风兼镇惊安神，同时又是化痰饮之妙品，故对于眩晕实证处方用药多不离此二药，临床收效颇佳。

吴嘉瑞等通过收集整理国医大师颜正华教授含牡蛎的681首处方，借助中医传承辅助平台，采用数据挖掘法分析发现含牡蛎的处方在40多种中医疾病中运用，眩晕排第二位。681首方中除牡蛎外，出现频次最高的是龙骨，频次最高的药物组合是龙骨、牡蛎，治疗眩晕用药的核心组合为牡蛎、龙骨、天麻、首乌藤、白芍、赤芍、炒酸枣仁、牛膝、丹参。

8. 龟甲、龙骨、牡蛎

杨克勤认为眩晕患者多为老年人，辨证多为上实下虚，因肝肾不足、风痰上扰所致，治疗当补肝肾、息风化痰，自拟方平眩饮，组成：熟地黄、白芍、麦冬、枸杞子、醋龟甲、龙骨、牡蛎、胆南星、天麻、半夏、陈皮、菊花、丹参。醋龟甲、龙骨、牡蛎均为血肉有情之品，醋龟甲当滋阴潜阳、益精养血，龙骨、牡蛎平肝潜阳、息风化痰。基于贯穿整个病程中的肝肾阴虚基本病机，该方在临床应用中多获良效。

黄燕教授认为眩晕发病与肝脏密切相关，应从肝论治。对于肝阳上亢者，当平肝潜阳、滋阴定眩，阴虚阳亢者运用镇肝息风汤，重用牛膝，佐以龟甲、龙骨、牡蛎、玄参、天冬、白芍以达滋潜并用之意。

9.全蝎、白僵蚕、蜈蚣

黄国毅使用剔络散治疗脑动脉硬化性眩晕患者60例（治疗组），与口服银杏叶胶囊的对照组30例进行比较，发现治疗组显效39例，有效18例，无效3例；对照组显效10例，有效17例，无效3例。两组比较差异明显，治疗组优于对照组。剔络散组成为全蝎3g，白僵蚕10g，蜈蚣1g。三药均为虫类药，合用有荡涤痰瘀之功，疗效显著。

董桂英教授认为，眩晕多夹痰夹瘀，痰瘀夹杂、痰久必瘀，瘀去则痰消，眩晕则止，故强调"痰瘀同治"，治疗中风型眩晕时加用地龙、蜈蚣、僵蚕、全蝎等活血通络、息风止痉定眩可取得事半功倍之效。

10.全蝎、僵蚕、水蛭、地龙

薛保国等在治疗脑卒中后眩晕时运用虫类药以祛瘀生新、活血通窍，并自拟止眩方以滋补肝肾、化痰通络、活血祛瘀，疗效甚佳，方药包括全蝎、僵蚕、水蛭、地龙等。

11.全蝎、僵蚕、蜈蚣、地龙

庄慧魁运用参芪四虫汤治疗30例椎基底动脉供血不足患者，通过与对照组30例对比观察，显示治疗组显效率为66.7%，总有效率为96.7%，对照组显效率为40%，总有效率为86.7%。参芪四虫汤药物组成：党参15g，黄芪30g，地龙12g，丹参30g，葛根30g，全蝎9g，僵蚕9g，蜈蚣2条，桂枝6g，甘草6g。全蝎、僵蚕、蜈蚣、地龙，俗称四虫汤，四药合用共奏疏经通络、行瘀散结之功，从而改善脑部供血，则眩晕自除。

第五节　应用虫类药治疗眩晕的经典医案

一、孔伯华医案

朱某，女，14岁。住院号：76/3600。初诊：1976年10月30日。

二旬前头晕，寒热咽痛，热退后头晕依旧，纳少，倦息嗜睡，头晕甚则呕吐，前夜起突然四肢抽搐，角弓反张，神志昏迷，小溲自遗，昨起神志转清，抽搐小发二次，低热面色萎黄，脉弦，舌边红，苔薄黄而干，阴分不足之体，肝风夹痰热上扰则晕，流窜筋脉则抽搐，拟养阴平肝、化痰舒筋。

羚羊角粉0.6g（分吞），钩藤12g（后下），生地黄18g，生白芍15g，川贝母3g，石决明30g（先煎），朱茯苓9g，川贝母9g，鲜竹茹9g，炒黄芩9g，木瓜9g。2剂。

加用激素及抗癫痫西药进行治疗。

二诊（1976年11月1日）：头晕作恶已减，抽搐未发，神清，小便已能自主，口干，脉弦细，苔薄黄，肝风鸱张之势已刹，热渐化未清，仍守前法出入。前方去羚羊角粉、鲜竹茹，加川石斛18g（先煎），3剂。

停用抗癫痫药，激素逐步减量。

三诊（1976年11月4日）：头晕减轻，纳增，面色萎黄好转，嗜睡已除，精神转佳，苔薄黄已化，舌边尖红，脉细，肝风渐平，痰热见化，病后气阴两亏复，续予调治。

太子参9g，川石斛5g（先炙），生地黄2g，炒白芍9g，炒当归9g，朱茯苓9g，钩藤2g（后下），大豆13g，川贝母9g，香谷芽12g。5剂。

按语：本案系病毒性脑炎后遗症样发作。张老认为由温病伤阴动风所致。诸风掉眩，皆属于肝。诸暴强直，皆属于风。故用羚角钩藤汤加减治疗，羚羊角、钩藤凉肝息风，朱茯苓宁神定志，黄芩、川贝清热化痰，生地黄、芍药、木瓜酸甘化阴，滋养血液以缓筋脉拘急抽搐，竹茹宣通脉络，石决明重镇潜阳，2剂后肝风得平，改为平肝潜阳、益气养阴调治而收功。

二、俞慎初医案

王某，女，55岁。初诊：1992年1月7日。

反复头晕已两年余。两年前因精神受刺激后，经常出现头晕、健忘，视物时双眼似有重影。表情淡漠，语言謇涩，四肢乏力，动则汗出，夜寐欠佳，夜常辗转难眠。曾在市某医院治疗，拟诊为震颤性麻痹，后又转送其他医院诊治，经治疗后病情未见明显好转，X线检查提示退行性病变。患者要求服中药治疗。现仍感头晕如蒙，胸闷恶心，痰多色白，精神困倦。舌淡胖苔白腻，脉细数。证属痰浊中阻之眩晕，治宜健脾燥湿、祛痰止眩，涤痰汤加减。

陈皮5g，清半夏6g，茯苓10g，制胆星6g，水牛角10g（先煎），地龙15g，阴地蕨6g，远志肉6g，石菖蒲6g，钩藤12g，天麻12g，夜交藤12g。3剂，水煎服。

二诊（1992年1月13日）：后头晕减轻，夜寐改善，仍守前法。

水牛角10g（先煎），制胆星6g，盐陈皮6g，茯苓10g，半夏6g，远志6g，石菖蒲6g，双钩藤12g，天麻12g。水煎服，7剂。

三诊（1992年1月20日）：头晕基本好转，语言流利，但四肢乏力，眠欠佳，二便尚调。脉缓，舌质淡红苔薄白。守前方加减。

太子参12g，黄芪15g，白术6g，当归身6g，陈皮5g，琥珀6g，珍珠母20g（先煎），夜交藤12g，合欢皮12g，远志6g，五味子3g，地龙20g，小春花10g。水煎服。

又服4剂后，病情基本稳定，头晕已愈。

按语：痰浊是致晕之病因，但与脾虚有直接关系。脾虚运化失职，水谷不化精微，既能生湿，又能生痰，湿阻经脉，清阳不升，清窍失养而致眩晕。脾虚是致病之本，故俞师先予涤痰汤加以燥湿祛痰为主治其标，复诊时又加入参、芪、术等健脾益气药物治其本。健脾是针对生痰之源，脾气健旺，运化正常，则湿不易滋生。实践证明，健脾是治痰湿眩晕的基本方法。

三、张聿青医案

右，调气息肝，眩晕不定，左脉弦大，尺部空虚。下虚上实，拟介类潜阳，为进一层治。生龟甲七钱，煅磁石三钱，杭白芍一钱五分，酒炒阿胶珠二钱，生牡蛎五钱，朱茯神三钱，池菊花一钱五分，黑豆衣三钱，钩藤三钱，淮小麦五钱。

钱左，肾水不足，不能涵养肝木，肝经之气，横扰不平，则腹胀胸闷，在下则为气，上旋则为风，风阳上旋，则为眩晕。今大势虽定，而根柢不除，牙龈胀痛，亦属风阳阻于胃络也，脉象细弦，宜为柔养。川石斛四钱，大麦冬三钱，生牡蛎六钱，生白芍二钱，白蒺藜三钱，小黑豆衣三钱，酒炒女贞子三钱，阿胶一钱五分，干橘叶一钱。

某，头目旋晕，经久不愈，投滋纳减，此痰阻中宫，痰能作眩，古人之言，岂欺我哉。温胆汤加蚕、蒺藜、僵蚕、天麻、瓜蒌仁、杏仁。另白金丸五分先服。

第六节　王新志教授对眩晕常用虫类药的认识及应用心得

一、常用虫类药

1. 全蝎

全蝎，首见于《蜀本草》，味辛，性平，有毒。归肝经。功效：息风镇痉，攻毒散结，通络止痛。用量3～6g。《得配本草》言："全蝎……入足厥阴经，一切风木致病，耳聋掉眩，痰疟惊痫，无乎不疗，且引风药达病所，以扫其根，入降药暖肾气，以止其痛。"王新志教授认为：①全蝎色青善走，独入肝经，风气通于肝，为搜风之主药，配伍清虚之僵蚕可解络中之风，为治眩晕要药。②药用部位，临床常整只使用，但以小者、紧凑者疗效为著。③根据外风内风选药物剂量，外风直中者，多为实、为表、为标，素体尚坚硬，多以9～12g大量用之；虚风内动者，多本虚、入里，素体亏虚，多以3g收效；另有下虚上实、肝风上侵者，多6～9g，收功即止或改为小量3g。

2.僵蚕

王新志教授认为，此药为蚕感染白僵菌而致死的幼虫，风僵而成，能耐风而不易质，故能祛风，另外蚕为蛾之幼体，蛾能飞能走，其性阳上，则蚕亦有上行之性。临床经验点滴：①常用量为9～20g，该药性味平和，为中上品之药，无毒无副，辨证治疗时可大量以求倍效；②配伍方面，祛外感六淫喜配蝉蜕，平内风摇动喜配全蝎，祛痰湿喜配不忘散（石菖蒲、茯苓、茯神、远志、人参），去热喜配栀子升降相宜。

3.地龙

《素问玄机原病式》言："所谓风气甚，而头目眩晕者，由风木旺，必是金衰不能制木，而木复生火，风火皆属阳，多为兼化，阳主乎动，两动相搏，则为之旋转。"王新志教授认为地龙可清热通络，其性善走窜，长于通行经络，适用于各种经络阻滞、血脉不畅之眩晕，应用地龙治疗眩晕多配伍川芎以行气通络，川芎具有上行头目、下达血海、旁通经络的功效，既能活血行气止痛，又能祛风通络，轻型眩晕患者，可仅用一味地龙，研粉开水送服。

4.水蛭

王新志教授认为烫水蛭为血肉有情之品，富含多种营养物质，对于肠胃不适者，稍以小量加之，多为3g，不仅可疗久病顽疾，尚能开胃醒脾。对于用法，水蛭其本身为蛋白质，煎煮后成分多被破坏，多提倡水蛭焙干吞服，因此炮制方法可去除杂质，而保留完整的疗效。眩晕是常见病、多发病，有的是缠绵痼疾，根治不易。久病则生瘀，临床应加用活血通络之品，而水蛭味咸，故善入血分，其原为噬血之物，故善破血。因此顽固性眩晕多加用水蛭以破血逐瘀，但生水蛭入煎剂，其腥味极难闻，服之易呕。故王新志教授多用含有水蛭的复方，若单用生水蛭，则捣碎装入空心胶囊，食后温开水送服。

5.蜈蚣

王新志教授认为蜈蚣为百足之虫，善行能走而名天龙，天者、上也，可至颠顶之上而治脑病。临床常用单位多为条，每条约3～5g，常用剂量1～2条。1条者，取其性上，引药上行，并虫药有搜剔经络之效，取引药入经络，增强疗效；2条者，取其祛邪之功，量虽大，未见中毒之候，但见其效著。

二、验案赏析

1.化痰祛瘀治疗眩晕

王某，男，57岁，农民。2017年6月15日初诊。

主诉：发作性头晕2年，加重伴左腿抽动1个月。

现病史：发作性眩晕，每次持续半分钟左右，任何时间、地点、姿势均可发作，发作时伴左腿抽动，双侧瞳孔大小不等，眼震，发作频率逐渐增多，目前一天发作数十次，发作停止后一切正常，平时体健，无基础疾病，查体无明显神经病理特征。无体位改变，排除耳石。入院前头颅核磁示右侧顶叶占位性病变，服用卡马西平，效果不佳，行脑电图检查未见异常，排除癫痫发作。入院查MRA示双侧大脑前动脉A1段管腔显示稍细，考虑短暂性脑缺血发作可能，给予双抗后效果不明显。

中医诊断：眩晕（痰瘀互结）。

治法：祛风化痰，活血通络。

方药：党参30g，白术20g，茯苓12g，甘草5g，陈皮12g，法半夏10g，胆南星6g，天麻15g，石菖蒲20g，蜜远志15g，炒僵蚕15g，全蝎10g。5剂，水煎服，每日1剂，早晚2次分服。患者服用2剂后症状有所减轻，因个人原因出院，其间随访，诉发作次数明显减少。

按语：在西医诊断不明，难以对症治疗的情况下，王新志教授从中医角度分析，怪病多痰多瘀，结合患者发病短暂，来去迅速的特点，考虑风邪夹痰夹瘀所致，治以祛风化痰，活血通络，取得了显著的效果。

2.化痰息风治疗眩晕

范某，男，57岁。2018年8月11日初诊。

主诉：头晕10余天。

现病史：10天前突然出现阵发性头晕，其特点是头晕而无目眩，纳眠尚可，二便调。曾服盐酸氟桂利嗪胶囊，静脉滴注丹参针等药治疗无效。就诊时症见头晕和胃脘部不适，无视物旋转，舌体胖大、舌质暗、苔薄白、脉弦滑。体温36.7℃，血压130/86mmHg，核磁共振示颈椎骨质增生，未发现脑部病变。三维多普勒超声示椎基底动脉供血不足。

中医诊断：眩晕（痰瘀阻滞，肝风内扰）。

治法：化痰祛瘀息风。

方药：半夏白术天麻汤化裁。天麻15g，全蝎15g，陈皮12g，半夏12g，茯苓30g，丹参30g，当归15g，赤芍15g，川芎12g，桃仁12g，红花20g，葛根15g，焦神曲12g，甘草10g，生姜3片，大枣5枚（擘）。6剂，水煎服，每日1剂，早晚2次分服。上药服6剂，头晕明显减轻，继服6剂头晕完全消失，前后共4诊，服药32剂，一切症状消失，半年后随访无复发，能正常工作和生活。

　　按语： 西医学认为该病由椎基底动脉供血不足所致，与颈椎骨质增生有关。王新志教授认为钩椎关节刺激椎动脉可引起椎基底动脉痉挛，导致脑供血不足，所以产生阵发性头晕。该病属中医眩晕范畴，因患者舌体胖，舌质暗，脉弦滑为痰瘀夹风之象。诸风掉眩，皆属于肝。无痰不作眩。治则应化痰祛瘀息风，故选半夏白术天麻汤化裁，方以陈皮、半夏、茯苓化痰祛湿；当归、赤芍、川芎、桃仁、红花活血祛瘀；天麻、全蝎息风；葛根虽为解表祛风药，现代药理研究显示其能增加脑血流量，降低脑血管阻力，故配入方中；焦神曲、甘草取其健脾和中之意。诸药合用，直中病机，故疗效显著。

痿证 第八章

第一节　痿证的概述

　　痿证亦称"痿躄"，是指肢体筋脉弛缓，软弱无力，不能随意运动，或伴有肌肉萎缩的一类病证。西医学中，运动神经元病、重症肌无力、周期性麻痹、多发性神经根型神经炎、脊髓炎、脊髓空洞症、截瘫等均属"痿证"范畴。

　　历代医家认为痿证最主要的病因有湿热、房劳过度、饮食厚味、痰湿、劳力过度、情志不舒、瘀血等。病位主要在脏腑，尤其以肾、脾胃、肝、肺为主。肝肾阴亏、肺热叶焦、脾胃虚弱等为其主要病机，病变过程中常伴有气血亏虚，并夹杂痰、瘀、湿、热等病邪，病变常累及五脏六腑且相互传变。治疗上，《内经》记载"治痿独取阳明"，提出补脾胃、清胃火、祛湿热的治则。总结历代医家经验，认为痿病治疗以扶正补虚为主，针对病机或滋养肝肾，或益气健脾，或清肺润燥，或清热利湿，或活血化瘀。

　　王新志教授认为痿证总病机责之脾胃虚损，与五脏相关。治疗以益气升阳为基础；应重视脾胃，以补益气血、脾肾为主，阴阳并济。治疗中应抓住脾胃虚损、五脏相关这一根本病机，"初病在气，久则入血"，该病多迁延难愈，对于病程日久者或经益气升阳等治疗效果不佳者，应适当加用少量虫类药搜剔络邪，以达祛瘀生新之效。常用鹿角胶、阿胶、地龙、全蝎、龟甲、鳖甲、鹿茸等，现对这几味药的药理研究、临床应用、典型医案及王新志教授所总结应用经验等几方面进行阐述。

第二节　先贤应用虫类药治疗痿证的论述

《本经逢原》言："鹿茸功用专主伤中劳绝，腰痛羸瘦，取其补火助阳，生精益髓，强筋健骨，固精摄便，下无虚人，头旋眼黑，皆宜用之。"

《神农本草经》载阿胶"主心腹内崩，劳极洒洒如疟状，腰腹痛，四肢酸疼，女子下血，安胎，久服轻身益气"。

《本草纲目》言地龙可"治足疾而通经络也"。

《本草求真》载："全蝎，专入肝祛风……大人半边不遂，口眼㖞斜，言语謇涩，手足搐搦……无不用之。"

《玉楸药解》载："全蝎，穿透筋骨，逐湿除风。"

《类证治裁》在痿证论治中亦提出了瘀血成痿的治则治法及方药，"瘀血留于腰胯成痿，脉必沉涩而兼痛。四物汤加桃仁、莪术、穿山甲"。指出"肾督阳虚，脊软腿酸者，壮筋骨，鹿角丸、四斤丸；太阳督脉虚，形俯痿废者，理腰脊，香茸丸；衰年足软肌麻，跷维不用者，以温行流畅奇络，橘络、木瓜、杞子、杜仲、狗脊、肉苁蓉、牛膝、当归须、鹿胶"。

《神农本草经》载龟甲"主四肢重弱，小儿囟不合"。

《本草纲目》载龟甲"其甲以补心、补肾、补血，皆养阴也……观龟甲所主诸病，皆属阴虚血弱"。

《本草通玄》载龟甲"大有补水制火之功，故能强筋骨，益心智……止心血"。

《本草汇言》载鳖甲"除阴虚热疟，解劳热骨蒸之药也，厥阴血闭热厥，渐至寒热，为癥瘕，为痞胀，为疟疾，为骨蒸，咸得主之"。

唐容川在《血证论》中明确指出："痿废之原虽在于胃，而其病之发见，则在于筋骨，凡龟甲、鹿筋、猪脊髓、牛脊髓、狗脊、骨碎补、牛膝、苡仁、枸杞子、菟丝子、续断皆可加入，以为向导。"

陈无择著《三因极一病证方论》用加味四斤圆（苁蓉、牛膝、天麻、木瓜丁、鹿茸、熟地黄、菟丝子、五味子）治疗肝肾脏虚，热淫于内之痿证，症见"筋骨痿弱，不自胜持。起居须人，足不任地，惊恐战掉，潮热时作，饮食无味，不生气力，诸虚不足"。

第三节 治疗痿证常用虫类药的现代药理研究

1. 鹿角胶

鹿角胶主要含有动物蛋白质、多种氨基酸、多肽、激素、糖类及少量的微量元素等成分。现代药理学研究表明，鹿角胶具有抗骨质疏松的作用。

蒙海燕等通过观察鹿茸及鹿角胶对去卵巢大鼠骨质疏松症的影响，证明鹿茸及鹿角胶对去卵巢所致的大鼠骨质疏松症具有治疗作用。因为鹿角胶中含有多种氨基酸，可促进钙的吸收。

张婧卓等通过建立小鼠耳郭肿胀的模型证明鹿角胶有明显抗炎、镇痛的药理活性。

2. 阿胶

阿胶的化学成分主要是氨基酸、蛋白质、多糖、挥发性物质及无机物。现代药理学研究表明，阿胶具有骨髓修复、抗炎、免疫调节的作用。

常德有等发现阿胶能增加成骨细胞的碱性磷酸酶含量，而碱性磷酸酶是成骨细胞分化的标志性蛋白，故说明阿胶能促进成骨细胞的分化。贾玉民等通过观察阿胶补肾健骨方对去卵巢骨质疏松症（OP）的影响，发现阿胶补肾健骨方可调节脂代谢，升高OP大鼠子宫及双肾指数；升高OP大鼠血清中成骨细胞分泌蛋白和Ⅰ型胶原羧基端前肽的水平，从而达到预防和治疗OP的目的。李洪梅等通过临床试验证实，复方阿胶颗粒具有调节激素水平、调节免疫和抗炎的作用，为其治疗月经不调提供了药效学基础。免疫是人体的一种极其重要的生理功能，对维持健康具有重要作用。刘元涛等通过采用仿生酶解法酶解阿胶，证实阿胶酶解后更易于吸收，提高免疫力的作用增强。

3. 地龙

现代药理学研究表明，地龙具有增强免疫调节的作用。

地龙主要化学成分是氨基酸类化合物、核苷类化合物、二肽类化合物、有机酸类化合物、无机元素、蛋白质类化合物。地龙提取物能有效减少渗出，使炎症周期明显缩短，进而促使患者伤口愈合，地龙的抗炎作用与活化巨噬细胞密切相关。地龙肽能很好地调节免疫功能，有效对抗环磷酰胺所产生的免疫抑制作用。

4.龟甲

现代药理学研究表明，龟甲有增强机体免疫功能、促进发育的作用。

龟甲有效成分是胶原蛋白、氨基酸、无机元素等。余翔等研究表明龟甲能增加椎体骨内BrdU阳性细胞的表达，在划痕实验中能增加骨髓间充质干细胞的迁徙，由此说明龟甲具有促进骨髓间充质干细胞归巢和迁徙的作用。杨梅香等研究发现龟甲能提高阴虚小鼠淋巴细胞转化率、增加血清IgG的含量，说明龟甲具有增强免疫的功能。

5.鳖甲

现代药理学研究表明，鳖甲具有抗疲劳、免疫调节的作用。

鳖甲所含的微量元素是酶和蛋白质等发挥重要生理功能的关键组成部分，能稳定和激活激素、核酸、细胞膜等，鳖甲还能提高机体免疫力，延长抗体存在时间。

6.紫河车

现代药理学研究表明，紫河车具有增强机体免疫力、激素样的作用。

给小鼠肌内注射胎盘提取物，可预防和治疗实验性胃溃疡。胎盘能促进脾脏、胸腺、阴道、子宫的发育，考虑是其可能含有雌激素、促性腺激素及孕激素所致。

7.鹿茸

现代药理学研究表明，鹿茸有性激素样作用，可以增强机体免疫功能。

鹿茸可滋补肾阳，通过调节下丘脑–垂体–性腺轴来影响性器官以改善生殖机能。给大鼠灌胃梅花鹿茸和鹿尾粉10天后，发现雌性大鼠卵巢和子宫重量增加，雄性大鼠前列腺、储精囊、睾丸重量增加。鹿茸可通过抗红细胞凝集反应，增强免疫缺陷小鼠巨细胞的吞噬作用，以增强其免疫功能。

第四节　治疗痿证常用虫类药的临床研究

1.鹿角胶

程永德等运用针灸配合气功康复的方法治疗运动神经元病，针刺后坚持服用含有鹿角胶的丸药（组方还包括人参、炮穿山甲等）补血调气，同时运用气功疗法（主要以意守丹田和八段锦为主）进行肢体功能康复锻炼，总有效率达89%。

宋相勤、王宝亮等运用中西医结合的方法治疗运动神经元病，西药给予支链氨基酸、B族维生素、维生素C静脉注射，口服尼莫地平片、神经妥乐平的方式，中医方面采用穴位封闭注射黄芪注射液，穴取双侧足三里、曲池、内关、三阴交等，配合口服汤药的方式，中药处方为炒白术、茯苓、黄芪、沙苑子、西洋参、全蝎、菟丝子、鹿角胶、紫河车；筋脉拘急痉挛者，加当归、白芍、鸡血藤；兼有湿热者，加知母、黄柏。取得了一定疗效。

顾锡镇教授对治疗重症肌无力的34张膏方处方、164味中药进行分析，结果显示中药使用频次共2035次，鹿角胶的使用率为94.12%。

蔺恒永等报道用自拟方愈痿汤治疗运动神经元病患者39例，愈痿汤组成：党参、黄芪、鹿角胶、山药等。结果显示有效15例，占38.5%，显效15例，占38.5%，无效9例，占23%，总有效率77%。

许凤全报道用特制胶囊治疗脊髓空洞症患者118例，方药组成黄芪、西洋参、鹿茸、何首乌等，并提出"益髓通督、扶元起痿、益气养血活络"为治疗法则。3个月为一疗程，共治疗1～4个疗程。结果显效49例，有效56例，无效13例，总有效率为88.93%。

2. 阿胶

周瑞芳等通过查阅文献来分析全身型重症肌无力脾肾阴虚型用药规律，发现阿胶出现的频率为16.67%。

3. 地龙、全蝎

尚尔寿等人认为重症肌无力的病位主要在肝，其病因病机主要与风（内风和外风）密切相关。治疗上重点从肝风论治，以补益肝肾、祛风通络为法，并善用虫类药搜剔筋骨间之顽邪。用复肌宁方（天麻、全蝎、蜈蚣、地龙、牛膝、黄芪等组成）治疗重症肌无力患者70例，临床治愈21例，基本治愈6例，显效20例，好转16例，无效7例，总有效率为90.0%。

高俊彦运用含有地龙、全蝎的起痿丸在1977—1979年的3年间，共治愈20例不同程度的痿证患者，其中双下肢瘫痪者8例，偏瘫者6例，颈肌麻痹头部倾斜或下垂者4例，偏瘫兼口眼㖞斜者2例。

胡明灿报道典型的外伤后或久病有瘀所致的痿证，方用王清任的黄芪赤风汤加减，药用黄芪、赤芍、防风、鸡血藤、地龙之属，收效甚捷。

4.龟甲

陈心智等将运动神经元病分为肝肾阴虚型和脾肾气虚型，用含有龟甲的虎潜丸加减治疗，具体药物：知母、陈皮、当归、山药、白芍、熟地黄、黄精、牛膝、桑椹、鸡血藤、锁阳、龟甲，以补气益肾、养肝补血。

许振亚等在临床治疗运动神经元病时将本病辨证分为3种证型，即肝肾亏虚型、脾胃虚寒型、邪伤肺金型，对于肝肾亏虚型亦用虎潜丸加减治疗，药物组成：黄柏、龟甲、熟地黄、锁阳、陈皮、知母、白芍、干姜、马钱子、紫河车。

5.鳖甲

陆小青、李如奎等运用止痿汤方（含党参、黄芪、鹿角霜、郁金、炙鳖甲、栀子）治疗运动神经元病患者30例，疗程3个月。结果显效1例，有效21例，无效8例，总有效率为73.33%。

6.紫河车

周绍华认为痿证的治疗当以补肾为主，并贯穿病程始终，同时兼顾肝脾。分为肝肾亏虚、中气不足、脾肾阳虚、元气衰败四型，其中中气不足者选用补中益气汤加味，具体药物：炙黄芪30g，人参10g，麸炒白术15g，当归12g，陈皮10g，升麻10g，柴胡10g，补骨脂10g，紫河车10g，黄精30g，锁阳10g，山药10g。方中紫河车补气益精、大补元气。辨证用方，往往收效颇佳。

况时祥等在探讨中医药治疗痿证的特点时总结出中医在治疗重症肌无力时突出的用药特色：①重用补益药。②用峻烈药。③用血肉有情之品。④并用解毒药。重症肌无力患者脾肾及胸腺等器官易损而难复，配以血肉有情之品促进受累脏器的愈合修复，能提高临床治愈率，常用如冬虫夏草、鹿茸、紫河车、龟甲、海参等。

7.鹿茸

吴以岭认为重症肌无力乃奇经亏虚、真元颓废所致，治当温里助阳、扶元振颓、通畅络气，他创制的重肌灵制剂（由鹿茸、人参、淫羊藿、菟丝子、女贞子、麻黄组成）疗效颇佳，方中鹿茸为君药，入奇经督脉，温奇阳、扶元阳。

胡军勇等对120例眼型重症肌无力患者应用参茸强力散（含鹿茸、人参、黄芪、淫羊藿等药）配合针灸治疗，结果显示总有效率为99.17%。方中鹿茸为君药，补肾壮阳、填精益髓、强筋健骨。叶天士认为鹿茸乃血肉有情之品，可直入奇经，补督通阳。

第五节　应用虫类药治疗痿证的经典医案

一、李振华医案

案1

和某，男，58岁，干部。初诊：1991年4月9日。

主诉：双下肢麻木乏力半年余。

现病史：半年前无明显诱因出现两腿麻木伴困乏无力，不能行走，初始可依靠拐杖自己行走，现已不能下床。曾于当地医院及解放军某医院住院治疗，均诊断为多发性神经炎、进行性肌无力等，经治疗效果不佳（具体用药不详）。后经人介绍，来我院求李老诊治。患者体型肥胖，就诊时神志清晰，回答清楚准确，不能行走，自觉双下肢发麻，身困乏力，平时口角流涎不能自制，痰多色白，半年来食欲不振，舌质淡红，舌体胖大，边有齿痕，苔薄黄腻，脉沉滑。

中医诊断：痿证（脾虚湿盛，痰湿阻络）。

治法：健脾利湿，祛痰通络。

方药：祛湿通络汤（李老自拟方）加减。

白术12g，茯苓15g，橘红10g，旱半夏10g，泽泻10g，节菖蒲10g，黄芩10g，地龙20g，鸡血藤30g，木瓜20g，乌梢蛇15g，蜈蚣3条，甘草3g。6剂，水煎服。

嘱适度加强肢体功能锻炼，注意休息，清淡饮食，忌辛辣油腻食物。

二诊（1991年4月16日）：身重乏力等症状明显减轻，食欲有所增加，觉肢体活动较前有力，痰涎较以前减少，舌质淡红，舌体仍大，边有齿痕，苔黄腻，脉沉滑。守上方加牛膝10g。30剂，水煎服。

三诊（1991年7月25日）：诸症消失，患者已能下地自主活动，舌质淡红，舌体不大，苔薄白，脉沉缓。症悉平，故改用健脾和胃之品，予香砂六君子汤加减善后。

服用香砂六君子汤30剂，诸症消失停药。半年后随访未复发。

按语： 李老强调，痿证之辨治，需注意以下三点：①痿者，痿弱而不用也，是指肢体筋脉弛缓，软弱无力，不能随意运动而言，肌肉萎缩并不是必有之征。②虽五脏皆能使人痿，但与阳明关系最为密切，因"阳明者，五脏六腑之海，主润宗筋，宗筋主束骨而利机关也"。③痿证通常病程较长，肢体筋脉久而失用，经络之中必有滞，故活血通络药往往是必用之品，即如吴师机所言"气血流通即是补"。本案患者四诊合参，为脾虚湿盛，湿邪下注，阻滞经络而发为本病，治用李老自拟方祛湿通络汤加减，待湿去络通，又以香砂六君子汤调理脾胃以善后，使阳明实而疾病愈。

案2

牛某，男，32岁。初诊：1993年4月22日。

主诉：因高热致双下肢痿软无力3个月。

现病史：患者自述今年1月20日感冒，高热，突然出现肢体软弱无力，即住某医院治疗，诊断为低血钾症。予输液补钾退热治疗，身静热退，但双下肢无力未除。治无明显效果。现行走时双下肢发软，精神不振，气短乏力，食少腹胀。舌质淡，舌体胖大，苔薄白，脉细。

中医诊断：痿证（脾虚湿停，经络失畅）。

治法：补益气血，通经利湿。

方药：四君子汤合当归补血汤加味。

黄芪30g，党参15g，炒白术10g，茯苓15g，当归15g，川芎10g，赤芍15，丹参15g，鸡血藤30g，乌梢蛇15g，穿山甲10g，桂枝10g，薏苡仁30g，川牛膝10g，木瓜15g，续断15g，甘草3g。30剂，水煎服。

二诊（1993年5月23日）：双下肢渐感有力，饮食增加，气短消失，腹胀减轻，大便正常。舌质淡红，舌体稍大，苔薄白，脉细。原方去木瓜，加鹿筋12g。30剂，水煎服。

三诊（1993年6月25日）：双下肢发软感已消失，行走有力如常，诸症消失。为巩固疗效，以二诊处方10剂，混匀，共研细粉，炼蜜为丸，每次1丸，每日3次，温开水送服。

随访结果：1年后电话随访，病未复发。

按语：患者外感温热，温邪上受，首先犯肺，肺受热灼，阴津受损，影响水谷精微之输布，筋脉、肌肉失于濡养，故突发下肢痿软，行走困难；病程迁延，损及脾胃，致脾胃虚弱，化源不足，经脉气血不畅，筋脉失荣，故下肢痿软日渐加重；脾失健运，清阳不升，故食少便溏。根据舌脉均属脾虚湿停之象。李老认为痿证与肺、肝、脾、肾关系密切，因阳明虚，气血生化乏源，肌肉宗筋失养，不能束筋骨以利机关而致。此外，虚则易滞，经络瘀阻不得畅行，四肢失养导致痿证加重。因此，本病大多以脾胃气虚为本，经络瘀阻为标。治当侧重补脾胃辅以疏通，此即"治痿独取阳明"之意。本例脾虚湿停络阻，故治以黄芪、党参、白术、茯苓、甘草、薏苡仁，健脾益气、淡渗利湿；当归、川芎、赤芍、丹参补血活血化瘀，疏通经络；乌梢蛇、穿山甲、鸡血藤、木瓜走窜通经，舒筋活络；续断、川牛膝补肝肾、强筋骨、行气血；桂枝通脉以利关节。诸药合用，健脾益气为主，通络舒筋为辅，使脾健为胃行其津液，肢体得水谷之气，络通而瘀去新生，筋骨肌肉得以充养。

案3

李某，男，5岁。初诊：2007年8月7日。

主诉：双下肢无力4个月余。

现病史（家长代诉）：今年4月发现患儿双下肢无力并逐渐加重，经某医院诊为进行性肌营养不良病。用肌劲胶囊和三磷酸腺苷等治疗1个半月效果不佳。现症见双下肢无力，走路易跌倒，不能跳起、跑步及上下楼梯，上楼需爬行，行走稍久即觉无力，面色黄，饮食、二便皆正常。舌质暗淡，舌体稍肥大，脉沉细无力。

中医诊断：痿证（脾胃虚弱，瘀阻脉络）。

治法：益气健脾，化瘀通络。

方药：健脾通络汤（李老自拟方）。

黄芪8g，党参5g，白术5g，苍术5g，厚朴5g，砂仁3g，茯苓3g，炒薏苡仁10g，穿山甲3g，木香2g，桂枝4g，蜈蚣1条，乌梢蛇4g，木瓜5g，丹参5g，甘草2，生姜2片，大枣2枚。20剂，水煎服。

二诊（2007年8月29日）：患儿诸症均略有好转，行走时间较前略有延长，舌脉同上。效不更方，加鸡血藤9g以养血活血，全蝎3g以增通络之功。

三诊（2007年9月16日）：诸症又有减轻，行走时间延长，跌倒次数减少。舌脉同上。方药：黄芪10g，党参8g，炒白术5g，茯苓6g，苍术5g，川芎5g，赤芍6g，桂枝4g，蜈蚣1条，乌梢蛇4g，全蝎3g，木瓜6g，鸡血藤9g，丹参6g，穿山甲3g，生薏苡仁10g，砂仁3g，木香3g，甘草2g。20剂，水煎服。

四诊（2007年10月7日）：行走好转，上下楼梯已不用扶，然跑、跳仍然困难。舌暗，苔白，脉沉细弱。病程较长，非短时间可以治愈，当守方继进，以待脾胃功能渐复，气血渐通。20剂，水煎服。

五诊（2007年11月1日）：走路基本正常，可跑跳，唯跳起高度低于同年龄儿童。舌略红，苔白，脉沉细弱。方药：黄芪15g，党参10g，炒白术6g，茯苓8g，苍术6g，当归6g，赤芍6g，桂枝4g，蜈蚣1条，全蝎3g，鸡血藤12g，穿山甲4g，丹参8g，香附6g，泽泻8g，木香3g，甘草2g。20剂，水煎服。

按语：此患儿初始发育正常，行动自如，无先天之疾患，故起病责之于后天失养。脾胃为后天之本，脾胃虚弱，健运失职，化源不充，四肢肌肉失养而致痿；阳明为多气多血之经，又为宗筋总会，阳明虚则宗筋纵，而不能利机关，故足痿不能用也；故《内经》提出"治痿独取阳明"的基本治则，久病气血亏虚，更兼脉络瘀阻，加重病情。治疗当补益后天，以健脾益气之法，脾健胃纳，气复血生，肌肉得养则痿废自除，兼通经络，化瘀血，则肢体自利。故治用经验方健脾活络汤，用砂仁、木香、厚朴于大队益气补血药中使之补而不滞，又可行气通络；桂枝温经通络；木瓜舒筋活络；小儿脏腑柔弱，故蜈蚣、乌梢蛇、穿山甲用量虽少，然具有较强的通络化瘀之功，配生姜、大枣护卫脾胃，可扫顽疾、祛余邪。

二、冉雪峰医案

重庆贺某，在新中国成立以前，沾染梅毒，久经汞制剂治疗，筋经死坏，两腿不适，膝盖肿硬独大，膝委中凹处，筋经卷曲，瘀血死津，因之足腿不能伸直，右腿为甚，似短寸许，痿躄不能步履，嗒然若丧，急归故里，似已无恢复健康希望，遂来我处诊治。初来时，手撑木棍，行时以肩代足，吊脚踢窜，不另用人扶持，即不能进堂屋（四川堂门限高尺余），查如前状。处方内服用归尾四钱，地龙三钱，怀牛膝四钱，灵脂、蒲黄各三钱，桑寄生、山萸肉、地骨皮各三钱，土木鳖（醋拌）、三七、没药、甘松各一钱，日一剂，分两次服。外熏洗剂用鲜橘刺二两（此物万县多有），土牛膝二两，红花、桃仁各三钱，乳香、没药各三钱，酸枣皮、木瓜各四钱，木鳖（酒拌）、甘松各二钱，罐煮去盖，取气熏蒸，上复旧被，俟温洗涤，乘势按摩引跷，推拿摇扯，日二作。两星期膝部略软，换方一次，内服剂减去木鳖，熏洗剂如前。三星期腿渐能伸，四星期复诊时已丢去木棍一支，疗效优异，熏洗改为三日一作，内服剂减去灵脂、蒲黄，原归尾、山萸、地骨皮、牛膝各加为五钱。又一月，腿全伸，勉可步履，自始至终未出百日，竟痊愈。

第六节　王新志教授对痿证常用虫类药的认识及应用心得

一、常用虫类药心得

1.鹿角胶

王新志教授认为痿证乃先天禀赋不足，后天失于濡养，致元气虚衰，肾为先天之本，肾阳亏虚，无以温煦脾阳，故治病求于本，可加用鹿角胶以益精补血、滋补肝肾。

2.地龙

王新志教授认为痿证的本质是脾肾两虚，治疗多重用黄芪、党参益气健脾，巴戟天、肉苁蓉、菟丝子补肾填精。本病多缠绵难愈，病久入络，久病多瘀，故加用地龙以搜风通络，辅以丹参等活血化瘀。

3.全蝎

《素问·痿论》指出"治痿独取阳明"。王新志教授认为所谓独取阳明，在补益脾胃的同时应加用全蝎以通络散结，并辅以肉桂或桂枝温阳以调和营卫。

4.龟甲

王新志教授用药点滴：①须辨明素体亏虚，病性亦为虚者，非虚者使用更助邪性，病情愈甚。②常用剂量为20～40g，因现代龟甲多为人工繁殖之品，生长年限短，吸收阴气之时短，效不如前。

5.鳖甲

王新志教授认为鳖甲可引诸药以达血分，除消癥化积作用之外，还有滋阴清热、条达枢机、促进气血运行之效。

二、验案赏析

1.益气健脾止痿案

患者：张某，女，29岁。2009年3月6日初诊。

主诉：左眼睑抬举无力2年余。

现病史：患者于2007年4月初发现左眼睁开吃力，左上眼睑下垂，晨轻暮重，伴肢疲乏力，经当地医院确诊为眼肌型重症肌无力，给予吡啶斯的明、强的松治疗后症状好转，停药后基本稳定。近日病情复作，考虑吡啶斯的明、强的松副作用大且易反复，不愿再次服用而选择中药治疗。现症见左上眼睑下垂，睁眼困难，面色少华，神倦懒言，肢疲乏力，食少，大便溏薄，下肢水肿，头晕，舌质淡苔白，脉细沉弱。

中医诊断：痿证（脾虚气陷）。

治法：健脾益气，升阳举陷。

方药：黄芪30g，知母10g，柴胡6g，升麻6g，桔梗6g，陈皮10g，枳壳10g，山药20g，茯苓15g，当归12g，鹿角胶10g（烊化），薏苡仁30g，甘草10g。7剂，水煎服，每日1剂，早晚2次分服。

二诊（2009年3月16日）：患者睁眼困难已明显改善，大便正常，余症均有不同程度好转。效不更方，在原方基础上去薏苡仁，易知母6g。继服21剂后诸症悉平。随访3个月，未有复发。

按语：重症肌无力是一种获得性自身免疫性疾病。临床表现为部分或全身骨骼肌易疲劳，具有活动后症状加重、休息或治疗后症状减轻和晨轻暮重等特点。眼肌型重症肌无力是重症肌无力的轻型，本病的病机是脾虚气陷、精微不布。眼睑在"五轮"学说中属"肉轮"，在脏属脾，司开阖，脾气下陷则升举无力，故上睑下垂，睁眼困难；脾虚，其运化功能减退，精微不布，精微不能正常吸收输布，水液停聚体内，可见食少、水肿、便溏，即"诸湿肿满，皆属于脾"。大气下陷，气血不能上达，脑窍失养，故见头晕；脾气虚弱下陷，则精微物质不能荣养四肢肌肉，气血不充，可见肢疲乏力、面色少华。王新志教授根据多年的临床经验及"治痿独取阳明"的治则，以升陷汤加味健脾益气、升阳举陷。方中黄芪补气，知母凉润以济之；柴胡引气自左上升，升麻引气自右上升，与黄芪相伍，益气升提之力甚大；桔梗为药中之舟楫，载诸药达胸中；枳壳、陈皮行气运脾；山药、茯苓、薏苡仁补气健脾渗湿；痿证日久则气血亏虚，故酌加当归、鹿角胶以养血活血；甘草量稍大旨在补脾益气，调和诸药。诸药合用，使清阳得升，浊阴得降，诸症自愈。

2.补肾益脾止痿案

王某，男，59岁。2016年11月23日初诊。

主诉：进行性行走不稳伴头晕3年，言语不清2年，加重1周。

现病史：3年前患者无明显诱因出现行走不稳、头晕、双下肢无力等症状，后先后就诊于多家省级三甲医院，以"多系统萎缩"为诊断住院治疗（具体用药不详），好转后出院。2年前患者出现吐字不清、吞咽困难、饮水呛咳症状，间断服用"艾地苯醌"治疗，效果不佳，1周前患者上述症状加重伴双手不能写字，进食时抖动明显，遂至我院就诊。现症见头晕，四肢乏力，不能行走，行动迟缓，言语謇涩，饮水呛咳，吞咽困难，双手不自主抖动，腰膝酸软，大便干，小便频，纳眠差，舌质淡，脉沉细。

中医诊断：痿证（脾肾阳虚）。

治法：温补脾肾。

方药：金匮肾气丸合地黄饮子加减。熟地黄20g，山药15g，山茱萸15g，天麻12g，麦冬12g，牡丹皮6g，茯苓10g，泽泻12g，桂枝3g，全蝎12g，蜈蚣2条，石菖蒲10g，制远志10g，牛膝12g，枳实6g，大黄6g。6剂，水煎服，每日1剂，早晚2次分服。

二诊（2016年11月30日）：患者诉头晕症状较前减轻，精神状态较前好转，大便1～2日1次，余症状均同前，舌质淡，脉沉细，效不更方，中药在上方基础上将大黄减量，加当归15g，白芍15g，黄芪20g，以增补气温阳之效。14剂，水煎服，每日1剂，早晚2次分服。

三诊（2016年12月16日）：服药14剂后，患者诉诸症均较前明显减轻，但畏寒怕冷，仍有言语謇涩、吞咽困难等症状，舌脉同前，中药在2016年11月30日方基础上加附子6g（先煎），肉桂10g（后下）以增温阳之效。后在上方基础上加减服用两月余，并配合中医针灸疗法，病愈。

3个月后随访，患者诉诸症均较前明显减轻，获效良好。

按语： 王新志教授考虑该病病机为脾肾亏虚，阳气不足。脾肾亏虚，气血阴阳生化乏源，脏腑及四肢肌肉失于濡养温煦，故出现肢体痿废不用、眩晕、震颤等症状；脾肾阳虚，阳虚生寒，寒主收引，故见四肢肌张力高、四肢发冷等症状。王新志教授临床多以温肾健脾、扶正助阳为治法，方选金匮肾气丸合地黄饮子加减，并根据其病机特点及临床症状加减。《景岳全书》曰："善补阳者，必于阴中求阳，则阳得阴助，而生化无穷。"金匮肾气丸最早记载于《济生方》，方用干地黄为君，滋补肾阴，填精益髓。《本草经疏》曰："干地黄，乃补肾家之要药，益阴血之上品。"臣以山茱萸、山药，与地黄相配，补肾填精之功益著；桂枝温肾助阳，鼓舞肾气。佐以茯苓健脾益肾；泽泻、牡丹皮降相火而制虚阳浮动，且茯苓、泽泻均有渗湿泻浊、通调水道之功。诸药相合，非峻补元阳，乃阴中求阳，微微生火，鼓舞肾气，以达滋补肝肾、健脾益气、扶正温阳之效。地黄饮子有滋肾阴、补肾阳、开窍化痰之功，既可温补下元以强壮筋骨肌肉，缓解肌肉萎缩症状，又可益肺肾，通心窍而治疗吞咽困难、饮水呛咳等症状，获效良好。患者三诊时畏寒怕冷，仍有言语謇涩、吞咽困难等症状，中药在上方基础上加附子、肉桂以增温阳之效。

第九章 颤证

第一节　颤证的概述

颤证是以头部或肢体摇动颤抖，不能自制为主要临床表现的一种病证。轻者表现为头摇动或手足微颤，重者可见头部振摇，肢体颤动不止，甚则肢节拘急，失去自理能力。又称为"振掉""颤振""震颤"等。

中医学认为，颤证病位在筋脉，病机多本虚标实，以肝肾阴虚、气血不足为本，风、火、痰、瘀等病理因素为标，主要为肝风内动，筋脉失养。明代楼英指出：颤证多由风所致。王肯堂认为肝肾阴虚、气血不足为颤证之本。《素问·至真要大论》："筋骨掉眩，清厥，甚则入脾。"强调脾虚为本病的病机关键。可见颤证与肝、脾、肾关系密切。肝、脾、肾亏损，气血津液亏虚，阴精不足，筋脉失养致肝风内动，摇摆不定，风性善行而数变，涉及不同的部位，故可出现不同的表现。

关于颤证的治疗，历代医家论述颇多。现代医家多认为本病初期，本虚之象并不明显，常见风火相煽、痰热壅阻之标实证，治疗当以清热、化痰、息风为主；后期病程日久，加之多见于中老年人，则肝肾亏虚、气血不足之象渐重，治疗当以滋补肝肾、益气养血、调补阴阳为主，兼以息风通络。

王新志教授认为颤证总因气血亏虚、风气内动、筋脉失养所致，多系本虚标实，以虚为主。虚则指气血阴阳亏虚，实则为风、火、痰、瘀为患。此类顽疾，非平淡之品所能达，在辨证论治的基础上配伍全蝎、蜈蚣、僵蚕、地龙等虫类药，方能事半功倍。虫类药多为血肉有情之品，性善走窜，进而可以搜剔经络、息风止颤、活血化瘀祛痰。现代药理研究显示，虫类药多有抗惊厥、缓解平滑肌痉挛、抗血小板聚集的作用。但由于虫类药多含有蛋白质及毒素，故可能会出现各种毒副作用和过敏反应，临床应用时需注意用法用量。

第二节　先贤应用虫类药治疗颤证的论述

《太平惠民和剂局方》曰："麝香天麻丸治风痹手足不随，或少力颤掉，血脉凝涩，肌肉顽痹，遍身疼痛，转侧不利，筋脉拘挛，不得屈伸。"

《证治准绳》曰："病之轻者，或可用补金平木清痰调气之法，在人自斟酌之，中风手足弹曳，星附散、独活散、金牙酒，无热者宜之；摧肝丸镇火平肝，消痰定颤，有热者宜之；气虚而振，参术汤补之；心虚而振，补心丸养之；夹痰，导痰汤加竹沥；老人战振宜定振丸。"

《本草求真》曰："全蝎，专入肝祛风……大人半边不遂，口眼㖞斜，语言謇涩，手足搐掣……皆因外风内客，无不用之。"

《本草经疏》云："蝎……辛多甘少，气温。入足厥阴经。诸风掉眩，木属肝，风客是经，非辛温走散之性，则不能祛风逐邪，兼引诸风药入达病所也。"

第三节　治疗颤证常用虫类药的现代药理研究

1.僵蚕

现代药理学研究表明，僵蚕具有抗惊厥、抗凝的作用。

据文献报道，僵蚕能降低给予最大电休克刺激后出现强直性抽搐的小鼠只数，降低惊厥率，说明僵蚕具有抗惊厥的作用，其僵蚕粉剂比僵蚕水煎剂效果更好。郭晓恒等研究发现，同样作为僵蚕活性成分，与 β-谷甾醇麦角甾-6,22-二烯-3β,5α,8α-三醇相比，白僵菌素的抗惊厥效果更好。此外，彭延古等研究发现，僵蚕的抗凝成分既能通过ADP途径抑制血小板聚集，又能通过抑制凝血酶产生抗凝作用。苏云等研究发现僵蚕注射液能升高凝血酶对血管内皮刺激而产生的组织型纤溶酶原激活物，并且能降低其抑制物纤溶酶原激活物抑制剂-1的表达，说明僵蚕具有促纤溶活性。

2. 龟甲

现代药理学研究表明，龟甲有增强机体免疫功能的作用。

顾迎寒等研究发现龟甲提取物能增加阴虚小鼠的缺氧后自主活动能力，能增加阴虚小鼠脾脏、胸腺指数，说明龟甲具有增加小鼠耐缺氧能力，抑制免疫器官萎缩的作用。侯喜龙等研究发现龟甲粉能增加小鼠的溶血空斑数，提高小鼠的碳廓清能力和鸡红细胞吞噬能力，说明龟甲能促进单核巨噬细胞分泌抗体，并增加其吞噬能力，具有免疫增强作用。

3. 地龙

现代药理学研究表明，地龙对戊四唑引起的惊厥反应具有对抗作用。同时地龙还具有镇静催眠、抗癫痫的作用。周园等研究表明地龙不同方法提取物能减少小鼠自主活动次数，增加戊巴比妥钠诱导的小鼠入睡率和入睡时间，减少戊四唑导致的小鼠惊厥潜伏期和惊厥发生率，说明地龙具有镇静抗惊厥的作用，其中正丁醇提取物作用效果最好。马艳春等通过观察地龙有效成分对戊四氮（PTZ）慢性点燃大鼠海马区谷氨酸（Glu）及 γ-氨基丁酸（GABA）含量的影响，探讨其可能存在的抗癫痫作用机制，结果表明地龙有效成分对PTZ慢性点燃大鼠有抗癫痫作用，且高剂量组疗效显著。

4. 全蝎

现代药理学研究表明，全蝎具有抗惊厥的作用。

张传标等研究表明，全蝎的提取物能增加小鼠自主活动抑制率，能缩短小鼠惊厥发作的潜伏期，说明全蝎具有镇静抗惊厥的作用，在不同的提取方法中醇提物作用效果最好。陈靖京等研究发现，全蝎在抗惊厥的同时，能降低耐药性惊厥模型mdr1mRNA和P糖蛋白的表达水平，mdr1mRNA和P糖蛋白作为苯妥英钠的耐药基因和蛋白，此两者表达降低，表明全蝎具有改善抗癫痫药耐药的作用。全蝎是抗癫痫的主要有效药用成分。杜新鲁、周华等学者研究发现，全蝎可以显著降低大鼠癫痫发作的敏感性，大大降低癫痫发生率。

5. 麝香

麝香具有小剂量兴奋中枢，大剂量则抑制中枢的双向调节作用。程记伟等研究表明，麝香酮能减少戊四氮所致惊厥大鼠惊厥发作次数，并能减少惊厥模型中c-jun蛋白和基因表达，说明麝香酮具有抗惊厥作用，发挥作用的机制在于通过c-jun的表达，减轻神经元损伤，发挥脑保护作用。姜涛等研究表明，麝香酮能通过促进脑源性神经营养因子和神经生长因子的表达，促进轴突再生而发挥脑保护作用。

6.羚羊角粉

羚羊角主要化学成分是蛋白质、氨基酸、脂类、无机元素等，具有抗惊厥、抗癫痫、镇静等作用。羚角钩藤汤是中医临床上抗惊厥的基础方，疗效甚佳，羚羊角通过凉肝息风舒筋以抗惊厥、抗癫痫。陈长勋等对20只小鼠进行实验研究，实验组10只小鼠口服藏羚羊角液，对照组服生理盐水，2组均腹腔注射苯甲酸钠咖啡因，结果实验组较对照组惊厥程度明显较轻，表明羚羊角抗惊厥作用显著。蔡际群运用自拟羚羊角方（含羚羊角、天麻、白蒺藜、蜈蚣、全蝎等）对震颤大鼠癫痫小发作的作用进行实验研究，将30只震颤大鼠随机平均分成5组，分别为低、中、高浓度复方中药组，西药组，蒸馏水组。研究发现自拟羚羊角方对震颤大鼠小发作具有明显抑制作用，且随剂量增加起效时间提前、药效逐渐增强，其毒副作用较西药组明显减小。

7.龙骨、牡蛎

龙骨主要成分有碳酸钙、磷酸钙、氧化镁、五氧化二磷、三氧化二铁，以及少量的镁、铝、氯。牡蛎主要成分有碳酸钙、氨基酸和微量元素。实验研究表明龙骨和牡蛎均可抑制小鼠的惊厥反应，具有抗惊厥、镇静的作用。

第四节 治疗颤证常用虫类药的临床研究

1.僵蚕

刘华运用自拟方（生地黄、白芍、牡丹皮、鸡血藤、木瓜、葛根、生麦芽、枸杞子、地龙、天麻、僵蚕、山羊角）以养血息风止颤，同时配合美多巴、溴隐亭等治疗帕金森病患者45例，并设西药对照组30例，结果显示治疗组总有效率为91.1%，对照组为78.5%。

周仲瑛认为颤证患者临床多有怕热、多汗、烦躁、便秘、舌红、脉弦细等阴虚之症，认为其基本病机为肝肾亏虚，故仿地黄饮子立方，具体药物：生地黄、石斛、白芍、肉苁蓉、续断、蒺藜、海藻、僵蚕、制鳖甲、煅龙骨、煅牡蛎、石决明、炮山甲。震颤显著时，方中加大鳖甲、龙骨、牡蛎、石决明之用量；筋僵、拘挛、肌张力较高可选木瓜、白芍、甘草，也可重用地龙、全蝎，疗效良好。

孙忠义等借助"中医传承辅助平台"软件"方剂管理"系统对治疗帕金森病的108首方剂进行统计挖掘，共选取中药171种，其中17种药物使用频次≥20次，僵蚕以26次排在第9位，在虫类药中位于第1位。

2.龟甲

古春青运用镇肝补肾消痰汤加减治疗颤证，药物组成：白芍30g，天冬10g，玄参15g，龟甲5g，龙骨10g，牡蛎10g，麦芽12g，牛膝15g，桃仁10g，川芎10g，郁金10g，当归10g，石菖蒲20g，熟地黄15g，胆南星10g，半夏10g，天麻10g，党参10g，黄芪15g。加减：胃阴虚者，加石斛10g，麦冬10g；肝郁化火者，加用柴胡6g，牡丹皮10g，薄荷10g。每日1剂，水煎服，分2次服。治疗颤证患者50例，1个月为1个疗程。结果：痊愈13例，有效13例，好转21例，无效3例，有效率94%。

陈建宗等以培补肝肾Ⅰ号方为主加减治疗40例帕金森病患者，具体药物：山萸肉、枸杞子、菟丝子、五味子、升麻、当归、白芍、何首乌、黄精、龟甲、木香、陈皮。以震颤、僵直等临床症状基本控制，生活可自理为显效；以主要临床症状减轻，生活部分自理为有效；以主要临床症状无变化或加重为无效。结果发现40例患者中显效7例，有效20例，无效13例，总有效率达67.5%。

有学者统计治疗帕金森病有效基础方108首中涵盖中药171种，频次≥20次的17种药物中，龟甲以25次位居13位。

3.地龙

张春梅将60例帕金森病患者随机分为对照组和治疗组，对照组给予口服美多芭125mg，每日2次，连用1周，然后改为250mg，每日2次，连用3个月。治疗组在对照组基础上加用补阳还五汤加减方内服，具体药物：黄芪100g，当归15g，川芎10g，白芍15g，桃仁10g，红花10g，地龙10g，补骨脂15g，肉苁蓉15g。日1剂，连用3个月。结果发现补阳还五汤加减方合美多芭治疗帕金森病疗效良好，同时减轻患者运动症状和非运动症状，提高患者生活质量，减轻患者痛苦，其疗效优于单用美多芭。

王克勤认为颤证初期阶段患者发病年龄较轻，病程较短，本虚之象往往表现并不突出，而以气滞血瘀、瘀血阻络为主，治宜行气活血、通络息风，辅以滋补肝肾，可用身痛逐瘀汤合一贯煎加减（秦艽、川芎、桃仁、红花、甘草、羌活、没药、当归、五灵脂、香附、牛膝、地龙、麦冬、枸杞子、川楝子等）治疗，酌情加用钩藤、全蝎、羚羊角、生牡蛎、僵蚕、何首乌、白芍、丹参等药，效果良好。

4. 全蝎

朱默里检索了近20年中国期刊全文数据库中发表的中医药治疗帕金森病的文献，对中医药治疗帕金森病的用药规律进行分析，结果发现目标文献中含方剂132首，应用药物193味。其中平肝息风药中全蝎所占比重较大，且多与蜈蚣以药对的形式出现。

黄煦霞认为颤证的病机表现为本虚标实，虚指肝肾阴虚、气血两亏，实指风、痰、瘀、火，病位主要在肝脾肾。以滋阴息风为基本大法，具体药物：天麻10g，钩藤20～30g（后下），石决明20～30g（先煎），僵蚕10g，桑寄生10～20g，川芎10～15g，炮山甲10g，水牛角20～30g，石菖蒲5～10g。并根据侧重点不同随证加减，获效良好。

闫蕊等将64例帕金森病晚期患者随机分为治疗组和对照组各32例，两组均常规使用西药吡贝地尔治疗，治疗组在此基础上加用中药疏筋解毒方（由鸡血藤、熟地黄、全蝎、白芍、土茯苓等组成），结果显示治疗组相比于对照组有显著性差异，表明疏筋解毒方治疗帕金森病晚期运动并发症疗效好，且具有副作用小的优点。

黄俊山认为虫类药物可息风定颤、活血化瘀、搜风通络，各证型的帕金森病均可加用虫类药，尤其是全蝎，疗效较好。

5. 蝉蜕

张金培等将83例老年颤证患者分为对照组41例，治疗组42例，其中对照组予以口服美多芭125mg、泰舒达50mg，每日3次。观察组在对照组基础上加用自拟中药方定风除颤汤。药物组成：炙龟甲15g，鳖甲15g，生龙骨30，牡蛎30g（打碎先煎），白芍30g，生地黄20g，熟地黄20g，麦冬15g，当归15g，红花10g，何首乌10g，钩藤15g，全蝎5g，僵蚕10g，蝉蜕15g，甘草5g。结果显示，治疗组总有效率为92.86%，对照组有效率为73.17%，组间比较总有效率有统计学意义，而且从患者反馈情况看，发生不良反应治疗组也明显少于对照组。说明定风除颤汤联合西药美多芭、吡贝地尔缓释片治疗肝肾阴虚、虚风内动所致的颤证能提高疗效，并减少不良反应。

田俊清用甘芍汤加味治疗老年颤证，药物组成：甘草20g，白芍20g，党参30g，黄芪20g，炒白术30g，茯苓30g，当归30g，熟地黄20g，桂枝6g，胆南星6g，白芥子20g，地龙15g，蝉蜕15g。效果良好。

6.麝香

李玉生应用外治法治疗老年震颤患者42例，药用桃仁7g，栀子7g，麝香0.3g，研末加白酒调膏，取药膏涂于掌心，外用胶布固定，7天换药膏1次。总有效率达92.8%。

7.羚羊角粉

王永炎院士认为无论是因虚致风、血瘀致风、痰热动风所导致的颤证，均可加用羚羊角粉2～3g，因其清火平肝、息风散血之功恰可用于肢体颤动、拘急之颤证，临床疗效颇佳。

隆成祥等对门诊26例帕金森病患者服用院内制剂颤振平胶囊（由大黄、水蛭、虻虫、羚羊角粉等组成），每次4粒，日3次，疗程3个月，进行疗效评定，结果显示临床总有效率为76.92%。方中羚羊角粉平肝息风、散血，配伍大黄、水蛭、虻虫，共奏破血逐瘀、息风化痰之功。

8.龟甲、僵蚕

董新刚等随机将80例帕金森病患者分为对照组、治疗组各40例，对照组给予吡贝地尔，治疗组在此基础上联合息风震颤方药进行治疗，方药如下：龟甲、僵蚕、水蛭、制何首乌、石菖蒲、川芎、桃仁。治疗12周后发现治疗组震颤症状缓解程度明显优于对照组，且该方药起到明显的增效减毒作用。

马云枝等通过临床研究发现息风定颤丸（龟甲、鳖甲、僵蚕、制何首乌、天麻、川芎、赤芍）能明显改善肝肾阴虚型帕金森病患者的症状，疗效确切。

9.龙骨、牡蛎

武燕通过对80例肝肾阴虚型帕金森病患者进行临床研究，将其随机分为治疗组及对照组各40例,对照组以多巴丝肼(美多芭)、盐酸普拉克索片(森福罗)行常规治疗,治疗组在此基础上加用补肾养肝息风方药行中西医结合治疗,药物组成:何首乌15g,枸杞子15g,龙骨15g,熟地黄15g,天麻15g,钩藤15g,天冬15g,白芍25g,丹参12g,龟甲12g,鳖甲12g,牡蛎12g,五味子10g,肉苁蓉9g。水煎服,日1剂,早晚各服150mL,连续用药1个月。结果发现治疗组帕金森病患者肝肾阴虚症状的改善明显优于对照组,帕金森病临床表现严重程度较对照组减轻,临床疗效显著。帕金森病属"颤证"范畴,多见于肝肾不足、阴精亏虚的老年人,治疗上当补肾养肝、息风通络,"善补阴者必于阳中求阴",补肾养肝息风方即是在使用何首乌、枸杞子、熟地黄等滋补肝肾之阴时,配伍龙骨、牡蛎、龟甲、鳖甲等虫类药以潜阳息风、阳中求阴,以达阴阳互生之效。

孙明广等对王永炎院士诊治帕金森病的学术思想进行探析后发现,王院士认为颤证为顽疾,多为本虚标实、虚实夹杂,肝肾不足、瘀血顽痰留滞,且内风贯穿始终,治疗上当息风化痰、活血解毒,选用石决明、珍珠母、龙骨、牡蛎等金石类药物。足见龙骨、牡蛎等药物在颤证治疗中的重要性。

10.僵蚕、全蝎、地龙

吴志平将纳入临床研究的72例帕金森病患者随机分为观察组、对照组各36例,对照组给予西药普拉克索,观察组在此基础上加用芍甘定颤汤(紫河车、龟甲、白芍、甘草、钩藤、天麻、防风、地龙、僵蚕、全蝎、蜈蚣、蝉蜕、木瓜、桑枝),治疗3个月后观察组有效率(85.29%)明显高于对照组(77.14%)。方中重用紫河车养血填精,龟甲滋阴养血补心,养阴同时运用大队虫类药地龙、全蝎、僵蚕、蜈蚣、蝉蜕以达息风定颤、解毒通络之功。

结合颤证的病因病机,通过对颤证进行辨证分型,周文泉教授认为颤证与风密切相关,临床进行辨证治疗的基础上,应酌情选用虫类药如僵蚕、全蝎、地龙等以加强息风定颤、搜风通络之功,疗效显著。

朱默里运用数据挖掘技术从选定的152篇目标文献中发现132首方剂、193味中药,其中高频药物(使用频次大于20次)20味,共计748次。含虫类药5种:全蝎(5位、49次)、龟甲(13位、29次)、僵蚕(14位、29次)、地龙(15位、27次)、蜈蚣(18位、25次),均为治疗帕金森病核心药物。

虫类药性善走窜、搜剔经络、息风止颤，结合颤证顽疾的特点，辨证治疗时配伍全蝎、僵蚕、地龙等血肉有情之品，可达事半功倍的效果。

第五节　应用虫类药治疗颤证的经典医案

一、俞慎初医案

1.养阴息风止颤案

赵某，女，57岁。初诊：1989年11月20日。

一年前因家事恼怒而出现左手臂震颤，时轻时重，反复不已，每于心情烦躁时加剧。平素性急易怒，胸闷不舒，两目干涩，体倦乏力，头晕心悸，口唇干燥，脉弦细数，舌淡红苔薄白。患者五官对称，语音清晰，血压114/84mmHg。1989年10月24日曾往某医院就医，生化检查：甘油三酯2.3mmol/L，总胆固醇5.59mmol/L，高密度脂蛋白胆固醇1.79mmol/L，低密度脂蛋白胆固醇3.33，高密度脂蛋白胆固醇/总胆固醇0.32，低密度脂蛋白胆固醇/高密度脂蛋白胆固醇1.9。CT颅脑平扫未见异常改变。此为肝阴不足兼气失于条达所致。治宜疏肝解郁，养阴息风。

处方：

（1）柴胡6g，白芍10g，枳壳6g，生地黄15g，玄参8g，麦冬15g（朱砂拌），牡丹皮10g，天麻10g，双钩藤12g，地龙5g，僵蚕6g，甘草3g，小春花6g。5剂，水煎服。

（2）绿萼梅5g，玫瑰花5g。5剂，煎汤代茶服。

二诊（1989年11月26日）：手臂震颤减轻，头晕、胸闷、口干好转。左肩部时感酸痛。仍守前法，原方加味。处方：柴胡6g，白芍10g，枳壳6g，甘草3g，生地黄15g，玄参18g，麦冬15g（朱砂拌），牡丹皮10g，天麻10g，双钩藤12g，地龙15g，僵蚕6g，小春花6g，冬桑枝15g。水煎服，7剂。代茶饮仍按原方，7剂。

三诊（1989年12月4日）：手颤明显改善，精神尚好，仍按前方出入。处方：柴胡6g，白芍10g，枳壳6g，甘草3g，生地黄15g，玄参18g，麦冬15g（朱砂拌），牡丹皮10g，天麻10g，双钩藤12g，地龙15g，僵蚕6g，牡蛎30g。续服5剂，以巩固疗效。

两年来，患者曾因心情不佳而手颤复发两次，俞师仍按理肝气、养肝阴兼息风法治疗而取效。

按语："诸风掉眩，皆属于肝。"肝主筋，人体肢节运动与肝密切相关。肢节的正常运动有赖于肝脏阴血对筋膜的滋养，若肝的阴血不足，筋失所养，则筋脉拘急，阴虚不能潜阳，阳动生风则手足震颤。本例患者两眼干涩、神疲心悸、口唇干燥、脉弦细数，系肝阴不足之象；又伴有胸闷不舒、心烦性急易怒，为肝失疏泄的证候。阴虚与肝郁是病情的关键，故俞师以四逆散疏理肝气，地黄、玄参、麦冬滋阴养肝安神；地龙、钩藤、僵蚕、天麻等药以平肝息风止颤；用绿萼梅、玫瑰花煎汤代茶，增强四逆散理气解郁的作用。方中理气与养阴息风配合，疏肝和养肝同治，效果满意。

2.疏肝理气止颤案

江某，女，60岁。初诊：1990年4月21日。

近1年来经常出现不自主的震颤，常于心情不舒时加剧。平素性急易怒，胸闷不舒，头晕心悸，眼涩口干，体倦乏力，脉弦细，舌质红，苔薄白。证系肝阴不足、筋脉失养兼肝失条达所致，治宜疏肝理气，养阴息风。

处方：柴胡6g，白芍10g，枳壳6g，生地黄5g，玄参18g，麦冬15g（朱砂拌），牡丹皮10g，天麻12g，钩藤12g，地龙15g，牡蛎20g（先煎），僵蚕6g，甘草3g，小春花10g。5剂，水煎服。

二诊（1990年4月29日）：药后手颤明显减轻，余症也均有改善，又按前方加减连服10剂。处方：柴胡6g，白芍10g，枳壳6g，生地黄5g，玄参18g，麦冬15g（朱砂拌），牡丹皮10g，钩藤12g，地龙15g，牡蛎30g（先煎），酸枣仁12g，僵蚕6g，甘草3g。用药后身体基本恢复正常。

3.养血息风止颤案

王某，女，20岁。初诊：1964年3月13日。

体质素虚，春节前因新产发热，每午后测腋下体温，均在38～39.8℃之间，精神疲乏，骨节酸楚，手足震颤。前医以感冒发热为治，但热未退，因来求诊。询其发病及治疗情况，知患者于产期曾在省某保健院施术后产一女婴，不久即发热。察其热型则平旦慧、日晡甚，肤热不灼手，渴不喜饮，大便难，如厕时则极感不支。其脉细数，苔薄白。今察其症，邪少虚多，应以养血凉血、保津透热、舒筋为主，姑以四物汤合青蒿鳖甲汤加减治之。

处方：地黄18g，白芍10g，当归身6g，青蒿穗6g，地骨皮10g，生鳖甲18g（先煎），牡丹皮10g，知母6g，桑椹10g。水煎服。

连进3剂后，热退，手足震颤已愈，大便通调。嘱其再进2剂，以善其后。

按语：细揣该证，患者当非外感，如系外感，何前医投药不应，据其热型，亦不能断为外感型发热，而肤热不灼手、渴不喜饮、脉细数、苔薄白，当为血虚发热之象。况新产之后，其血必虚。《金匮要略》言："新产妇人有三病，一者病痉，二者病郁冒，三者大便难。"该证虽无病痉、病郁冒之象，但出现大便难、手足震颤的症状，此为产后损伤血液所致。血虚津伤，筋脉失其濡润，则手足震颤。阴血不足，胃肠失其濡润，则大便难。此证为血虚而致发热、手足震颤，故俞师治以养血舒筋、透热保津法而取效。

二、赵绍琴医案

张某，女，49岁。初诊：1989年12月6日。

患者全身颤动已2年余，西医诊断为帕金森综合征，曾服用中药、西药，疗效不显。刻诊时，患者精神呆滞，少言音低，震颤以上肢及头部为甚，伴有心烦梦多，纳食不香，舌红苔白，脉濡滑且数。证属血虚肝热，脉络失和。治宜清泄肝热，养血和络。处方：蝉蜕6g，僵蚕10g，片姜黄6g，柴胡6g，黄芩6g，川楝子6g，木瓜10g，钩藤10g，赤芍、白芍各10g，桑枝10g，丝瓜络10g。

服药14剂，颤动已减，余症见轻，舌红苔白，脉软，沉取细弦，用疏调气机，养血育阴法。处方：蝉蜕6g，僵蚕10g，片姜黄6g，钩藤10g，木瓜10g，延胡索6g，赤芍、白芍各10g，香附10g，川楝子10g，旱莲草10g，女贞子10g，阿胶珠10g（化）。

服药7剂，精神好转，颤动已止，二便正常，用养血育阴，疏调木土法。处方：柴胡6g，黄芩6g，川楝子6g，蝉蜕6g，僵蚕10g，片姜黄6g，香附10g，木香6g，白芍10g，炙甘草10g，生牡蛎30g。再服7剂，以巩固疗效。

按语：本病案以震颤为主症，曾用中药多以平肝潜阳、安神镇惊、祛风活络为主，西医曾用过左旋多巴等药，疗效不明显。赵师从脉、舌、症等综合分析，认为是血虚肝热、络脉失和之证。因此先以清泄肝经之热，佐以养血和络之法，服药2周，颤动大减。又以养血育阴，佐以清热之法，服药1周，病症解除，正如赵师所说："用药不在轻重，要在切中病机。"

第六节　王新志教授对颤证常用虫类药的认识及应用心得

一、常用虫类药

1.龟甲

本品对阴虚风动之颤证效果较好。王新志教授认为固本培源、缓图其功是防治颤证的主导思想，临床多用醋龟甲以取其滋阴潜阳、益肾强骨、养血补心之效。

2.地龙

外用适量，以鲜品的白糖浸出液，或与白糖共捣烂，涂敷患处。王新志教授认为颤证初以标实为主，可选用祛邪息风之品，地龙药量不宜过大，病久正气虚损，应慎用地龙等耗伤气血阴阳攻伐之品。

3.全蝎

临床直接入煎剂多不能发挥全蝎的治疗作用，可令患者自行捣粗末入煎或研细末冲服，另外多用沸水烫法进行加工，不加盐，煎煮时间不宜过长，可防止全蝎水溶成分流失，保证临床用药安全有效。"治风先治血，血行风自灭"。王新志教授认为震颤较甚、风象显著者，治宜平肝息风为主，亦即治标为先，多选用全蝎以息风镇痉。震颤不甚者，以补虚为要，治本为主，使气血得养，则标症自除，此时多用滋肾养血之品。

4.麝香

王新志教授认为颤证当益气养血、培补脾肾之阳以治其本，清热息风、涤痰化瘀以治其标，故本病初期多用麝香以息风活血而治其标。

二、验案赏析

1.养血柔肝止颤案

患者：徐某，男，46岁。2013年5月19日初诊。

主诉：四肢不自主颤动半年，加重2个月。

现病史：四肢不自主颤抖，行走不稳，步态细小慌张，神情呆滞，反应迟钝，流涎，头晕耳鸣，目涩咽干，腰膝酸软，舌质红少苔，脉弦细。

中医诊断：颤证（肝肾阴亏，虚风内动）。

治法：柔肝养血，滋阴息风。

方药：白芍50g，木瓜30g，当归30g，鸡血藤30g，厚朴10g，天麻15g，泽泻10g，山茱萸15g，枸杞子15g，蜈蚣2条。6剂，水煎服，每日1剂，早晚2次分服。

二诊（2013年5月28日）：服上方后，诸症减轻，守上方再服15剂。

三诊（2013年6月18日）：四肢颤抖十去七八，神智自然，反应较敏捷，步态较稳，余症基本消除，以六味地黄丸调治半年，生活能自理。

按语：风胜则动。诸风掉眩，皆属于肝。诸暴强直，皆属于风。震颤麻痹之发生与肝风关系密切，肝藏血主筋，脏腑、筋脉、关节均赖肝血的滋养来维持其生理功能。本方白芍、木瓜、当归、鸡血藤柔肝养血；山茱萸、枸杞子补益肝肾；蜈蚣、天麻息风通络；厚朴、泽泻行气利湿，助脾运化气血于四肢筋骨。药证相符，疗效肯定。

2.滋阴息风止颤案

张某，男，54岁。2017年11月23日初诊。

主诉：四肢活动不利伴言语不能4月余。

现病史：患者于2017年7月初饮酒后出现四肢瘫痪，意识障碍，口吐白沫，牙关紧闭，呼之不应，急诊"120"送至医院行头颅CT示双侧脑桥出血。患者生命体征不稳定，至重症监护室行气管切开、抗感染、营养脑神经等对症治疗（具体不详），生命体征稳定后转至当地医院行康复治疗，患者发病半个月先后出现双眼球不自主上下浮动、双侧腭肌阵挛致咽喉部不自主颤动，呈持续性，为求系统中西医治疗，遂转至我院就诊。既往脑梗死病史5年，无后遗症，否认高血压、糖尿病等病史。入院查体：血压121/76mmHg，神清，双侧软腭腭肌阵挛，言语不能，双侧眼球不自主上下浮动，左侧中枢性面瘫，构音障碍，咽反射存在，伸舌右偏，左上肢肢体肌力2级，余肢体肌力1级，双上肢肌张力正常，双下肢肌张力增高，四肢腱反射活跃，双侧巴氏征阳性。入院症见神志清，精神差，四肢活动不利，气管切开留置套管，言语不能，饮水呛咳，晨起咳嗽咳痰，痰黄难咳，双侧眼球上下浮动，双侧软腭肌阵挛，纳眠、二便可，舌红少苔，脉弦数。辅助检查：头颅MRI示延髓腹侧饱满，可见长T1、长T2异常信号，双侧小脑半球可见斑片状稍长T1、稍长T2异常信号。

中医诊断：①中风。②颤证（阴虚风动证）。

治法：滋阴养血，息风止惊。

方药：瓜蒌桂枝汤合止痉散加减。天花粉20g，麦冬20g，桂枝9g，白芍9g，橘红15g，枳壳12g，全蝎9g，蜈蚣1条，甘草10g，大枣3枚。7剂，水煎服，每日1剂，早晚2次分服。

二诊（2017年12月1日）：服7剂后家属代诉，患者双侧腭肌阵挛及眼球浮动较前稍好转，频率较前减少，但仍咳嗽、咳黄痰，纳差，调整处方以增行气健脾化痰之效。处方：天花粉20g，麦冬20g，生地黄20g，桂枝9g，白芍15g，橘红15g，川贝母15g，枳壳12g，茯苓15g，甘草10g，全蝎9g，蜈蚣1条。10剂，水煎服，每日1剂，早晚2次分服。

三诊（2017年12月13日）：服10剂后患者诸症均较前好转，后在上方基础上加减，服药1个月后患者眼球浮动、腭肌阵挛不甚明显，获效良好。

按语：肥大性下橄榄核变性临床常表现为腭肌阵挛、眼震及肢体震颤等，多以不自主运动为主，故临床多以"颤证"进行论治。其多在原发病变一段时间后出现，久病多虚，肝肾阴虚，气血阴津亏虚致肝风内动，筋脉失养，故出现腭肌阵挛、眼震及肢体震颤等不自主运动。颤证与肝、脾、肾关系密切。肝藏血主筋，脾主肌肉，为气血生化之源，肾藏精，主骨生髓。肾为先天之本，脾为后天之源，两者相互依赖，精血同源，肝阴与肾阴相互滋养，肝、脾、肾亏损，气血津液亏虚，阴精不足，筋脉失养致肝风内动，摇摆不定，风性善行而数变，涉及不同的部位，故可出现不同的表现。血行则风自灭，故应以养血息风为其基本治则。结合本病的总病机为肝肾阴虚，气血津液亏虚致肝风内动，筋脉失养，故多以滋阴养血、息风止痉为治法。

根据本病的病机及治则，方选瓜蒌桂枝汤合止痉散加减，并可根据临床症状加减。瓜蒌桂枝汤出自《金匮要略》，"太阳病，其证备，身体强，几几然，脉反沉迟，此为痉，瓜蒌桂枝汤主之"。此方主要用于治疗太阳汗出恶风之柔痉，以桂枝汤为基础，桂枝汤用药刚柔相济，开阖相佐，除调和营卫、解肌祛邪外，还有调理脾胃、调和气血之效。栝楼根有清热生津、柔润筋脉、缓痉止痛之效。止痉散由全蝎、蜈蚣各等份组成，共研细末，每服1～1.5g，日服2次，温开水调服。本方具有祛风镇痉止痛之效，可用于治疗惊厥、四肢抽搐、角弓反张及顽固性头痛、关节痛等症。方中全蝎与蜈蚣具有较好的抗惊厥、镇静、通络、止痉的效果，故临床应用瓜蒌桂枝汤合止痉散加减治疗肥大性下橄榄核变性引起的腭肌阵挛、眼震及四肢震颤等不自主运动多获效良好。

3. 清热化痰止颤案

刘某，74岁。2018年4月9日初诊。

主诉：左侧手足不自主、无规律舞动5个月。

现病史：患者5个月前无明显诱因出现左侧手足不自主、无规律舞动，无头晕、头痛、恶心、呕吐等，于当地诊所就诊，未见明显疗效。现症见左侧手足不自主、无规律舞动，左侧肌张力降低，腱反射迟钝，失眠，大便干，小便可，面色发黄，形体消瘦，舌质暗淡，苔白，脉弦滑。

中医诊断：颤证（土湿木壅生风）。

治法：清热化痰，息风止颤。

方药：温胆汤加减。制远志20g，石菖蒲12g，茯神20g，陈皮12g，清半夏12g，胆南星12g，枳壳12g，姜竹茹10g，黄连10g，桑枝15g，木瓜12g，蜈蚣1条，炒白芍12g，甘草10g。7剂，水煎服，每日1剂，早晚2次分服。

二诊（2018年4月18日）：患者左侧不自主运动减少，大便较前好转，眠可。守上方，加酸枣仁30g，黄连改为6g。14剂，水煎服，每日1剂，早晚2次分服。

三诊（2018年5月5日）：症状基本得到控制，故效不更方，继服7剂。1个月后随访，诸症消失，未再发作。

按语：《证治准绳》载："颤，摇也；振动也。筋脉约束不住而莫能任持，风之象也。"风胜则动，然患者面黄、消瘦，是为中气不足，脾失健运，聚湿生痰，痰湿相结，阻滞经脉，经气不畅，经脉拘急，致手舞足蹈。《医宗已任编》载:"大抵气血俱虚不能荣养筋骨,故为之振摇,而不能主持也,须大补气血,人参养荣汤或加味人参养荣汤;若身摇不得眠者,十味温胆汤倍加人参。"方中桑枝以引药入上肢;木瓜引药下行;炒白芍以滑肠通便,又能柔筋;远志、石菖蒲化痰开窍;半夏、胆南星、竹茹清利痰热;以陈皮、枳壳健运脾胃之气;黄连清上中焦之热邪;茯神宁心安神;蜈蚣搜剔经络、息风止颤;后以甘草调和诸药。王新志教授认为,临床开方应多管齐下,要辨病、辨证、辨药理、辨经验,注重"取象比类"运用药物,例如"桑枝——上肢"等,还要衷中参西、参西补中。此病治疗应联合西药,多采用氟哌啶醇2mg逐渐加量至舞动停止,后以维持量治疗。但目前维持多久尚无定论,并且副作用较大,可引发肝、肾损害等。

口僻

第一节　口僻的概述

本病是以面部表情肌群运动功能障碍为主要特征的一种疾病，属周围性面瘫，主要表现为口角㖞斜，眼睑闭合不全，鼻唇沟消失，患侧面部运动功能丧失等。部分患者可有听觉改变、味觉减退以及唾液分泌障碍等。《灵枢·经筋》曰："其病……卒口僻，急者目不合……引颊移口。"《金匮要略》称"㖞僻"，历代医家将其归入中风门。本病是由于正气不足，经络空虚，卫外不固，风邪乘虚入经络，气血闭阻而致，故《诸病源候论》谓："风邪入足阳明经，而又遇寒，故筋急引颊。"中医认为面瘫的发生多由于人体正气不足，卫外不固，脉络空虚，风邪夹寒或夹热或夹暑湿等邪乘虚入面部阳明、少阳等脉络，致使营卫不和，气血闭阻，筋脉失养而致。西医学中的中枢性面神经麻痹、周围性面神经麻痹均属于本病范畴。

第二节　先贤应用虫类药治疗口僻的论述

《医方考》曰："中风、口眼㖞斜，无他证者，此方主之。芎、防之属，可以驱外来之风，而内生之风，非其治也；星、夏之辈，足以治湿土之痰，而虚风之痰，非其治也。斯三物者，疗内生之风，治虚热之痰，能入经而正口眼。又曰：白附之辛，可使驱风；蚕、蝎之咸，可使软痰；辛中有热，可使从风；蚕、蝎有毒，可使破结。医之用药，有用其热以攻热，用其毒以攻毒者，《大易》所谓同气相求，《内经》所谓衰之以属也。"

《成方便读》言："夫中风口眼㖞斜一证，《金匮》有言'邪气反缓，正气即急，正气引邪，僻不遂'数语，尤注谓其受邪之处，经脉不用而缓，无邪之处，正气独治而急。是以左㖞者，邪反在右；右㖞者，邪反在左也。然足阳明之脉，夹口环唇；足太阳之脉，起于目内眦；足少阳之脉，起于目外眦。则中风一证，无不皆自三阳而来，然二气贯于一身，不必分左血右气。但左右者，阴阳之道路，缘人之禀赋各有所偏，于是左右不能两协其平，偏弊相仍，外邪乘袭而病作矣。此方所治口眼㖞斜无他证者，其为风邪在经而无表里之证可知。故以全蝎色青善走者，独入肝经，风气通于肝，为搜风之主药；白附之辛散，能治头面之风；僵蚕之清虚，能解络中之风。三者皆治风之专药，用酒调服，以行其经。所谓同气相求，衰之以属也。"

第三节　治疗口僻常用虫类药的现代药理研究

1.僵蚕

现代药理学研究显示，白僵蚕中的草酸铵具有催眠、抗惊厥的作用，僵蚕提取液还具有抗凝、抑菌等功效。李晓华等研究发现僵蚕能延长士的宁、尼可刹米、异烟肼等诱导的惊厥动物模型的惊厥潜伏期，说明僵蚕具有抗惊厥作用。王敬平等研究发现，僵蚕提取物能减少小鼠的自主活动频率，说明僵蚕具有镇静作用。蒋学等研究发现，僵蚕的多糖成分能在体外促进小鼠巨噬细胞的吞噬和增殖，说明僵蚕具有调节免疫的功能。

2.全蝎

全蝎的主要活性成分是蝎毒，其有效成分是一类类似蛇毒神经毒的蛋白质，具有很强的抗惊厥、抗炎镇痛作用。闫融等研究表明，含有全蝎的中药复方能减少癫痫模型大鼠癫痫发作的次数和癫痫持续的时间，并能抑制核因子 κB 的表达，提示全蝎有抗惊厥作用，其作用机制可能与减少大鼠大脑内的炎症反应有关。王立娜等研究发现，全蝎冻干粉能增强NK细胞活性，促进巨噬细胞吞噬肌红细胞的功能，说明全蝎能增强免疫功能。

3.地龙

现代药理学研究发现地龙富含多种氨基酸、核酸成分，具有增强免疫、镇痛等作用。董占双等采用粗分离、阴离子交换层析和凝胶过滤层析等方法分离纯化并提取低分子量免疫活性地龙肽（地龙体内小分子多肽的总称），就其对NK细胞活性的影响进行体外研究，结果表明地龙肽是一种很好的生物反应调节剂，不仅可增强NK细胞的活性，而且与IL-2具有协同作用，可拮抗由环磷酰胺、地塞米松等免疫抑制剂引起的免疫抑制。表明地龙具有较明显的免疫调节和增强免疫的作用。地龙更具有抗凝血、溶血栓的双重作用，其抗凝血活性物质主要成分是蚯蚓纤溶酶、蚓激酶、蚓胶原酶、游离的氨基酸。吴畏等通过对致炎动物连续3天灌胃给药观察其肿胀程度、血管通透性变化及对醋酸致痛作用的反应性，结果发现地龙醇提物可明显抑制致炎动物局部肿胀程度，具有显著的抗炎镇痛作用。

第四节　治疗口僻常用虫类药的临床研究

1.全蝎、僵蚕

朱慧敏将94例特发性面神经麻痹患者分为观察组和对照组各47例，对照组给予常规西医治疗，观察组在对照组的基础上加用加味牵正散（具体药物组成：黄芪30g，羌活、当归各20g，防风、桂枝各15g，川芎12g，白附子8g，全蝎8g，僵蚕8g）。观察两组患者的临床疗效及肌电图恢复情况，结果发现对照组有效率82.92%，肌电图恢复正常率为40.43%，观察组有效率95.74%，肌电图恢复正常率为61.70%，两组患者临床疗效及肌电图恢复正常率比较，差异具有统计学意义。表明加味牵正散治疗特发性面神经麻痹可明显改善患者面神经功能。

孙岩将253例72小时内发病的急性特发性面神经麻痹患者分为对照组122例，治疗组131例。对照组采用口服醋酸泼尼松及静脉注射甲钴胺的方案，治疗组在上述治疗的基础上，加用加味牵正散，具体药物：全蝎3g，蜈蚣3条，僵蚕10g，防风10g，荆芥10g，赤芍10g，桃仁10g，红花10g，路路通15g，川芎15g，伸筋草15g，白附子6g，甘草6g。每日1剂，水煎分服，连服30天。结果发现，治疗组131例中，痊愈94例，好转29例，无效9例，痊愈率为71.76%，总有效率为93.89%；对照组122例中，痊愈72例，好转32例，无效18例，痊愈率59.02%，总有效率为85.25%。两组痊愈率及总有效率比较均有显著性差异，表明牵正散加减治疗面神经麻痹疗效显著。

韩廷雨自拟口僻牵正汤（具体药物：白附子10g，僵蚕12g，全蝎12g，白芷12g，鸡血藤15g，葛根15g，荆芥10g，防风10g，地龙10g，川芎10g）治疗面神经麻痹患者116例，观察结果显示除2例患者因不能坚持服药无效外，余病例均获痊愈，有效率98.28%。

2.地龙

陈姝艳、刘红权等将54例风痰阻络型面瘫患者随机分为治疗组和对照组各27例。对照组给予常规治疗，治疗组在常规治疗基础上加服息风通络方（僵蚕12g，地龙10g，全蝎3g，川芎6g，牛膝10g，白芷10g，金银花10g，大青叶10g）14天，分别观察两组House-Brackmann量表评分、中医症状积分的改善程度。结果发现治疗组有效率高于对照组，差异有统计学意义。治疗14天，治疗组House-Brackmann量表评分明显优于对照组。治疗7天、14天后，两组中医症状积分均有明显变化，治疗组积分明显优于对照组。表明息风通络方治疗风痰阻络型面瘫有较好的临床疗效。

3.僵蚕、全蝎、蜈蚣

张冀宏将60例风寒袭络型面瘫患者随机分为治疗组和对照组各30例，对照组采用静脉注射利巴韦林、口服泼尼松片及营养神经治疗，观察组在上述治疗基础上，加用加味牵正散，具体药物：白附子10g，全蝎10g，僵蚕10g，防风10g，荆芥10g，秦艽10g，羌活10g，当归10g，桃仁10g，红花10g，生姜10g，蜈蚣2条，川芎15g。结果显示观察组总有效率96.67%，对照组总有效率80%。表明加味牵正散治疗风寒袭络型面瘫有较好的临床疗效。

4.僵蚕、全蝎、蜈蚣、地龙

林国强等用化痰通络法治疗60例急性特发性面神经麻痹患者，以牵正散为主方，加天南星15g，半夏曲15g，石菖蒲15g，地龙15g，蜈蚣2条，茯苓15g，炒白术15g。并随症加减，结果显示痊愈39例，显效15例，有效5例，无效1例。治愈率65%，总有效率98.3%。方中僵蚕、全蝎均能祛风止痉，僵蚕长于化痰，全蝎善于通络。加入地龙、蜈蚣以加强搜风通络之力。

第五节　应用虫类药治疗口僻的经典医案

一、施今墨医案

范某，男，39岁。初诊：1958年4月18日。

平素血压高，经常觉头脑发胀昏晕，看书更觉不适，视物模糊。就诊前三个星期，突觉语言、咀嚼时口唇活动不便，逐渐加重，右侧口眼㖞斜，饮水顺嘴角漏出，后头皮时有疼痛。经针灸及理疗，稍见好转，效果不甚显著，拟加用中药治疗。舌苔薄白，质略红，脉象弦细而数。

辨证立法：平素肝阳亢盛，故有血压增高，头脑晕胀，视物模糊诸症，阳亢风动，风痰窜扰经络，气血阻滞不通，遂致口眼㖞斜，拟用平肝息风，活血通络治之。

方药：双钩藤12g，白僵蚕5g，制全蝎5g，地龙肉6g，白蒺藜12g，生地黄10g，北防风5g，酒川芎5g，杭白芍10g，节菖蒲6g，干石斛15g，全当归6g，炙甘草3g。

二诊（1958年4月22日）：前方连服4剂，自觉口角发麻，右眼看书时发胀模糊，后头处仍时疼痛，病属慢性，宜服丸药。

处方：白蒺藜60g，石决明30g，制全蝎15g，白僵蚕30g，决明子30g，地龙肉30g，双钩藤60g，密蒙花6g，酒川芎3g，石菖蒲6g，谷精草60g，杭白芍60g，干石斛60g，寻骨风30g，明玳瑁30g，细生地黄60g，木贼草15g，明天麻15g，鹿角霜30g，生蒲黄3g，全当归30g，炙甘草30g。共研细末，蜜为丸，每丸重10克，每日早晚各服1丸。

按语：口眼㖞斜，有因外风、内风引起之分，外风宜散，内风宜息，而活血通络则相同。本案口眼㖞斜即由内风引起，施师以钩藤、全蝎、地龙、僵蚕平肝息风；以蒲黄、川芎、白芍、当归活血通络；加防风以防外邪乘虚而入；用白蒺藜疏肝解郁，用节菖蒲化浊开窍，用石斛养阴清热。整个方剂配伍，主次分明，照顾周到。服药后患者口角发麻，药力已及患处。二诊更从平素肝阳亢盛着眼，加用石决明、决明子、玳瑁、天麻、密蒙花、谷精草、木贼草等药，加强平肝清热的作用，以从根本解除引起肝风内动之因。患者服丸药百日，口眼㖞斜已完全纠正，头胀头痛，视物模糊亦随之而愈，已恢复工作。

二、俞慎初医案

1.祛风化痰止痉案

赵某，男，43岁。1992年10月26日初诊。

自9月28日起出现右侧面神经麻痹，口眼㖞斜，口角向左㖞斜，右眼不能闭合，右侧鼻沟变浅，口唇部稍麻痹，四肢倦怠乏力，口干咽燥，咀嚼不灵活，语言謇涩。脉弦细，舌质淡红，苔白。血压105/70mmHg。证属风痰阻络，拟祛风化痰、活血通络法治之。

方药：白附子6g，僵蚕6g，全蝎梢6g，地龙12g，生地黄12g，丹参12g，赤芍、白芍各12g，当归尾12g，北羌活6g，桂枝尖6g。水煎服，5剂。

二诊（1992年11月2日）：药后病情略有好转，口眼㖞斜有改善，仍守前法。处方：白附子6g，僵蚕6g，全蝎6g，蜈蚣1对，白桃仁6g，生地黄12g，牡丹皮12g，丹参12g，当归尾6g，防风6g，蝉蜕5g。水煎服，5剂。

三诊（1992年11月9日）：服上药后，右侧面已略有知觉，右眼稍能闭合，语言已有改善。舌质稍红苔白，脉弦细。处方：白附子6g，僵蚕6g，全蝎梢6g，地龙15g，蜈蚣1对，蝉蜕5g，丹参12g，赤白芍各12g，当归尾6g。水煎服，5剂。

四诊（1992年11月14日）：药后症状稍有改善，舌脉同前。按前方加减。处方：白附子6g，僵蚕6g，白桃仁6g，全蝎梢6g，地龙15g，赤芍、白芍各12g，当归尾6g，丹参12g，蜈蚣1对，蝉蜕5g，生地黄15g，制首乌15g。水煎服，6剂。

五诊（1992年11月20日）：药后口眼㖞斜有较大改善，右侧鼻唇沟恢复，舌体较前正，语言已较流利。舌淡红、薄白，脉弦细。处方：川芎6g，当归尾6g，赤芍10g，生地黄15g，白桃仁6g，川红花5g，白附子6g，僵蚕6g，全蝎梢6g，蝉蜕5g，丝瓜络10g，茜草5g。水煎服。

上药服6剂后，口眼㖞斜已基本恢复，语言清晰，说话已较流利，余症亦除。

按语：本例患者因素体正气不足，腠理不闭，脉络空虚，面颊部遭受风邪侵袭，造成营卫不和，气血闭阻，经络阻滞，筋脉失养，而出现口眼喝斜、语言謇涩等症状。故俞师始终以疏风化痰、活血通络为治，取得较好的效果。

2.活血通络止痹案

洪某，男，65岁。1992年7月6日初诊。

一星期前凌晨起床时，突然口眼喝斜，左侧面颊部麻木不仁，前额皱纹消失，口角下垂，口流涎水，语言謇涩，两侧上下肢活动尚可。平素血压偏低，痰涎量多、色白，脉弦滑，舌淡红。证属风痰阻络，治宜祛风化痰、活血通络。

方药：白附子5g，僵蚕5g，全蝎梢6g，地龙15g，制胆南星5g，川贝母10g，盐陈皮5g，生地黄15g，川芎5g，赤芍10g，当归尾6g，清半夏9g。水煎服，5剂。

二诊（1992年7月11日）：服上药后口眼喝斜略有改善，口角流涎减少，语言仍謇涩，脉弦滑，舌淡红。仍按前方加减。处方：白附子5g，僵蚕5g，全蝎6g，地龙15g，制胆南星6g，川贝母10g，盐陈皮5g，清半夏9g，石菖蒲6g，枳实6g，生地黄15g，川芎5g，赤芍10g，当归尾6g。水煎服，7剂。

三诊（1992年7月18日）：服上药后面颊部喝斜已减轻，痰涎减少，语言稍流利。脉弦滑，舌淡红苔白。处方：白附子5g，僵蚕5g，全蝎6g，地龙15g，制胆南星6g，盐陈皮5g，清半夏9g，石菖蒲6g，远志6g，丹参12g，川芎5g，赤芍12g，当归尾6g。水煎服，5剂。

四诊（1992年7月23日）：药后口角及面颊部喝斜已愈，语言流利。脉滑，舌质淡红，苔白。治宜益气活血通络法，以善其后。处方：绵黄芪15g，太子参15g，丹参12g，赤芍、白芍各10g，白桃仁6g，牡丹皮12g，生地黄15g，当归尾6g，薏苡仁12g，牛膝15g。水煎服。嘱其再服5剂，以巩固疗效。

按语：本例患者年老体虚，卫外不固，脉络空虚，风邪乘虚内窜阻络，导致气血闭阻，运行不畅，筋脉失于濡养，则见面部麻木，口眼喝斜，语言謇涩。本例之治，以牵正散加地龙祛风痰、通经络；又以制胆南星、陈皮、半夏、贝母等燥湿化痰；配以生地黄、赤芍、川芎、当归尾等活血通络。全方配合，共奏祛风化痰、活血通络之功效。

第六节　王新志教授对口僻常用虫类药的认识及应用心得

一、常用虫类药应用心得

王新志教授认为口僻患者临床感受风热之邪或素体热盛（虚热或实热）者，地龙为首选之品，另外部分患者感邪之后面部肿胀，地龙仍为虫类药的首选。

二、验案赏析

王某，男，42岁，河南周口人。2014年7月16日初诊。

主诉：口角右偏、左眼闭合不全2天。

现病史：患者2天前不慎受凉后觉周身酸困，左侧耳后疼痛，晨起洗漱时口水经口角自流，始见口角向右侧㖞斜，病已2日，于当地诊所求医服药未见大效。现症见口眼㖞斜，畏风恶寒，食欲欠佳，小便短赤，大便2日未行，舌苔薄白，脉浮紧。

中医诊断：口僻病（风邪束表、经络闭阻）。

治法：祛风活络。

方药：羌活10g，独活10g，防风10g，僵蚕10g，全蝎12g，石菖蒲12g，地龙10g，蒺藜15g，连翘10g。3剂，水煎服，每日1剂，早晚2次分服。

二诊（2014年7月20日）：服3剂后，寒邪、风邪已除，口眼㖞斜稍觉好转。前方加川芎12g，继服4剂，水煎服，每日1剂，早晚2次分服。

三诊（2014年7月26日）：口眼㖞斜明显好转，左面部微肿。调方如下：全蝎10g，石菖蒲10g，僵蚕12g，川芎12g，蒺藜10g，地龙10g，连翘15g，蒲公英15g。继服7剂善后。

按语： 面神经麻痹即口僻，多见于外风，以风论治。此案中患者外感风寒，恶寒肢楚，脉浮紧，以祛风活络为法。方中羌活、独活合用善治上下一身之风；防风重在祛风解表；僵蚕息风祛风，四药合用增强祛风解表通络之功；全蝎、地龙走窜通络，使药达病所，起到活络之效。随病情发展，风寒入里化热，而见小便短赤、大便秘结、面部微肿等表现，酌情加用川芎以加强活血、行气、祛风之效；连翘、蒲公英共助清热解毒之效。诸药合用，药精力专，标本兼顾，祛风活络，病退神复。此外，全蝎、地龙、僵蚕乃王新志教授治本病经验配伍者，志在借虫类药搜风通络，力达病所，络脉通达，病情乃愈。

王新志教授认为久病多瘀、久病入络。一般而言，在初期第2周至3个月都属于面瘫的恢复期，面瘫仍不愈者可选牵正散及地龙、白花蛇、蜈蚣等来治疗。病程达3个月以上、半年以内者，仍有治愈的希望，而此时患者患病日久，病势越发复杂，用药需要考虑的层面也越多，方药当选五虎追风散及大队虫类药，复用补益之品守方续服，方可奏效。

痹证 第十一章

第一节　痹证的概述

痹，即闭阻不通。有关"痹"字的中医学内容最早见于马王堆出土的帛书中，《足臂十一脉灸经》与《阴阳十脉灸经》中载有"疾界（痹）""踝痹""足小趾痹"还有"手痛""四末痛""膝肿""足大小趾废"等痹证相关体征。《内经》在理论方面对痹病进行了系统的阐述，《素问·痹论》曰："风寒湿三气杂至，合而为痹也。其风气胜者为行痹，寒气胜者为痛痹，湿气胜者为着痹也。""所谓痹者，各以其时重感于风寒湿之气也。"又说："荣卫之气亦令人痹乎……逆其气则病，从其气则愈，不与风寒湿气合，故不为痹。"《灵枢·寿夭刚柔》指出："粗理肉不坚者，善病痹。"在《神农本草经》中记载的痹证名称种类繁多，而且其中涉及治痹证的药物达80种，为治疗痹证药物选择扩展了思路，同时奠定了药物学基础。《临证指南医案》提倡运用活血化瘀类药物以及虫类药搜剔通络，如全蝎、穿山甲、蜂房、地龙等。历代医家通过实践，不断推陈出新，创立了许多治疗痹证的方剂，如《伤寒论》中指出："伤寒八九日，风湿相搏，身体疼烦，不能自转侧，不呕不渴，脉浮虚而涩者，桂枝附子汤主之。"《丹溪心法》中提到了使用加减地仙丹、乳香丸、青龙丸等治疗痹证。喻嘉言《医门法律》中常根据痹证部位及辨证选择药物，"痹在上，桂枝五物汤；痹在臂，十味锉散"。开拓了医家对痹证治疗选方用药的思路。

基于以上论述，中医对于痹证的认识，经过医家们从理论到临床的不断探索，在理、法、方、药等各个方面不断完善。本节主要讨论肢体的痹证，包括西医学的风湿性关节炎、类风湿关节炎、骨性关节炎、痛风等。目前西医药物治疗主要有抗风湿药物、肾上腺皮质激素等，而中医在治疗痹证方面药物种类多，治疗方式也有多种选择，如针刺、艾灸、熏洗、推拿、药物等，因此以中西医结合治疗痹证的方式受到大家的重视。王新志教授临床治疗痹证首辨寒、热、痰、瘀，在基础方中对症选用虫类药，以取其"搜剔通络之速、活血止痛之强"。以下将从虫类药治疗痹证的各家之法、药理研究、经典医案以及王新志教授治疗痹证心得等几个方面分别论述。

第二节　先贤应用虫类药治疗痹证的论述

《本草纲目》曰："穿山甲除痰疟寒热，风痹强直疼痛，通经脉，下乳汁，消痈肿，排脓血，通窍杀虫。"

《本草再新》曰："穿山甲搜风去湿，解热败毒。"

《本经逢原》载："乌蛇治诸风顽痹。"

《太平惠民和剂局方》言大通圣白花蛇散"大治诸风，无问新久，手足瘫曳，腰脚缓弱，行步不正，精神昏冒，涩，痰涎壅盛，或筋脉挛急，肌肉顽痹，皮肤瘙痒，骨节烦疼，或痛无常 风气上攻，面浮耳鸣，头痛目眩；下注腰脚，腰疼腿重，肿痒生疮，并宜海桐皮（去粗皮），杜仲（锉，炒），天麻（去苗），干蝎（炒），郁李仁，赤箭当归（去芦头，去土），白附子（炮，炙），白芷，山药，白花蛇（酒），甘草（炙），威灵仙（去土），各一上等分，为末。每服一钱至二钱，温酒调下，荆芥汤亦得，空心服之。常服祛逐风气，通行荣卫，久病风人，尤宜常服，轻可中风，不过二十服，平复如故"。

《圣济总录》载，治历节风疼痛发歇，不可忍。麝香丸方：蛴螬（湿纸裹煨熟研三枚），壁虎（研三枚），地龙（去泥研五条），乳香（研一分），草乌头（三枚生去皮），木香（半两），麝香（研一钱），龙脑（研半钱）。上八味。将草乌头、木香捣罗为末，合研匀为丸，如干入少酒煮面糊，如梧桐子大，每服三十丸，临卧乳香酒下。治历节风筋脉拘挛，骨节疼痛。古圣散方：漏芦（去芦头半两麸炒），地龙（去土炒半两），上二味，捣罗为末，先用生姜二两取汁，蜜二两，同煎三五沸，入好酒五合，以瓷器盛，每用七分盏，调药末一钱半匕，温服不拘时。治历节风疼痛不可忍。趁痛丸，方用：草乌头（不去皮尖）三两，生干地黄（焙）、天南星、半夏（与天南星姜汁浸一宿切焙）、白僵蚕（炒）、乌药（锉）各半两。上六味，捣罗为末，酒煮面糊，丸如梧桐子大曝干，每服五七丸，空心临卧温酒下。如颠扑肿痛，用姜汁和酒研十数丸涂之。如卒中倒仆，以姜汁茶清研五七丸灌之，即醒。治风寒客搏血气，凝涩不通，历节疼痛，甚者短气汗出，肢节不得屈伸，锡蔺脂丸：锡蔺脂，白僵蚕（炒）、川芎、藿香叶、天南星（炮）、白芷、甘松（去土）、乳香（研）、枫香脂芦头、自然铜（醋淬）各一两，糯米（炒令黑色）二两。共十四味，捣研为末，煮糯米粥为丸，如梧桐子大，每服五丸至七丸细嚼，炒地黄酒下，食后临卧服。

《临证指南医案》言："风寒湿三气合而为痹，经年累月，外邪留著，气血皆伤，其化为败瘀凝痰，混处经络，经用虫类搜剔，以动药使血无凝著，气可宣通。"

《医学衷中参西录》言："穿山甲，味淡性平，气腥而窜，其走窜之性，无微不至，故能宣通脏腑，贯彻经络，透达关窍，凡血凝血聚为病，皆能开之。"

第三节　治疗痹证常用虫类药的现代药理研究

1.全蝎

赵海梅等通过实验研究发现全蝎、蜈蚣可以通过提高机体小肠黏膜 IL-2、IL-4、IL-10 等表达来缓解胶原免疫性关节炎。王起振等通过对钳蝎毒的离纯化得到一种蝎毒镇痛活性肽，实验过程通过小鼠醋酸扭体、小鼠热板及大鼠光电甩尾法检测，结果显示全蝎具有明显的镇痛作用。李宁等研究发现，蝎毒通过作用于大鼠中脑导水管周围灰质而具有中枢镇痛作用，其作用是吗啡的10倍。

2.蜈蚣

有研究表明，小剂量使用蜈蚣对疼痛有明显的缓解作用。另有研究显示蜈蚣能抵抗在实验中使用二甲苯而导致的小鼠耳郭炎。药理研究表明蜈蚣中含有多种人体需要的氨基酸以及 α1、α2和 γ 球蛋白，具有补益人体的作用；同时，蜈蚣作为一种异体蛋白，可以促进自身产生非特异性抗体，提高机体的免疫力。程绍民研究表明，蜈蚣通过调节类风湿关节炎模型大鼠外周血和肠黏膜局部T淋巴细胞之间的平衡来治疗类风湿关节炎。

3. 蕲蛇

研究显示，在胶原诱导性关节炎实验中蕲蛇能减少大鼠CD4+T细胞数量，缓解其踝关节的损伤。张纪达等通过实验得出，胶原诱导性关节炎（CIA）大鼠血液中TNF-α、IL-10的表达能被蕲蛇水提取液改变，从而减轻踝关节的肿胀和相关关节炎指数。蒋福升等通过热板法、冰醋刺激致痛等研究方法，发现蕲蛇提取物能降低实验小鼠痛阈，具有一定的抗炎及镇痛作用。

4. 乌梢蛇

有研究表明，乌梢蛇水煎液和醇提取液腹腔注射能抑制大鼠琼脂性关节肿胀和二甲苯的致炎作用，对小鼠热刺激和化学刺激引起的疼痛有镇痛效果，并有一定的抗惊厥作用。沈杰等研究发现乌梢蛇水解液能降低胶原性关节炎发病率，并能降低血清中Ⅱ型胶原的表达，其作用机制可能与增加免疫耐受有关。

5. 金钱白花蛇

有研究发现金钱白花蛇能改善大鼠和小鼠血清性足肿胀以及二甲苯所导致的小鼠耳郭炎症，因此金钱白花蛇具有较好的抗炎作用。还有一项实验通过小鼠热板法，将蛇毒进行腹腔内注射，结果显示金钱白花蛇能延长痛反应潜伏期，并且经比较，蛇毒对大鼠的镇痛效果是吗啡的3～4倍，还不易产生耐受性和依赖性，可用于各种疼痛，如神经痛、癌痛等。

6. 地龙

研究发现新鲜地龙提取物可以使伤口快速愈合，减少渗出，因此推测地龙具有良好的抗炎能力。Balamurugan等从地龙中得到一种类似于糖蛋白的复合物，此物质能使患有炎症和发热的大鼠恢复正常。郭建等研究发现地龙活性成分能促进淋巴细胞向反应性淋巴细胞转化，增强巨噬细胞的吞噬作用，说明地龙具有增强免疫功能的作用。

7. 土鳖虫

实验发现，土鳖虫能提高机体红细胞CRI活性（CRI是一种多肽性膜蛋白），而红细胞的免疫黏附能力与CRI呈正相关，因此增强红细胞CRI活性，增强红细胞免疫黏附能力，可提高免疫力。有研究通过小鼠热板法和扭体法了解土鳖虫的镇痛作用，结果显示土鳖虫能延长小鼠痛反应潜伏期，提高小鼠痛阈，减少小鼠20分钟内的扭体次数，具有良好的镇痛效果。

8. 虻虫

有研究通过醋酸诱导的小鼠热板实验和扭曲实验探索虻虫的镇痛效果，结果显示虻虫水提液具有镇痛抗炎的作用。有学者在牛虻唾液中分离纯化出3种免疫调节肽。这些分子均可以通过促进IL-10的分泌发挥抗炎作用。李建林将虻虫干燥体配成液体后用于耳肿胀的小鼠，结果显示，虻虫的萃取液能有效抑制小鼠耳肿胀程度，具有一定的抗炎镇痛活性。

9. 麝香

麝香对处于初期、中期的炎症作用疗效好。金宇恒等研究发现，含有麝香的复方凝胶能减轻炎症引起的小鼠耳部肿胀的程度和肿胀率，能提高小鼠的痛阈值，说明麝香具有镇痛和抗炎的效果。柳雪枚等通过实验发现从麝香分离出的有效成分Mu-a-1蛋白，能减轻巴豆油引起的小鼠耳部炎症，7.5mg/kg剂量下对炎症的抑制率为72.3%。

10. 鹿筋

有研究表明鹿筋壮骨酒对大鼠角叉菜胶性足肿胀、组胺引起的毛细血管通透性增加、肉芽组织增生均有明显的抑制作用，并能抑制大鼠Arthus反应及大鼠佐剂性关节炎，表明该药对炎症渗出及免疫病理性炎症均有明显的抑制作用，可明显减少醋酸所致小鼠扭体反应次数，显著延长小鼠热痛阈值，具有明显的镇痛作用。

11. 紫河车

现代药理研究显示，紫河车包含性腺激素，如胎盘球蛋白、纤维蛋白稳定因子、尿激酶抑制物、纤维蛋白酶活化物等，具有增强机体免疫力的功能。研究表明人胎盘提取物具有一定的抗感染作用，胎盘 γ-球蛋白含有干扰素，可用于预防和控制病毒感染。

12. 鹿角

鹿角的现代药理主要体现在骨钙含量、骨质疏松等方面，多项研究结果也证实鹿角有较好的抗炎镇痛作用。于冬冬等研究发现，复方鹿角丸能恢复去卵巢大鼠骨密度的降低，同时能增加Runx2蛋白的表达，降低Cathepsin K的表达，提示其作用机制可能与抑制骨吸收、促进骨形成有关。黄继红等的研究结果表明，鹿角壮骨胶囊能增加骨质疏松模型大鼠的骨密度，其作用机制可能与激活OPG/RANK/RANKL分子通路的表达、促进骨形成有关。张程程等的研究表明，梅花鹿鹿角水提物对炎症导致的小鼠耳部和足跖肿胀均具有显著的消炎效果。

13.蜂房

蜂房中主要包含萜类、黄酮类、甾类等多种成分。一项研究发现蜂房水提液对二甲苯导致的小鼠耳郭肿胀具有显著作用，因此推断出蜂房具有抗炎作用。孟海琴等研究发现露蜂房水提液具有显著的镇痛作用，蜂房剂量的变化可以影响实验动物的扭体次数。

14.蚕沙

蚕沙富含叶绿素、果胶、类黄酮、粗蛋白，以及部分人体需要的微量元素等成分。药理研究显示，蚕沙具有较好的营养价值，具有促进骨髓造血、促进创伤愈合、保肝、抗溃疡和抗肿瘤、降血糖、降血脂等功能。李强观察蚕沙联合光动力对30只类风湿关节炎大鼠的影响，干预14天，通过对大鼠神志、四肢活动、关节肿胀情况的记录观察，对踝关节前后结果进行测量，并在治疗周期结束时采集各组大鼠静脉血，检测血沉、白细胞、类风湿因子、C反应蛋白等各项指标，结果显示蚕沙联合光动力治疗组大鼠一般情况好转，各项指标均有不同程度的改善，关节肿胀度减轻，差异有统计学意义。

15.鳖甲

现代药理研究结果显示鳖甲中主要含动物胶、维生素D、角蛋白、磷酸钙、碳酸钙以及多种氨基酸等成分。有研究结果显示，鳖甲具有一定的抗肝纤维化、抗肺纤维化、抗肿瘤和调节免疫等作用。徐桂珍等将鳖甲提取物（TSWE）给予小鼠口服3天，于末次给药24小时后进行全身6Gy X线照射，并观察X线照射后3天小鼠免疫器官和免疫功能的变化，结果显示口服鳖甲提取物能明显提高小鼠的免疫功能。

16.羚羊角

有研究显示羚羊角具有突出的抗炎、解热镇痛、抗惊厥以及降血压的作用。研究表明用热板法和钾离子透入测痛法进行镇痛实验，结果显示羚羊角具有明显的镇痛作用，将羚珠散进行腹腔注射15分钟就具有一定镇痛效果，给药30分钟镇痛效果达到高峰，60分钟时镇痛效果依然明显；同时发现其具有抗病毒、抑菌及增强免疫的功能。

第四节　治疗痹证常用虫类药的临床研究

1.蕲蛇

刘滨等应用蕲蛇对患有类风湿关节炎的30例患者进行治疗，用量10g，治疗30天，结果显示冲服蕲蛇粉组临床症状较治疗前显著缓解。王英等用蕲蛇等虫类药治疗类风湿关节炎患者，在治疗90天后，总有效率为92.5%。熊安保使用以蕲蛇为主的自制配方治疗类风湿关节炎患者，治疗周期为1个月，最长服用3个月，结果显示痊愈率为51.28%，总有效率为84.61%。那坤等使用含蕲蛇的自拟方治疗类风湿关节炎患者60例，治疗30天后，结果显示总有效率81.67%。

2.乌梢蛇

岳跃兵通过临床对照试验研究乌梢蛇祛风片治疗早期类风湿关节炎的疗效和安全性，在治疗24周后治疗组和对照组有效率分别为80%和60%，且安全性良好，具有统计学差异。文昱等运用自拟祛风除湿散寒祛瘀汤治疗风湿热游走性关节炎的患者，方由乌梢蛇、蜈蚣、干姜、制附子、细辛、桂枝、白芍、羌活、独活、防风、忍冬藤、当归、川芎、桃仁、薏苡仁、白术等药物组成，效果良好，值得推广。

3.金钱白花蛇

临床研究痹痛胶囊方（由制马钱子、水蛭、川芎、延胡索、金钱白花蛇、蜈蚣等药组成）治疗各种痹证患者100例，包括风湿性关节炎、类风湿关节炎、强直性脊柱炎、肩关节周围炎、坐骨神经痛、腰椎肥大性骨关节炎、腰肌劳损等，总有效率达96%，显著高于用风湿寒痛片的对照组。另有文献显示，丹参50g，金钱白花蛇10～25g，将蛇剪碎，浸于白酒中，浸泡7天后服用，每天10～20mL，可改善痹证。有研究者用自拟通痹汤（由黄芪、穿山甲、地龙、制马钱子、金钱白花蛇、当归等组成）治疗类风湿关节炎患者64例，总有效率96.7%。

4.水蛭

谢芳等观察自制软膏剂清热利湿方（连翘100g，大黄100g，山豆根100g，水蛭50g）外敷患处治疗痛风患者的临床疗效，结果显示该方不仅疗效稳定，而且不良反应少，适合临床推广。苏福友观察运用水蛭酒（水蛭60g切片，黄酒500g）对肩关节炎的临床效果，将水蛭泡在黄酒中封口，1周后使用，每次饮用水蛭酒一小盅（6～7mL），1日3次，20天为1个疗程，可连用1～3个疗程，若不宜饮酒者，可将水蛭焙干，研细末，每次1.5g，1日2次，温开水送服，有冷痛者加桂枝30g。结果显示痊愈24例，显效11例，无效3例。

5.蜈蚣

杨科使用自拟二独蜈蚣土鳖汤治疗218例痹证患者，结果显示总有效率为84.4%，其中治愈146例，好转38例，无效34例。孔荣在用蜈蚣细辛汤结合温针疗法治疗腰突患者的研究中，给予中药内服，取蜈蚣2条，细辛3g，徐长卿10g，川牛膝10g，荆芥6g，甘草6g，半个月为1个疗程。最终结果显示治愈22例，显效6例，有效1例，无效1例，总有效率为96.7%。

6.全蝎

索化峰观察56名顽痹患者运用自拟除痹通络汤1号（党参、黄芪、全蝎、当归、川芎、赤芍、香附、地龙、葛根、片姜黄、独活、穿山甲、土鳖虫、威灵仙、制马钱子）和2号（党参、黄芪、全蝎、当归、红花、香附、木瓜、牛膝、肉桂、良姜、苍术、鸡血藤、乌梢蛇、蜈蚣）的临床疗效，其中治愈25例（44.6%），近愈16例（28.6%），好转11例（25.2%），未愈3例（5.6%），总有效率为94.4%。有研究观察海马全蝎丸联合伤速康贴膏治疗气滞血瘀型腰椎间盘突出症的临床疗效，治疗组口服海马全蝎丸联合伤速康贴膏外敷，对照组服用塞来昔布联合甲钴胺，疗程均为2周，在治疗前、治疗1周、治疗2周，用VAS评分、ODI评分、JOA评分、疗效评定标准评定临床疗效。结果显示与治疗前比较，治疗2周后两组患者VAS评分均有降低，差异有统计学意义。证明海马全蝎丸联合伤速康贴膏治疗气滞血瘀型腰椎间盘突出症，可有效减轻患者的腰腿部疼痛。

7.地龙

杨昌俊等运用鸡胚地龙膏外用治疗急性软组织损伤后疼痛,把急性软组织损伤患者分为2组,治疗组采用鸡胚地龙膏治疗,对照组采用跌打镇痛膏治疗。记录两种药物对疼痛和肿胀的疗效。结果显示两组止痛效果具有明显的差异性,鸡胚地龙膏疗效优于对照组,因此该药具有显著的止痛作用。

8.土鳖虫、乌梢蛇

有研究者采用随机对照试验观察风痛宁丸(土鳖虫40g,制马钱子40g,制川乌30g,桂枝110g,羌活110g,独活110g,川芎110g,麻黄15g,乌梢蛇25g,红花80g,杜仲80g,木瓜60g,乳香50g,黄芪75g)治疗类风湿关节炎1344例患者的临床疗效,每个疗程30天,在服药期间停用其他抗风湿及止痛药。结果显示治疗组总有效率为95.44%,对照组为71.70%,两组间有显著差异。

9.麝香

用含有麝香的追风膏治疗膝关节的骨关节炎,发现给予患者21天的追风膏贴敷内外膝眼后,能减轻患者膝关节疼痛,增加行走距离,改善关节活动度,说明本品治疗下肢痹证疼痛效果显著。崇桂琴采用麝香督灸治疗强直性脊柱炎,发现麝香督灸能稳定患者病情,并能降低血清中C反应蛋白水平,说明麝香有消炎止痛的效果。

10.鹿筋、地龙

中药鹿筋为鹿科动物梅花鹿或马鹿四肢的筋,其功效为补肾阳、壮筋骨。主治劳损过度、风湿关节痛、子宫寒冷、阳痿、遗精等。有研究者将鹿龙药酒(由鹿筋、地龙、牛膝、枸杞子等组成)用于治疗坐骨神经痛,经临床321例患者的疗效观察,治愈率达89.7%。

11.鹿角胶、蜈蚣、全蝎

苏军等对100例膝骨关节炎患者进行临床研究,口服鹿角壮骨胶囊治疗1个月,观察两组患者治疗前后X线变化、膝部功能评分及疗效,结果两组膝关节功能评分治疗前后比较,均有显著性差异,试验组治疗效果优于对照组。说明鹿角壮骨胶囊能改善患者的膝关节功能和临床症状。邵金阶自拟鹿角蜈蝎汤治疗腰椎病,疗效显著。药物组成:鹿角胶10g,蜈蚣1条,独活10g,全蝎5g,甘草10g,威灵仙20g,熟地黄20g,鸡血藤20g,

杜仲15g，牛膝15g，白芍30g，制乳香8g，制没药8g。

12.蜂房

代有礼用蜂房散（蜂房25g，三棱10g，莪术10g，制川乌6g，赤芍10g，桃仁10g，红花10g，鸡血藤12g，五加皮12g，黄柏7g，冰片4g，沙松皮10g）连续外用14天，对膝骨关节炎患者进行观察，结果显示显效8例，有效42例，无效4例，总有效率为92.5%。张海波通过以蜂房为主药的中药熏蒸疗法治疗强直性脊柱炎。药物组成：蜂房30g，炒牛蒡子30g，延胡索30g，莪术30g，透骨草60g，独活40g，鸡血藤40g，川芎20g，狗脊30g，天南星20g，杜仲30g，制乳香20g，没药20g，秦艽30g，威灵仙20g，郁金25g，秦皮30g，牡丹皮30g，徐长卿60g，穿山龙80g。经治疗2~3个疗程，临床缓解8例，显效10例，有效16例，无效3例，总有效率为91.89%。

13.蚕沙

李春兰等治疗风湿性关节炎患者，在常规治疗的基础上给予蚕沙药熨，观察患者治疗前后中医症状评分、C反应蛋白、血沉等指标。结果显示31例患者中痊愈3例，显效26例，有效为2例，无效0例，有效率100%，且患者相关症状评分均优于治疗前。梁利娜等用蚕沙外熨联合来氟米特治疗类风湿关节炎肿痛，治疗组应用蚕沙外熨联合来氟米特口服，对照组应用布洛芬缓释胶囊联合来氟米特口服。治疗12周后，比较治疗前后中医症状积分及实验室指标的改变，结果显示治疗组显效率为83.37%，对照组为44.83%，同时治疗组在缓解关节肿胀、晨僵方面疗效明显优于对照组，且不良反应明显少于对照组。

14.鳖甲

石欣等在观察鳖甲风湿丸对寒湿型肩周炎疗效的研究中，把120例寒湿型肩周炎患者随机分为治疗组和对照组，治疗组给予鳖甲风湿丸，对照组口服洛索洛芬、艾灸、电针、拔罐和肩关节功能锻炼。治疗2个月后比较两组治疗相关评分及指标，结果显示治疗组优于对照组。林俊杰等使用加味二仙汤联合黄芪鳖甲丸治疗肝肾不足型原发性骨质疏松症，将患者随机分为治疗组和对照组，观察组给予加味二仙汤和黄芪鳖甲丸联合治疗，对照组给予骨疏康颗粒治疗，6个月后观察两组患者VAS评分、中医临床症状积分和骨密度的变化。中医临床疗效总有效率治疗组为91.7%，对照组为75.6%，两组总有效率差异有统计学意义。

15.羚羊角

叶天士常用"内风致痹"的思想，以羚羊角配白蒺藜清肝阳、息内风、疏经络治疗痹证。名医丁甘仁在治疗"手足痹痛微肿，按之则痛更剧，手不能抬举，足不能步履，舌质红，苔腻黄"的痹证时认为此痹证的病机是外风引动内风，夹素蕴之痰湿入络，络热血瘀不通，不通则痛。用羚羊角、地龙、芜蔚子清热息风，通络止痛，效果良好。

第五节　应用虫类药治疗痹证的经典医案

一、李冀医案

冯某，女，62岁。2014年4月15日初诊。

现病史：患类风湿关节炎30余年，半年前加重，右手色红，肿胀灼痛，右手腕部骨膜炎1年余，浅表性胃炎2年，胃内有息肉，寐差，纳呆，尿频数十年。舌淡红，脉弦细。

中医诊断：痛痹。

治法：祛风散寒，逐湿止痛。

方药：蠲痹汤加减。海风藤15g，姜黄15g，络石藤20g，川芎15g，海桐皮15g，桂枝15g，威灵仙15g，木瓜15g，伸筋草20g，黄芪20g，茯苓20g，当归15g，炙甘草10g。7剂，水煎服，每日1剂，早晚2次分服。

二诊（2014年4月22日）：患者疼痛减轻，饮食好转，胃胀消失，睡眠好转，多梦，尿频，大便正常。舌淡红，脉弦细。上方去黄芪、当归，加怀牛膝20g，细辛3g。7剂，水煎服，每日1剂，早晚2次分服。

三诊（2014年4月29日）：疼痛症状进一步减轻，腹胀减轻，尿频症状改善。二诊方去络石藤、海桐皮、细辛、木瓜、桂枝，加当归15g，黄芪20g，炒白术15g，红花15g，地龙15g。再进7剂，水煎服，每日1剂，早晚2次分服。患者病情好转，疼痛症状明显改善。

按语：蠲痹汤为治疗风寒湿痹常用方。首诊方中海风藤、桂枝祛风湿胜，川芎、当归活血化瘀止痛；威灵仙、姜黄疗痛在上肢；木瓜舒筋活络，疗痛在下肢；痛甚加络石藤、海桐皮；伸筋草祛风湿，舒筋活络；黄芪、茯苓补气健脾，利水渗湿；炙甘草调和诸药。二诊中加怀牛膝活血通经；细辛善于祛风散寒，且止痛力颇强，但是有小毒，古有"细辛不过钱"之说，故细辛用量为3g。三诊中由于疼痛症状进一步减轻，故去络石藤、海桐皮、细辛、木瓜、桂枝；患者痹证日久，久病入络，故加当归、红花、地龙活血化瘀通络；黄芪、炒白术扶助正气，补气健脾祛湿。

二、岳美中医案

李某，男性，49岁。1961年7月25日初诊。

主诉：下肢疼痛发凉6月余。

现病史：今年1月患者因骑车劳累，身热出汗，至夜自觉左脚相当于解溪穴部位疼痛，经封闭治疗而止，过四五日，又觉小腿肚痛，近2个月来左大腿内侧上部亦痛，有时左足第2、3趾抽痛。一个半月前，觉上半身疼痛，约1周自愈。后觉两侧腿足亦同样作痛，左侧较重，走路越多痛越重，稍息后则缓解。两膝之下经常发凉麻木，无汗。近来每步行2～3分钟即需休息3～4次。沐浴时身体各部位因热而发红，独左腿色不变，夜卧时两腿有沉重感，屈伸不能自如，晨起两腿常难自行抬起，须以手扳动方觉舒适，睡眠不安，多梦，易倦。近2个月来听力较差，时有眼花，饮食如常，但不喜冷食，近一二日口干喜饮，二便正常。曾服用中西药，电疗，注射促肾上腺皮质激素，贴武力拔寒散等均无效，病情日重，病程中无关节疼痛、腿足皮肤红斑等情况。既往体弱，去年7月曾患肝炎，已愈，平时喜吸烟，但不多，偶饮酒，家属无类似疾患。检查：身体消瘦，步履跛蹇，须扶杖行，无皮疹及周身淋巴结肿大，头颈无异常，心肺正常，腹软无压痛，肝脾未触及，脊柱四肢无畸形，两膝以下发凉，但无变色（抬高放低亦然），舌苔白厚而腻，根部微黄，舌尖及舌边有黄豆大紫色斑点3处，脉浮虚而数，此由风寒湿三气杂至，趁汗出肌疏之机感而为病，痛则不通，须通之以止痛。

方药：薏苡仁12g，桑枝15g，丝瓜络6g，茜草根9g，宣木瓜4.5g，明没药9g，广郁金6g，香橼皮3g，川佛手3g，怀牛膝9g，川楝子6g，路路通3枚，细木通3g。上方加减服11剂，胫足痛麻已减，唯股阴仍痛，脉见虚大，投三痹汤16剂，右腿痛麻均减轻，左腿仍痛，舌微紫，脉虚数，改用滋肾养肝法，投以全当归9g，杭白芍12g，川芎片6g，炒熟地黄12g，宣木瓜6g，怀牛膝9g，真阿胶6g，淫羊藿6g，怀山药12g，肥玉竹9g。3剂后已能弃杖而行，歇息时腿足已不作痛，唯左腿仍稍感麻木，原方加黄精、枸杞子各6g，又进3剂，左腿麻木大减，已能健步，患者意欲返籍，遂与原方加味，嘱制成丸久服。淫羊藿24g，净山萸肉45g，五味子24g，全当归45g，杭白芍45g，怀牛膝60g，炒薏苡仁60g，炒熟地黄60g，真阿胶30g，川芎片30g，怀山药60g，肥玉竹60g，枸杞子45g，黄精50g。

按语： 本例因骑自行车过累，身热汗出而发病。《素问·举痛论》云："劳则气耗。"《灵枢·九针论》曰："虚邪客于经络而为暴痹者也。"已为本病提供辨证与治疗之理论根据，然痹证前医未必不识，何以多药无效？《素问·至真要大论》指出："气有高下，病有远近，证有中外，治有轻重，适其至所为故也。"在分析本病之基础上，应用祛邪—祛邪兼扶正—扶正的治疗方针。所谓祛邪，因邪在经络之中，故以轻清走窜之品以疏通之。所谓祛邪兼扶正，系以三痹汤兼补气血，以补久病之。所谓扶正，系于邪去之后补其肝肾，力谋自强，肝生筋，肾生骨，补肝肾之目的仍在于补筋骨，筋骨坚强，自能健步如初，或经络，或气血，或筋骨，用药适至其所，故病可效。

三、朱良春医案

陈某，女，65岁。2000年5月20日初诊。

主诉：四肢关节痛20余年。

现病史：手指、掌指、腕关节疼痛变形。长期激素治疗，已服10多年，强的松3片/日，颜面部虚浮，关节蹉跎，膝痛明显，大便偏烂。舌质淡红苔薄，脉细弦。既往史：前年有"胃出血"史。

中医诊断：痹证。

西医诊断：类风湿关节炎。

治法：益肾健脾，化痰祛瘀，蠲痹通络。

方药：穿山龙50g，生白芍15g，生白术20g，蜂房10g，徐长卿15g，土鳖虫10g，淫羊藿15g，炒延胡索30g，制胆南星30g，地龙15g，土茯苓30g，甘草6g。14剂，一日1剂。其他：益肾蠲痹丸8g，日3次，口服。

辨证分析：病久肾督亏虚，寒湿外侵，痰瘀血交结，深入骨骼、经络，络脉闭阻，故见浮肿、关节不利、膝痛等症；脾虚失运，故见大便偏烂。证以本虚为主。

二诊（2000年6月4日）：药后症状较前改善，强的松减至2.5片/日。舌质淡红，舌苔薄白，脉象细弦。上方加怀牛膝15g，桑寄生20g。14剂，一日1剂。其他：益肾蠲痹丸8g，日3次，口服。

辨证分析：药后络脉渐通，水湿去，浮肿减，脾虚复，便溏之症亦好转。加强益肾通络之力。

三诊（2000年6月18日）：药后症情显减，激素已减至2片/日。舌质淡红，舌苔薄，脉象细弦。效不更方，守前调治。方药：穿山龙50g，淫羊藿15g，生地黄、熟地黄各15g，全当归10g，蜂房10g，土鳖虫10g，地龙15g，怀牛膝15g，炒延胡索30g，制胆南星30g，甘草6g。7剂，一日1剂。

按语：治痹常法，不外祛风、散寒、除湿、活血通络，顽痹具有久痛多瘀，久病入络，久痛多虚，久必及肾的特点，既有正虚，又有邪实。长期服用激素又多有副作用。此例以益肾壮督、化痰祛瘀为主，注重健脾，虫类药具搜剔通络之力，故获佳效。

四、段富津医案

李某，女，69岁。2010年4月27日初诊。

双下肢关节疼痛8年，手指关节疼痛、变形，时浮肿、腰痛、口苦，时心悸，大便干，遗尿，双乳腺增生、腔隙性脑梗死病史10余年。X线示跟骨及双膝关节增生。舌略红少苔，脉右弱，左缓而无力。处方：独活15g，秦艽15g，桑寄生15g，川芎15g，当归15g，防风15g，细辛6g，茯苓25g，汉防己15g，姜黄15g，川牛膝15g，杜仲15g，木瓜15g，炙甘草15g。7剂，水煎服。5月4日好转，上方加全蝎6g，天麻15g，7剂，水煎服。5月11日痛大减但仍麻木，上方加益智仁15g，桂枝15g，7剂，水煎服。5月18日好转，上方加猪苓15g，7剂，水煎服。

按语：本案患者患病8年，时间较久，手指关节已变形，腰痛，可见风湿之邪已深入筋骨，损伤肝肾，有肝肾不足之象；心悸，脉右弱左缓而无力，可见风湿之邪日久耗伤气血，则呈气血不足之征。据以上三点可辨为风湿久痹，方用独活寄生汤加减。原方去干地黄、芍药、人参、桂心，加汉防己、姜黄、木瓜而成。因干地黄滋腻，芍药收敛，二者影响风湿之邪的祛除；气虚不甚重则未用人参，寒象不显则去桂心。患者关节时浮肿，故用汉防己利水、祛风湿，且有较强止痛之功；姜黄活血化瘀止痛，且能发散风湿之邪，切中病机；患者手指关节变形，膝关节增生，关节屈伸不利，加木瓜舒筋活络，通利关节。

第六节　王新志教授对痹证常用虫类药的认识及应用心得

一、常用虫类药

徐灵胎曰："天下有治法不误，而始终无效者，此乃病气深痼，非泛然之方药所能愈也。"清代名医叶天士认为治痹证非迅疾飞走不能奏效，主张用搜剔虫药。王新志教授常辨证加减，寒湿闭阻经络而致周身肢体疼痛者，可用乌梢蛇、蕲蛇、全蝎、蜈蚣之温性药以温阳通络；僵蚕长于祛风化痰，可用于痰浊阻于关节者；湿热痹痛者，以性寒之地龙、水蛭、虻虫泄热通络；痹证日久，瘀血阻络而致的关节肿痛，痛有定处者，用土鳖虫等咸寒之品，破血消癥；痹证日久，损及脏腑，以腰膝酸软、乏力、肌肉瘦削、四肢不温或骨蒸潮热，舌淡，苔薄，脉沉细或数为主者，方选独活寄生汤加鳖甲。

二、验案赏析

祛湿除热蠲痹案

李某，2018年1月17日初诊。

主诉：晨僵6个月，加重1周。

现病史：6个月前洗澡后受凉，出现四肢僵硬，反复发作，并伴有大关节疼痛、拘急，关节局部出现红色丘疹，偶有咳嗽。经激素治疗后，肢体僵硬、疼痛、皮疹明显好转，但停药即发，遂来就诊，既往有高血压病史15年，糖尿病史12年。刻下：二便调，纳眠尚可，舌淡红，苔薄，脉缓。既往查双手X线正常。

中医诊断：痹证（风寒湿侵，湿郁化热）。

治法：祛风活血，散寒除湿。

方药：桂枝芍药知母汤加减。制川乌10g，细辛3g，桂枝10g，盐知母10g，木瓜20g，淫羊藿10g，秦艽10g，炒白芍30g，甘草6g，水蛭6g，防风10g。10剂，水煎服，每日1剂，早晚2次分服。

二诊（2018年1月26日）：僵硬好转，关节痛减，舌质淡红，苔少，口干。守上方加生地黄30g，14剂，水煎服，每日1剂，早晚2次分服。

三诊（2018年2月13日）：患者症状好转，嘱其守1月26日方继服14剂，半个月后随诊，患者症状稳定。

按语：《内经》云："风寒湿三气杂至，合而为痹也。""所谓痹者，各以其时，重感于风寒湿之气也"。该病案中患者受寒为其病证的明显诱因。治法当以祛风散寒除湿为主，王新志教授认为痹证用药应以"辛、散、燥、通"为主，但长期使用有伤阴之弊。故选用桂枝芍药知母汤以祛风散寒除湿，加生地黄、白芍以养阴，正如林佩琴在《类证治裁》中言："治行痹散风为主，兼去寒利湿，参以补血，血行风自灭也。"其中生地黄根据病情，用量可达80g，白芍需根据患者大便情况调整用量，故终能取得满意疗效。

第一节 郁证的概述

郁证是由于情志不舒、气机郁滞所致，以心情抑郁，情绪不宁，胸部满闷，胸胁胀痛，或易怒喜哭，或咽中如有异物梗阻等症为主要临床表现的一类病证。

对郁证的论述首先见于《内经》。《素问·六元正纪大论》中说："木郁者，肝病也……火郁者，心病也……土郁者，脾病也……金郁者，肺病也……水郁者，肾病也。"提出"五气之郁"的论述。《素问·举痛论》载："思则心有所存，神有所归，正气留而不行，故气结矣。"《灵枢·本神》载："愁忧者，气闭塞而不行。"《素问·本病论》载："人忧愁，思虑即伤心。"《金匮要略·妇人杂病脉证并治》记载了属于郁证的脏躁及梅核气两种病证。《诸病源候论·结气候》说："结气病者，忧思所生也，心有所存，神有所止，气留而不行，故结于内。"提出忧思会导致气机郁结。元代《丹溪心法·六郁》已将郁证列为一个专篇，提出了气、血、火、食、湿、痰六郁之说，创立了六郁汤、越鞠丸等相应的方剂。明代《医学正传》首先采用郁证这一名称。清代《临证指南医案·郁》所载的病例，均属情志之郁，涉及疏肝理气、平肝息风、清心泻火、活血通络、化痰涤饮、益气养阴等多种方法。王清任对郁证中血行瘀滞的病机作出了必要的强调，对于活血化瘀法在治疗郁证中的应用做出了贡献。

郁有广义、狭义之分。广义的郁，包括外邪、情志等因素所致的郁。

狭义的郁，即单指情志不舒为病因的郁。在中医学病证中，梅核气、脏躁、百合病、奔豚证等疾病均属于郁证的范畴。在西医学疾病中，抑郁症、更年期综合征、癔病、各类神经官能症、部分精神分裂症、部分失眠症以及部分成瘾症等均属于郁证的范畴。

郁证常见的证候有肝气郁结证、气郁化火证、痰气郁结证、心神失养证、心脾两虚证、心肾阴虚证。常用的治法有疏肝解郁、清肝泻火、理气畅中、益肾补虚、调气安神、清肝利胆、宁心安神。治疗郁闭证的经方有麻黄汤、大青龙汤、栀子豉汤、栀子厚朴汤、大黄黄连泻心汤、大承气汤和半夏厚朴汤；气逆证的经方有旋覆代赭汤和奔豚汤；血热互结证的经方有桃核承气汤和抵当汤；枢机不利证的经方有小柴胡汤、大柴胡汤、柴胡加龙骨牡蛎汤、柴胡桂枝汤和四逆散；营卫不调证的经方有桂枝汤、桂枝加附子汤、小建中汤、当归四逆汤和甘麦大枣汤；阳虚型郁证的经方有干姜附子汤、茯苓桂枝白术甘草汤、桂枝甘草龙骨牡蛎汤、吴茱萸汤和四逆汤；阴虚证的经方有黄连阿胶汤和百合地黄汤；寒热错杂证的经方有半夏泻心汤和乌梅丸。

第二节　先贤应用虫类药治疗郁证的论述

《伤寒论》曰："太阳病六七日，表证仍在，脉微而沉，反不结胸，其人发狂者，以热在下焦，少腹当硬满，小便自利者，下血乃愈。所以然者，以太阳随经，瘀热在里故也。抵当汤主之。"

《名医别录》记载牡蛎"除留热在关节荣卫，虚热去来不定，烦满，止汗，心痛气结"。

《本草汇言》记载珍珠"镇心，定志，安魂"。

《类聚方广义》中对柴胡加龙骨牡蛎汤的记载是"治狂证，胸腹动甚，惊惧避人，兀坐独语，昼夜不眠，或多猜疑，或欲自杀，不安于床者。治痫证，时时寒热交错，郁郁悲愁，多梦少寐，或避人，或屏居暗室，殆如劳瘵者。狂痫二证，亦当以胸胁苦满，上逆，胸腹动悸。癫痫常胸满上逆，胸腹动悸，及每月二三发者，常服此方不懈，则无屡发之患"。

《勿误药室方函口诀》载柴胡加龙骨牡蛎汤"此方为镇坠肝胆郁热之

主药，故不仅伤寒之胸满烦惊已也。凡小儿惊痫、大人癫痫，均宜用之。又有一种中风，称热瘫者，应用此方佳……又加铁砂，治妇人发狂。此方虽于伤寒，亦不相左，至于杂病，与柴胡姜桂汤虽同为主治动悸之方，但姜桂取虚候，此方宜取实候而施之"。

第三节　治疗郁证常用虫类药的现代药理研究

1.牡蛎

现代药理学研究表明，牡蛎对神经系统、免疫系统及心血管系统均有作用。

通过大鼠强迫游泳实验，发现与抑郁症模型空白组相比，含牡蛎的柴胡加龙骨牡蛎汤能增加慢性温和不可预知应激大鼠的自发活动，增加垂直活动次数，改善慢性应激大鼠的抑郁表现。然而小剂量组较大剂量组作用更强。提示，在临床应用中应注意选用适当的药物剂量。此外研究证实，牡蛎具有镇静作用，能延长环己巴比妥引起的睡眠时间。药理学研究发现，牡蛎含有丰富的碳酸钙、微量元素和氨基酸，可抑制小鼠惊厥反应，起到镇静、抗惊厥的作用。

牡蛎壳热水提取物也具有免疫增强作用，牡蛎中所含的牡蛎多糖，具有增加白细胞数量，提高机体免疫机能的作用。

2.龙骨

龙骨主要成分为碳酸钙、磷酸钙，亦含铁、钾、钠、氯、硫酸根等。龙骨具有镇静、催眠、抗惊厥等作用。现代药理研究发现，龙骨能显著提高小鼠戊巴比妥钠催眠率，具有镇静安神、抗抑郁等作用。

3.龙齿

龙齿主要成分为碳酸钙、磷酸钙，尚含少量的铁、钾、钠、硫酸根等。张家俊等人通过应用高效液相色谱观察发现龙齿可降低多巴胺和高香草酸水平，能通过降低单胺类神经递质起到使中枢神经镇静的作用。

4.珍珠母

珍珠母主要成分为碳酸钙（90%以上），另含有机质（3.5%左右）、少量镁、铁等微量元素及其他有机成分。李影等研究发现珍珠母不同炮制品能减少单胺递质耗竭模型小鼠在悬尾实验中的不动时间，起到抗抑郁的效果，但不同炮制品的抗抑郁程度不同，以超微粉细品最佳。

5.麝香

麝香的主要成分麝香酮，可显著缩短戊巴比妥钠引起的睡眠时间，对中枢神经系统有兴奋作用。缪锋等通过临床研究，发现麝香保心丸对心脾两虚型郁证有治疗效果，并可预防其再发。

6.牛黄

现代药理学研究表明，牛黄能减少昆明小鼠自主活动次数，提高戊巴比妥钠引起的小鼠入睡率，对神经系统有一定的镇静作用。

第四节　治疗郁证常用虫类药的临床研究

1.牡蛎、龙骨

临床中治疗郁证，牡蛎、龙骨常相须为用，常见经方有柴胡加龙骨牡蛎汤、柴胡桂枝龙骨牡蛎汤。张东兰常用柴胡桂枝龙骨牡蛎汤加减化裁治疗焦虑抑郁状态的失眠患者，中医证型属肝气郁结，疗效显著。王新环根据中医辨证论治原则，准确把握郁证病机，将柴胡加龙骨牡蛎汤应用于癫痫、焦虑症、头痛、心悸、失眠等少阳枢机不利证的治疗，常可获得显著疗效。杨军等在临床中，经常使用柴胡加龙骨牡蛎汤治疗失眠、抑郁症、焦虑症等疾病，效果显著。赵会忠等以桂枝甘草龙骨牡蛎汤加减治疗心血管神经官能症患者72例，总有效率为93.1%。丁世名以桂枝甘草龙骨牡蛎汤加减治疗神经官能症患者38例，总有效率为94.7%。邓启源等以桂枝甘草龙骨牡蛎汤治疗神经衰弱的患者，服药13剂后病愈。程淑红等以桂枝甘草龙骨牡蛎汤加减治疗更年期综合征患者80例，总有效率为95%。孟繁志等以桂枝甘草龙骨牡蛎汤加减治愈平素忧思焦虑，因与人争吵而发作不止的神经性呃逆患者，疗效较好。杨拥军等以柴胡疏肝散合桂枝甘草龙骨牡蛎汤加减治疗抑郁症的患者，疗效显著。杨宏斌以柴胡加龙骨牡蛎汤加减治疗精神分裂症。张昀以柴胡加龙骨牡蛎汤为基础方加减治疗抑郁症患者。李鸿娜等以柴胡加龙骨牡蛎汤加减治疗双相抑郁的患者。郅军用柴胡加龙骨牡蛎汤合归脾汤加减治疗患有传染性疾病产妇的产后抑郁。尚俊平通过总结门诊病历发现，柴胡加龙骨牡蛎汤加减治疗老年抑郁症，疗效颇佳。杜江成等以柴胡加龙骨牡蛎汤加减治疗中风后抑郁症的患者30例，总有效率为93.33%。谢正等以柴胡加龙骨牡蛎汤治疗艾滋病患者的抑郁症。

2. 龙齿

周韶华教授认为，郁证多由心情抑郁，气机郁滞导致营血暗耗，心失所养，心神不宁，用药时选用含有生龙齿、珍珠粉的天王补心丹进行加减，效果显著。冯天清治疗一郁证妇人，先后投以丹栀逍遥散、甘麦大枣汤各加龙齿，随诊中主方有调整，龙齿始终贯穿疾病诊疗中。卢朝晖教授根据抑郁症的临床表现，将抑郁症分为气机郁滞、心胆气虚、痰气互结、心脾两虚、心肾不交五种证型，各证型的治疗用药中均有龙齿，并注重龙齿的用量。

3. 珍珠母

临床上珍珠母主要被用于治疗失眠、神经衰弱、精神分裂、癫痫、眩晕、顽固性头痛、抑郁症等神经系统疾病。桂梅英临床上以祛郁汤（柴胡、半夏、茯苓、陈皮、石菖蒲、远志、酸枣仁、珍珠母、夜交藤、龙骨、牡蛎、甘草）为代表方治疗抑郁症，效果显著。陈韫炜采用随机数字表将121例患者分为治疗组（63例）和对照组（58例）。两组均给予赛乐特治疗，治疗组在此基础上加服珍珠母丸汤剂（珍珠母、龙齿、沉香、茯神、当归、熟地黄、党参、酸枣仁、柏子仁、水牛角），两组疗程均为90天。结果显示治疗组显效22例，好转35例，无效6例；对照组显效13例，好转28例，无效17例。治疗组疗效优于对照组。

4. 麝香

高树中教授认为治疗郁证宜从六经辨证角度选择合剂以通调脏腑气血，方选柴胡桂枝汤，在临床中，可因其寒热不同，适当改变桂枝、黄芩用量，配伍郁金、石菖蒲行气解郁、豁痰开窍，龙骨、牡蛎安神定志，琥珀粉活血化瘀，牛黄、麝香开窍醒神。缪锋等将219例郁证患者随机分为治疗组129例，对照组90例。治疗组用麝香保心丸治疗，对照组用阿米替林片治疗。结果显示治疗组在调节患者情绪和精神状态，改善心悸、头晕、纳差等方面明显优于对照组。

5.牛黄

陶汉华教授运用四逆散加僵蚕、当归、麦冬、酸枣仁，配合中成药牛黄镇惊丸，或加龙齿、牡蛎，治疗抑郁效果明显。

6.僵蚕、蝉蜕

清代医家杨栗山制"升降散"一方，是治疗外感及杂病诸多火郁之证的经典方剂，方由白僵蚕、全蝉蜕、广姜黄、生大黄四味药组成。"僵蚕为君，蝉蜕为臣，姜黄为佐，大黄为使。僵蚕味辛苦，气薄，轻浮而升，故能胜风除湿，清热解郁，散逆浊结滞之痰也，能辟一切怫郁之邪气。蝉蜕气寒无毒，味咸且甘，能祛风而胜湿，涤热而解毒也。姜黄行气散郁，建功辟疫。大黄味苦大寒，上下通行，盖亢甚之阳非此莫抑，苦能泻火，苦能补虚，一举而两得之"。赵绍琴教授治外感及杂病诸多火郁之证，师杨栗山之意，常用的方剂组成：僵蚕6g（酒炒），蝉蜕3g，姜黄9g（去皮），大黄12g。加减化裁，疗效甚佳。杨德福治疗以反复头晕、恶心为主症的郁证患者，仍以升降散为主方加减。处方：羚羊角30g，石决明30g，钩藤15g，菊花15g，夏枯草15g，姜黄15g，牡丹皮15g，栀子15g，黄连15g，蝉蜕10g，僵蚕10g，大黄8g。4剂，每天1剂，水煎服。二诊时精神好转，已无头晕，唯食后有恶心感，仍守方加减调理数剂，诸症消失。

7.水蛭、虻虫

唐祖宣以抵当汤加芍药治疗情志不舒兼感受暑热后导致神识不清，骂詈不休的郁证患者，3剂而诸症好转。王治强常用抵当汤加减治疗平素性格暴躁，因劳累、外感兼过食酒酪肥甘而引发腹痛不安，二便不利，烦躁狂言的郁证患者。

8.阿胶、鸡子黄

徐国祥以黄连阿胶汤加减治疗抑郁症患者38例，总有效率为92%。陈大蓉等以黄连阿胶胶囊治疗更年期综合征患者90例，总有效率为94%。王新本等以黄连阿胶汤加减治疗心肾不交型的焦虑症患者200例，总有效率达88.0%。余琴华等以黄连阿胶汤合芪棱汤加减治疗脑卒中后焦虑状态的患者34例，临床总有效率达82.4%。张银萍等以加味黄连阿胶饮治疗男性更年期综合征。朱晓宏以黄连阿胶汤加减治疗妇女更年期易怒、失眠患者40例，总有效率为92.5%。王霞以黄连阿胶汤加减治疗神经衰弱的患者60

例，结果痊愈47例，好转13例。刘安庆用黄连阿胶汤加减治疗阿片瘾戒断症状患者8例，取得满意疗效。

第五节　应用虫类药治疗郁证的经典医案

一、徐经世医案

陈某，女，13岁，合肥人。2010年6月29日初诊。

刻诊：患者易焦虑，强迫性思维，口服"百忧解"，舌红少苔，脉细弦。

诊断：郁证（心肝伏热，功能紊乱）。

治法：清心降火，平行内环。

方药：北沙参20g，杭麦冬12g，远志10g，合欢皮30g，酸枣仁25g，石斛15g，杭白芍15g，炒川连3g，淮小麦30g，珍珠母30g，琥珀6g，竹茹10g。10剂，水煎服，日1剂。

二诊（2010年7月9日）：服药后症状缓解，仍易焦虑，烦躁易怒，夜眠较差，记忆力减退，纳食尚可，二便调。处方：北沙参20g，杭麦冬12g，远志10g，合欢皮30g，酸枣仁30g，石斛15g，杭白芍30g，炒川连3g，淮小麦30g，青龙齿40g，珍珠母40g，龙胆草6g。10剂，水煎服，日1剂。

三诊（2010年7月19日）：服药月余，诸症显减，已回学校上课，停服"百忧解"，现唯夜眠较差，偶有心烦易怒，纳食、二便皆可，舌红，苔薄白，脉细弦，拟予调肝解郁，安神定志。处方：北沙参20g，杭白芍30g，远志10g，合欢皮30g，酸枣仁30g，淮小麦50g，丹参15g，青龙齿40g，熟女贞子15g，炒川连3g，琥珀10g，炙甘草6g。15剂，水煎服，日1剂。

按语：本案患者焦虑躁怒为甚，方中在养阴之中重用珍珠母、青龙齿、琥珀之介石之品，实是蓄水潜龙之妙法，尤其是青龙齿之用，于躁郁交作，夜眠噩梦患者，收效更捷，临证当大胆选用。

二、李振华医案

崔某，女，32岁，北京市人。2013年9月12日初诊。

病史：近1年来，因婚姻问题经常生气，长时间心情压抑，出现月经量少，痛经，色暗有血块，经前乳房胀痛等。继而出现心烦急躁易怒，失眠多梦，头晕，记忆力逐渐减退，口苦口干，进而发展到恐惧，厌世，对什么事情都看不惯。除上述症状外，还见面色黄瘦，精神抑郁，目光呆滞，不思饮食，身体困倦乏力。舌苔薄腻微黄，舌体胖大，舌质稍淡，脉弦细。

诊断：抑郁症。

治法：疏肝理气，清心豁痰。

方药：自拟清心豁痰汤。炒白术10g，茯苓15g，橘红10g，清半夏10g，香附10g，郁金10g，节菖蒲10g，炒栀子10g，莲子心6g，小茴香10g，乌药10g，龙齿18g，夜交藤30g，合欢皮18g，白豆蔻10g，焦三仙各10g，知母12g，甘草3g。30剂，水煎，早晚各服1次。另每剂以琥珀3g，朱砂1.5g共为细粉，分2次冲服。

二诊（2013年10月12日）：患者经劝导后，心胸逐渐开朗，与人言语亦能面带笑容，不再与父母顶撞，并且表示要悔改。其睡眠、心烦急躁、头晕等症状也明显减轻，食欲增加，精神面貌大为好转。上方去朱砂、焦三仙，加桃仁10g，红花10g，丹参15g，继服20剂。

三诊（2013年11月2日）：患者已不再心烦急躁，胡思乱想，与家人同事交谈融洽，亦能正常工作，失眠、多梦、饮食、月经诸症基本消失，上方去桃仁、红花，加远志10g，酸枣仁15g等以助其恢复记忆力，又调理1月余，一切恢复正常。

按语：本案患者由于精神长期受到刺激，以致出现心烦急躁，抑郁恼怒，失眠多梦，头晕，记忆力逐渐减退，口苦口干，多疑幻想，恐惧等精神症状。其病机为忧愁思虑过度，思虑伤脾，脾失健运，湿浊内生，土壅木郁，肝失条达，化火成痰，痰火内盛，上扰心神，心神不宁，魂魄不安而发病，其月经的异常，纳食减退俱为脾虚肝郁，痰火上扰心神之症，治疗以李老自拟的清心豁痰汤加减，药用白术、茯苓、橘红、清半夏健脾和胃，燥湿化痰为本；郁金、节菖蒲开窍醒神；炒栀子、莲子心、知母清心肝之火；小茴香、香附、乌药疏肝理气，行气解郁；龙齿、夜交藤、合欢皮镇静安神宁志；白豆蔻、焦三仙化湿和胃，消食化积；甘草调和诸药；又用矿石之琥珀、朱砂镇静安神。全方配伍，使脾健以绝生痰之源，肝木无以相乘，肝气舒畅，痰火清，心神明而得痊愈。

第六节　王新志教授对郁证常用虫类药的认识及应用心得

一、常用虫类药应用心得

王新志教授运用虫类药治疗郁证的方剂：治疗血热互结的抵当汤，治疗心阳虚的桂枝甘草龙骨牡蛎汤，治疗肝气不舒的柴胡加龙骨牡蛎汤，治疗肾阴不足的黄连阿胶汤。常用的虫类药有龙骨、牡蛎、珍珠母、水蛭、虻虫、阿胶、鸡子黄、麝香等。

1.抵当汤中虫类药

虫类药性走窜，能搜络逐瘀，在《伤寒论》中多被应用于瘀血所致的神志类疾病的治疗中。如抵当汤，主要被用于瘀血所致的发狂、焦躁等病证的治疗，此方中的虫类药水蛭、虻虫能攻逐蓄积的恶血，解除影响神明的郁热之邪。王新志教授根据多年临床经验，体会到虫类药在治疗情志病中有举足轻重的地位，在组方用药时常灵活应用此方，辨证加用虫类药物。

2.柴胡加龙骨牡蛎汤中虫类药

符合柴胡加龙骨牡蛎汤证的郁证患者大多具有肝胆"体虚而用实"的病理特点，导致肝魂不能安镇或扰及心神而出现神魂不安、多惊易扰等临床表现。针对此病证特点，柴胡加龙骨牡蛎汤可补肝体、镇肝魂、除肝邪，兼以安心神，如此则魂定而神安，诸郁难存。王新志教授借龙骨、牡蛎重镇安神之性，择柴胡加龙骨牡蛎汤，治疗躁狂、抑郁证等邪热内陷少阳、痰热郁结、上扰心神之证。龙骨、牡蛎常生用，用量为20～30g。

3.麝香

《备急千金要方》载开心散，王新志教授常以此方加麝香为治疗抑郁症的专方，治疗痰浊蒙蔽型抑郁症。王新志教授解释开心散寓意：①使人开心，用于治疗焦虑抑郁等情志疾病；②开心窍，中医讲心主神明，心窍开，神明自开。

王新志教授治疗郁证时常加用麝香0.05g，日1次，冲服，临床疗效显著。

二、验案赏析

1.平肝镇惊解郁案

董某，女，60岁，河南郑州人。2017年11月20日初诊。

主诉：自觉持续背部发凉，添衣不减，双手关节疼痛不适2月余。

现病史：自觉持续背部发凉，添衣不减，双手关节疼痛不适持续2月余，影响其生活而情绪不悦。纳可，眠差，二便调，舌淡红，苔白，脉弦滑。

中医诊断：郁证（心神失养证）。

治法：平肝镇惊，解郁安神。

方药：桂枝甘草龙骨牡蛎汤合苓桂术甘汤加减。桂枝12g，甘草10g，牡蛎30g，龙骨30g，茯神20g，白术12g，炒酸枣仁30g，灵芝20g，五加皮20g，柴胡12g。7剂，水煎服，每日1剂，早晚2次分服。

二诊（2017年11月27日）：患者入座即言，大有好转，药已见效，故守上方，加浮小麦30g，百合30g，以取甘麦大枣汤之意。7剂，水煎服，每日1剂，早晚2次分服。

三诊（2017年12月4日）：患者言基本如常，偶有口渴，故守上方改桂枝为6g，减轻其温通作用。嘱其药尽即可，不必随诊。

按语：该患者主要表现为背部发凉，苔白，脉弦滑。临床并不罕见，其名最早见于《金匮要略·痰饮咳嗽病脉证并治》，"夫心下有留饮，其人背寒冷如掌大"。认为其病机在于痰饮停聚心下，胸阳被抑，阳气不能布煦于背而致。其实仲师意在示人病机之一端，无论痰饮内停、痰火内伏或邪热内郁均可致阳不升达而致本病。故治疗遵守"病痰饮者，当以温药和之"的原则，以温运脾阳，补气行水为主，从而达祛痰饮、通经络而诸症得消的目的。方选苓桂术甘汤为主方，加龙、牡以助眠，加柴胡以条达肝气。

2.祛湿化瘀解郁案

闫某，男，73岁。2017年12月10日初诊。

现症见急躁易怒，健忘，纳眠可，大便干、色黑，小便频数。舌红，苔白腻，脉弦。

中医诊断：郁证（浊瘀阻塞下焦，下焦蓄血证）。

治法：活血化瘀，分利湿浊。

方药：抵当汤合萆薢分清饮加减。烫水蛭15g，川牛膝30g，炒桃仁15g，大黄12g，甘草10g，萆薢20g，石菖蒲15g，乌药10g，盐益智仁30g，虻虫15g。3剂，水煎服，每日1剂，早晚2次分服。

二诊（2017年12月15日）：患者因在我病区住院，家属及时告知3剂药后小便频数有所改善，遵循效不更方的原则，继守上方7剂，患者出院。

按语：患者平时急躁易怒，大便干结色黑，小便频数，结合舌脉象，辨证为郁证之浊瘀阻塞下焦，下焦蓄血证。浊瘀阻塞下焦日久，全身气机运行失常，加之久病心情不畅，肝失条达，则急躁易怒。《伤寒论》条文"小便自利者，其人如狂者，血证谛也，抵当汤主之"。抵当汤由大黄、水蛭、虻虫、桃仁四味药组成，具有活血通络，逐瘀攻下之效，是治疗蓄血实证的经典方剂。方中水蛭走阴络，虻虫走阳络，两者同用才能产生最佳疗效，这是仲景攻逐瘀血实邪的一对君药；桃仁活血化瘀，大黄通便泄瘀浊，川牛膝引药下行，引邪外出。浊瘀阻塞下焦，膀胱气化不利，故出现小便频数、量少，浊瘀阻塞，腑气不通，故见大便干结、色黑。虑其小便频数、大便干结，清浊不分，给予萆薢分清饮，方中萆薢、石菖蒲以利湿而分清化浊；益智仁、乌药温肾缩泉，利湿化浊以治其标，温暖下元以顾其本。标本兼顾，审证准确，用药周全。

3.养阴清热解郁案

李某，女，45岁。2018年9月20日初诊。

现病史：患者半年前因工作压力大出现精神抑郁，情绪不宁，经治未愈。1个月前复因精神刺激而病情加重。来诊症见焦虑抑郁，易怒喜哭，多善疑虑，两胁胀痛，失眠多梦，苔薄，舌质红，脉细弦。

中医诊断：郁证（久郁化火伤阴，心肝失养，肾水不济）。

治法：滋阴清火，养血柔肝，佐以疏理气机。

方药：黄连阿胶汤加减。黄连12g，黄芩9g，阿胶10g（烊化），白芍

10g，柴胡12g，郁金12g，鸡子黄1个，知母12g，当归12g，茯神15g，酸枣仁20g，炙甘草3g。7剂，水煎服，每日1剂，早晚2次分服。

二诊（2018年9月28日）：诸症均减轻，夜间易惊醒，心悸胆怯，上方加生龙骨、生牡蛎各20g。14剂，水煎服，每日1剂，早晚2次分服。

三诊（2018年10月15日）：14剂服后，精神状态好转，睡眠正常。效不更方，续服7剂。随访半年未见复发。

按语：该患者属肝气不舒，气郁日久，持续不愈的郁证患者，郁久往往化火伤阴耗血。故选用清心除烦、滋养肾水的黄连阿胶汤加减。黄连阿胶汤出自《伤寒论》，是治疗少阴热化证的一张处方。方中黄连、黄芩苦寒除热，清泻心火；血肉有情之物阿胶、鸡子黄大补阴血，交媾水火；芍药酸寒，收敛阴气；五药合用，共奏清心火、滋肾水、交通心肾之功。再佐以柴胡、郁金疏肝解郁；知母、当归滋阴养血；茯神、酸枣仁、龙骨、牡蛎安神定志。

不寐

第一节　不寐的概述

"不寐"病名首见于《难经·四十六难》。《内经》又称"目不瞑""不得眠""不得卧"。亦即西医学所谓之失眠、睡眠障碍，是一种常见的身心疾病或亚健康状态，以经常不能获得正常睡眠为特征，主要表现为睡眠时间和（或）质量不足，轻者入睡困难，或寐而不酣，时寐时醒，或醒后不能再寐；重则彻夜不寐，常伴有头痛、头昏、头晕、心悸、健忘、神疲乏力、多梦等症状，严重影响人们的正常工作、学习、生活和健康。

不寐的病机复杂，总属阳盛阴衰，阴阳失调，营卫失和，其病位主要在心，且与肝、胆、脾、胃、肾相关，临床辨证可分气滞、食滞、湿浊、痰热、血瘀、虚证（气虚、血虚、阴虚）六端。本病的西药治疗经历了巴比妥类（如苯巴比妥、戊巴比妥、硫喷妥钠等）、苯二氮䓬类（如安定、阿普唑仑、氯硝西泮等）和非苯二氮䓬类（如右佐匹克隆、右美托咪定、扎来普隆等）三个阶段，但长期服药后药物的依赖性、耐药性、反跳和宿醉现象等问题尚未解决，给患者造成极大困扰。中医治疗不寐以补虚泻实、调整阴阳为原则，方法多样，包括中药汤剂、针灸、拔罐、刮痧、推拿按摩等，或一法独用，或多法联用，临床疗效可靠、安全性高、副作用小。因病情不一，不寐的预后也不尽相同。病程短，病情单一者，治疗见效快；病程较长，病情复杂者，病势往往缠绵难愈。

王新志教授认为对于不寐的治疗，应在辨证论治的基础上，酌情选用虫类药，原因有三：一是对于不寐轻证，取虫类药"虫蚁迅速飞走"之性及搜风通络、行气和血之效，直达病所，速祛病邪，以缓病情；二是对于不寐重证，往往病程较长，所谓"久病入络""久病多瘀"，此时以虫类药"搜剔络中混处之邪"，发挥搜经剔络、化瘀消癥的功效，从而起到通脑络、净清窍、助睡眠的作用；三是虫类药有活血祛瘀、宣风泄热、潜阳息风、安神定惊、搜风解毒、行气和血、壮阳益肾、补益培本等功效，作用广泛，对于不同病因所致不寐，亦有良效。王新志教授诊治不寐时常用的虫类药有水蛭、僵蚕、珍珠母、麝香、牡蛎、龟（鳖）甲、蝉蜕、阿胶、鸡子黄、龙骨（齿）等，现对这些中药进行相关论述。

第二节　先贤应用虫类药治疗不寐的论述

《金匮要略·血痹虚劳病脉证并治》曰："夫失精家，少腹弦急，阴头寒，目眩，发落，脉极虚芤迟，为清谷、亡血、失精。脉得诸芤动微紧，男子失精，女子梦交，桂枝龙骨牡蛎汤主之。"

《本草汇言》载僵蚕"善治一切风痰相火之疾，如前古之治小儿惊痫夜啼……凡诸风、痰、气、火、风毒、热毒、浊逆，结滞不清之病，投之无有不应"。

《药鉴》曰蝉蜕"气寒，味甘咸，无毒。主治小儿惊痫夜啼"。

《本草纲目》载珍珠母"安魂魄"。

《药性论》言龙齿"镇心，安魂魄"。

《饮片新参》曰："珍珠母平肝潜阳，安神魂，定惊痫。"

《药性论》载麝香"除心痛，小儿惊痫、客忤，镇心安神"。

《本草经集注》载麝香"久服除邪，不梦寤魇寐，通神仙"。

《长沙药解》载牡蛎"敛心神而止惊"。

《注解伤寒论》言龙骨、牡蛎"收敛神气而镇惊"。

第三节　治疗不寐常用虫类药的现代药理研究

现代研究表明，虫类药富含蛋白质、多肽和各种酶活性成分，具有镇静催眠、抗焦虑、抗惊厥、抗凝血、营养和保护神经、增强记忆力、调节机体免疫的作用，常被用于不寐的治疗，以下针对临床常用虫类药治疗不寐的药理作用进行简述。

1.水蛭

本品主要为抗凝血、抗血栓、脑保护及促进神经修复的作用。

苏斌等研究表明，水蛭能降低高凝大鼠的血液黏稠度和纤维蛋白原含量，延长大鼠的凝血和出血时间，说明水蛭具有抗凝的作用。杨延林认为微粉水蛭能通过减轻脑梗死大鼠的神经炎症和抑制凋亡的方式，改善缺血再灌注对大鼠大脑的损伤，而产生神经保护作用。朱亚亮研究发现水蛭能增加坐骨神经损伤后神经纤维的再生，促进损伤后神经传递速度和神经功能指数，说明水蛭能促进周围神经再生，并明显促进神经功能的恢复。

2.僵蚕

本品主要为镇静催眠、抗惊厥、营养和保护神经的作用。

胡鹏飞等研究发现僵蚕提取物能减少小鼠自主活动次数，其中醇提物比水提物效果更好。程雪娇等研究发现，僵蚕能降低小鼠惊厥率，其抗惊厥的有效成分是草酸铵。KWONHC等研究发现分离纯化僵蚕得到的脂肪酸类化合物，能促进神经元分泌神经生长因子，可见其有营养神经的作用。KOOBS等研究结果显示，僵蚕提取物能对抗兴奋性氨基酸诱导的神经毒性，从而发挥神经元保护作用。

3.珍珠母

珍珠母富含钙、铁、钠、钾等微量元素，这些微量元素可抑制神经和骨骼肌兴奋，作用于睡眠期，主要影响快动眼睡眠期。刘冬等实验发现珍珠母有效成分能使小鼠脑内5-羟色胺（5-HT）浓度增加，这可能跟脑内5-HT合成酶抑制剂PCPA相关，最终达到镇静催眠的目的。

4.麝香

本品主要为双向调节睡眠、抗惊厥、抗脑缺血及调节机体免疫的作用。

实验表明，麝香酮既能缩短戊巴比妥钠引起的小鼠睡眠时间，又能在大剂量（100～500mg/kg）状态下延长小鼠睡眠时间，提示麝香酮对中枢神经系统既有兴奋又有抑制作用。朱秀媛等研究表明，麝香悬液能延长惊厥小鼠的惊厥潜伏期，说明其有抗惊厥的作用。有研究表明麝香酮能改善脑缺血模型大鼠血脑通透性的破坏，减轻脑水肿和神经功能的继续恶化，具有神经保护作用。实验证明，麝香酮促进巨噬细胞表面CD80受体的表达，进而促进保护性IL-10细胞因子的分泌，参与免疫调节。

5.阿胶

本品主要有增强记忆力及提高免疫力的作用。

胡俊峰等进行的天麻和阿胶对铅中毒所致海马超微结构及学习记忆功能损害的保护作用探索性实验结果显示，阿胶可显著增强染铅大鼠海马组织的总抗氧化能力，明显升高组织中一氧化氮的水平，拮抗铅对海马CA3区神经元超微结构及功能的损害，改善模型大鼠的记忆功能。有关动物实验研究发现，阿胶可以有效提升机体单核吞噬细胞功能，并且可对抗氢化可的松诱发的细胞免疫机制作用。同时，阿胶在提升脾脏功能方面还有十分关键的作用，可以有效提升小白鼠腹腔吞噬细胞的吞噬功能，从而提升脑神经细胞的发育速度，增强患者的免疫力。

6.鸡子黄

本品主要有抗焦虑、健脑增智的作用。

动物实验表明，黄连阿胶汤全方高剂量组与缺鸡子黄高剂量组相比，前者能显著降低焦虑模型小鼠脑内5-HT和NE的含量，说明黄连阿胶汤配伍鸡子黄可能通过降低焦虑模型小鼠脑内兴奋性氨基酸和抑制丘脑-垂体-肾上腺（HPA）轴系统释放发挥抗焦虑作用。刘静波等研究发现蛋黄卵磷脂能缩短小鼠在水迷宫中的逃逸潜伏期，并减少小鼠在穿梭箱实验中的电击次数，提示蛋黄卵磷脂对改善小鼠的记忆功能有一定作用。

7.龙骨

本品主要为镇静催眠、抗惊厥的作用。

现有研究证明龙骨水煎剂能减少小鼠在旷场实验中的自主活动次数，能明显提高小鼠的入睡率，缩短小鼠的入睡时间并延长其睡眠时间，说明龙骨有镇静催眠作用。动物实验证明龙骨能显著提高戊巴比妥钠的催眠率。

第四节　治疗不寐常用虫类药的临床研究

一、水蛭

张玲军自拟通窍安眠汤治疗失眠患者160例，方用水蛭10g，赤芍10～30g，桃仁15～20g，红花15～20g，柴胡6g，朱砂0.5～0.8g（冲服），太子参15～30g，夜交藤15～30g，酸枣仁15～30g，柏子仁10～20g，百合10～15g，沙参10～20g，炙甘草10g。日1剂，水煎服，早晚服用。疗程最短5天，最长25天，结果治愈112例，有效40例，无效8例。

郝现军等经过长期临床实践，用水蛭活血方加减治疗顽固性失眠，每获良效。该方主要由水蛭、三七、大黄等组成。并认为凡有瘀血存在的一些病证，都可以使用该方加减治疗，活血化瘀法可以改善心脑等脏器的供血状况，且能延缓衰老。

二、僵蚕

李宇航自拟僵蚕二黄散，临床治疗失眠患者30余例，有效率达90%以上。方药组成：僵蚕10g，姜黄6g，天竺黄3g，蝉蜕6g，远志10g，合欢皮15g。可用于神经衰弱、神经官能症、梅尼埃病、更年期综合征等以痰气交阻、气郁化火为主证的各种顽固性失眠。

三、珍珠母

李静自拟眠安方治疗原发性失眠患者70例，眠安方由黄连6g，牡丹皮12g，栀子10g，郁金12g，炒酸枣仁30g，茯神12g，珍珠母30g等组成，水煎取汁200mL，每日1剂；对照组予以氯硝西泮每次1mg，日1次，睡前30分钟服用。两组服药时间均为28天。结果治疗组总有效率为92.1%，对照组总有效率为81.2%。

李燕自拟珍珠母眠安汤，基本药物组成：珍珠母60g，酸枣仁30g，白芍15g，丹参15g，郁金15g，五味子10g，甘草10g，黄连3～10g。清热平肝，宁心安神，治疗失眠患者58例，使心神得安，夜寐得宁，总有效率为91.38%。

刘奇运用活血化瘀法治疗失眠患者62例，以桃仁10g，红花10g，赤芍10g，川芎10g，牛膝10g，当归10g，地黄10g，枳壳10g，柴胡10g，桔梗10g，甘草10g，珍珠母20g，夜交藤20g，酸枣仁20g。日1剂，分早晚服用。15天为1个疗程，痊愈39例，显效13例，有效8例，无效2例。

四、麝香

李军应用通窍活血汤治疗28例失眠患者，处方：赤芍6g，川芎6g，红花6g，葱根6g，桃仁10g，石菖蒲10g，生姜9g，大枣5枚，麝香0.15g，再调入米酒30mL，睡前30分钟服。最终有效率为78.6%，可见通窍活血汤治疗失眠具有很好的疗效。

五、牡蛎

靳建宁等自拟静阳入阴汤治疗失眠患者36例。处方：酸枣仁30g，丹参30g，牡蛎15g，半夏15g，黄连3g，夏枯草10g，石菖蒲10g，肉桂5g。日1剂，水煎服，早晚服，10天为1个疗程。2～3个疗程后，治愈36例，好转16例，无效3例。

张正伟运用安卧汤治疗心脾两虚型失眠患者90例。处方：人参12g，白术12g，甘草8g，当归15g，熟地黄20g，白芍15g，远志20g，酸枣仁15g，茯神12g，龙眼肉20g，龙骨15g，牡蛎15g，五味子10g，木香12g，陈皮12g。每日1剂，分2次口服。14剂为1个疗程，连服2个疗程。结果：痊愈66例，有效18例，无效6例，有效率为93.3%。

王穗生治疗老年失眠症，治疗组与对照组各45例，治疗组口服桂枝加龙骨牡蛎汤加味（桂枝10g，龙骨30g先煎，牡蛎30g先煎，白芍15g，生姜6g，炙甘草15g，大枣10g，夜交藤30g，酸枣仁15g，黄精10g，山茱萸10g，浮小麦15g），对照组口服舒乐安定，疗程均为4周。结果治疗组痊愈13例，显效16例，有效12例，无效4例。对照组痊愈5例，显效17例，有效15例，无效8例。治疗组疗效优于对照组。

六、龟甲

杨晗等应用"中医传承辅助平台系统"对张珍玉教授治疗不寐首诊医案的381首处方进行研究，基于复杂系统熵聚类的药物核心组合分析挖掘出张教授治疗不寐的8组常用核心药物组合中有4组都含有龟甲。

七、鳖甲

刘日善运用青蒿鳖甲汤加味治疗烦热不寐患者56例。处方：青蒿15g，鳖甲15g（碎），知母10g，地黄10g，牡丹皮10g，玄参10g，炒酸枣仁10g，五味子10g，夜交藤30g，甘草6g，肉桂2g。每日1剂，水煎服。一周为1个疗程，2个疗程后观察疗效。结果治愈36例（64%），好转18例（32%），无效2例（3%），总有效率达96.4%。

八、蝉蜕

王祥麒等自拟蝉蜕二藤汤治疗失眠，将90例患者随机分为治疗组和对照组各45例，治疗组服用自拟蝉蜕二藤汤（药物组成：蝉蜕15g，夜交藤30g，钩藤15g）加减，对照组给予地西泮，两组均以15天为1个疗程，连服2个疗程。结果：治疗组总有效率为95.56%，对照组总有效率为73.33%，两组疗效比较有统计学意义。

王锦槐治疗不寐，用蝉蜕3g加水250mL，武火煮沸后再用文火缓煎15分钟，取汁饮用，治疗本病有奇效。

九、阿胶、鸡子黄

何丰华采用随机对照试验观察黄连阿胶汤治疗阴虚火旺型失眠的临床疗效。将160例失眠患者随机分为两组，治疗组给予黄连阿胶汤，对照组给予柏子养心丸，两组均治疗30天，观察疗效。结果治疗组总有效率为92.5%，显著高于对照组的70.0%。

方洁生等用随机对照试验研究黄连阿胶汤加减联合地西泮治疗心肾不交型失眠的临床疗效及不良反应。治疗组予以黄连阿胶汤加减联合地西泮治疗，对照组给予地西泮治疗，观察40例失眠患者治疗前后的匹兹堡睡眠质量指数（PSQI）评分变化，评价临床疗效。结果治疗组治疗后PSQI评分明显低于对照组。治疗组总有效率为95.0%，明显高于对照组的87.50%。治疗组的不良反应发生率明显低于对照组。

周晓波用随机对照试验观察黄连阿胶汤治疗阴虚火旺型失眠的临床疗效。将患者随机分为治疗组与对照组，治疗组采用黄连阿胶汤加味治疗，方药为黄连6g，黄芩12g，阿胶9g（烊化），鸡子黄1枚（搅冲），白芍30g，酸枣仁30g。对照组采用口服珍合灵片治疗。结果治疗组总有效率为94%，对照组总有效率为74%，两组比较差异有统计学意义。

十、龙骨（龙齿）

吕梦亮等观察桂枝甘草龙骨牡蛎汤加减治疗围绝经期失眠的临床疗效，将选中的94例围绝经期失眠患者随机分为2组，对照组采用常规西医治疗，予0.4mg阿普唑仑片，口服，每天1次；观察组在上述治疗的基础上，加用桂枝甘草龙骨牡蛎汤治疗，每天1剂，分2次服用，根据患者的不同症状给予辨证加减，两组均连续治疗1周为一个疗程。结果观察组的总有效率为89.36%，高于对照组的61.70%，组间差异显著。

孙小添探讨柴胡加龙骨牡蛎汤对气郁质失眠患者疗效及焦虑抑郁状态的影响。将148例气郁质失眠患者随机分为对照组和治疗组各74例，对照组予常规西药治疗，即艾司唑仑片口服，一次1片，每日3次；盐酸帕罗西汀片口服，一次1片，每日1次。治疗组在对照组基础上予以柴胡加龙骨牡蛎汤，水煎服，每次100mL，每日3次，两组均连续治疗6周。结果治疗组临床总有效率为93.24%，显著优于对照组的78.38%。

徐前评价安神定志丸加减方治疗心胆气虚型失眠的临床疗效，将纳入的68例失眠患者分成治疗组及对照组各34例，对照组给予酒石酸唑吡坦治疗，治疗组在酒石酸唑吡坦基础上加用安神定志丸加减方，两组均治疗4周。结果显示治疗组痊愈12例（35.3%），显效5例（14.7%），有效14例（41.2%），无效3例（11.8%）；对照组痊愈6例（17.6%），显效3例（11.8%），有效17例（50.0%），无效8例（26.4%）。经比较，治疗组综合疗效优于对照组。

十一、常用虫类药联合应用

1. 龟甲、龙骨、牡蛎

脱缰等对120例失眠且属中医阳虚证的患者进行临床观察，给予吴氏潜阳封髓丹治疗。方药：附子30～100g，肉桂10～15g，制龟甲15g，龙骨30g，牡蛎30g，紫石英30g，骨碎补15g，炒白术15g，黄柏5～10g，砂仁10g，细辛6g，甘草6g。疗程均为4周。治疗后患者匹兹堡睡眠质量

（PSQI）评分、失眠严重程度（ISI）指数、汉密尔顿抑郁量表（HAMD）及汉密尔顿焦虑量表（HAMA）评分均较治疗前明显改善。同时治疗4周后有效50例，显效40例，痊愈21例，总有效率达92.50%。

2. 鸡子黄、阿胶

姚杰等观察滋阴安神汤（黄连12g，黄芩9g，鸡子黄2枚，阿胶珠12g，桂枝10g，白芍15g，生姜3片，大枣10g，甘草10g，龙骨30g，牡蛎30g，百合30g，地黄30g，酸枣仁30g，夜交藤30g，远志10g）治疗阴虚火旺型失眠，对照组给予佐匹克隆片治疗，观察两组患者治疗前后PSQI积分，中医证候评分的变化及治疗期间的不良反应，发现治疗组PSQI指数优于对照组（$P < 0.05$），治疗组总有效率显著高于对照组（$P < 0.01$），且治疗组未发生不良反应，对照组见恶心6例，便秘3例，口苦6例，头晕3例，乏力3例，嗜睡6例。

3. 龙骨、牡蛎

高于英自拟四逆安神汤加减治疗失眠，方药：柴胡15g，枳壳15g，白芍15g，合欢皮15g，郁金20g，当归20g，川芎20g，炒酸枣仁20g，炙远志20g，茯神20g，黄连3~6g，夜交藤30g，煅龙骨30g，煅牡蛎30g，煅珍珠母30g，炙甘草10g。水煎服，每次150mL，每日3次，3剂为1个疗程，连服3个疗程。结果：60例患者中治愈48例，好转12例，提示四逆安神汤能较好的治疗失眠症。

4. 蝉蜕、僵蚕、龙骨

王翘楚教授临床以病证结合的诊疗方法自创失眠症方，主要药物有蝉蜕、僵蚕、小麦、甘草、苦参、天麻、钩藤、葛根、川芎、蔓荆子、柴胡、煅龙骨、郁金、石菖蒲、赤芍、白芍、丹参、合欢皮等，治疗以失眠为主症的相关疾病，取得较好疗效。

第五节　应用虫类药治疗不寐的经典医案

一、王孟英医案

钱塘姚欧亭大令宰崇明，其夫人自上年九月以来，夜不成寐，金以为神虚也，补药频投，渐不起榻，头重如覆，善悸便难，肢汗而心内如焚，多言，溺畅畏烦，而腹中时胀，遍治无功。其西席张君心锄，屡信专丁邀诊，余不获辞，初夏乘桴往视。左寸关弦大而数，右稍和而兼滑，口不作渴，舌尖独红。乃忧思谋虑扰动心肝之阳，而中夹痰饮，火郁不宣。温补更助风阳，滋腻尤增痰滞。至鹿茸为透生颠顶之物，用于此证，犹舟行逆风而扯满其帆也；明粉为芒硝所炼，投以通便，是认为阳明之实秘也，今胀能安谷，显非府实，不过胃降无权，肝无疏泄，乃无形之气秘耳。遂以参、连、旋、枳、半、芍、蛤、茹、郁李、麻仁、凫茈、海蛰。

两服即寐，且觉口苦溺热。余曰：此火郁外泄之征也。去蛤壳，加栀子，便行胀减，脉亦渐柔；再去麻、郁、雪羹，加石英、柏子仁、茯苓、橘皮、小麦、莲子心、红枣核。

三剂各恙皆安，去石英、栀子，加冬虫夏草、鳖甲为善后。余即挂帆归矣。然不能静摄，季夏渐又少眠，复遣丁谆请，余畏热不行，命门人张笏山茂才往诊，遵前法而治，遂以告愈。

二、冉雪峰医案

汉口蔡某，下江人，患失眠有年，中西方药不治，近更加剧，甚以为苦。若彻夜不寐，翌日即不能食，面色惨白带灰，神形俱困，以业务繁冗，不遑安处。无已，赴武昌休养，并请予诊治，具告所以不寐服药经过状。初不寐，服安眠药有效，久则须多服方效，再久，多服亦不效，词意间深以不能安寐为惧。诊其脉，虚而微弦微数，体瘦神倦，色夭不泽，唇舌过赤，肤熯少津，知其阴精衰竭，燥火燔炽，久病神虚，胆为之馁。因曰：此病无大关系，原可治疗，病源因是心脑不宁，但心理作用，疑虑怵惕，亦大有关，苟果安心静养，处之泰然，服药当自有效。病者曰：我原想睡，其奈不能睡何？予曰：应听其自然，不必想其能睡，亦不必怕其不能睡。病者心中颇觉释然。

处方：吉林参一钱，麦门冬三钱，五味子十二粒，龙骨二钱，牡蛎二钱，千金黄连丸一钱（系黄连、生地等分为丸），上三药同煎，即以药汁吞丸药。因入城买药回迟，是夜未服药，而患者已熟睡三小时许。后服此方三剂，每日睡一时二时或三时不等，总之，每夜都可入睡。续以黄连阿胶鸡子黄汤、朱砂安神丸、酸枣仁汤等，出入加减，调理两月而愈。

三、施今墨医案

陈某，男，37岁。前两年由于工作繁重，日久体力不支，头晕耳鸣，睡眠不实，乱梦纷纭。继发梦遗、早泄，虽经治疗，迄无少效，病情日重，头晕痛，腰酸楚，更现阳痿之症，记忆减退，思维难于集中，闭目即现乱梦，或彻夜不能入睡。曾住疗养院治疗，亦未见效。精神萎靡，面色无华，舌质淡，有薄苔。六脉均弱，两尺尤甚。辨证立法：用脑过度，以成神经衰弱，日久影响神经亦趋衰弱，脑肾两亏，失眠症现，法当补肾以壮髓，髓足脑强。处方：五味子3g，沙蒺藜10g，五倍子3g，白蒺藜10g，生牡蛎、生龙骨各10g（同布包），菟丝子10g，覆盆子10g，东白薇6g，补骨脂6g，女贞子10g，制首乌10g，炙甘草3g，生白果12枚（连皮打）。

二诊：药服9剂，精神见好，能睡4～5小时，乱梦也少，服汤药不便，要求配丸药服用。处方：补骨脂60g，紫贝齿30g，生龙骨30g，生牡蛎30g，蛇床子30g，大熟地30g，枸杞子30g，菟丝子30g，覆盆子30g，车前子30g，五味子15g，五倍子30g，巴戟天30g，淫羊藿30g，鹿衔草30g，制首乌30g，紫河车30g，朱茯神30g，炒远志30g，节菖蒲15g，蝉蜕15g，炙甘草30g，鹿角胶30g，共研细末，金樱子膏420g，炼蜜为丸如梧桐子大，每日早晚各服10g，白开水送下。

三诊：前方配制一料半，共服4个半月，头晕、耳鸣均大减轻，尤以睡眠极效，除偶然工作过劳，看书过久影响外，平时已能熟睡8小时，梦也大为减少，体力逐渐恢复，遗精已止，阳痿尚未痊愈，希望再配丸方服用。处方：真鹿鞭1条，淫羊藿30g，补骨脂60g，生龙骨30g，蛇床子30g，巴戟天30g，大熟地30g，生牡蛎30g，五味子15g，五倍子15g，胡芦巴30g，春砂仁15g，覆盆子30g，菟丝子30g，紫河车60g，北细辛5g，山萸肉30g，炒远志30g，紫贝齿30g，枸杞子60g，上肉桂21g，真沉香10g，肉苁蓉30g，炙甘草30g，鹿角胶30g，共为细末，金樱子膏360g，炼蜜为丸如小梧桐子大，每日早晚各服10g，白开水送下。

四、孔伯华医案

许妇，六月二十二日来诊，脾湿胆热，不眠，烦急颇甚，舌苔滑白而腻，脉弦滑而大，当清抑渗化，以交心肾。处方：生石决明八钱（研先煎），磁朱丸四钱（布包），旋覆花三钱，柏子霜三钱，鲜九节菖蒲二钱，代赭石二钱，朱莲心二钱，首乌藤一两，盐知母三钱，盐黄柏三钱，珍珠母一两（生研先煎），川牛膝三钱，地骨皮三钱，藕一两，益元散三钱（布包），真血珀一钱半（布包），安宫牛黄丸一粒（分六角，每次一角）。

五、丁甘仁医案

倪左。不寐之恙，乍轻乍剧，胁痛略减，头眩心悸，皆由阴虚不能敛阳，阳亢不入于阴也。拟柔肝潜阳，和胃安神。处方：蛤粉炒阿胶（二钱），朱茯神（三钱），青龙齿（三钱），左牡蛎（四钱），生白芍（二钱），酸枣仁（三钱），仙半夏（二钱），炙远志（一钱），川雅连（二分），柏子仁（三钱），北秫米（包，三钱），琥珀多寐丸（吞服，一钱）。

程右。郁怒伤肝，肝胆之火内炽，痰湿中阻，胃失和降，懊烦少寐，胸痹不舒。拟温胆汤加减。处方：法半夏（二钱），朱茯神（三钱），珍珠母（三钱），黑山栀（一钱五分），北秫米（包，三钱），远志肉（一钱），青龙齿（三钱），川贝母（二钱），炒枣仁（三钱），生白芍（二钱），鲜竹茹（一钱五分），枳实（一钱，同捣），广郁金（一钱五分），合欢花（一钱五分），夜交藤（三钱）。

六、刘渡舟医案

张某，男，25岁。心烦意乱，尤其以入夜为甚，难以睡眠，常觉居室狭小，憋闷不堪，而欲奔赴室外。舌尖红赤起刺如草莓，脉数。此乃心火燔烧而肾水不能上承，以致心肾不能相交，火盛于上，水亏于下，形成水火失济，阴阳不和之证。处方：黄连10g，黄芩6g，阿胶10g，白芍12g，鸡子黄2枚，竹叶6g，龙骨12g，牡蛎12g。服1剂烦减，2剂寐安。

七、俞慎初医案

张某，男，65岁。初诊：1987年5月7日。几年来睡眠一直不佳，甚至彻夜不寐，头晕，食少，精神疲倦，四肢乏力。虽经多方诊治，终难见效，殊为痛苦。按其脉象细数有力，察其舌苔薄白质绛。证为心肾不交、肝脾不和。治宜宁心补肾、平肝益脾。处方：朱茯神12g，杭白芍10g，北枸杞12g，珍珠母30g（先煎），法半夏6g，怀山药15g，夜交藤10g，双钩藤10g（后入），五味子3g，合欢皮10g，远志肉5g，柏子仁10g。水煎服。

二诊（1987年5月11日）：上方服5剂后，症状有所改善。仍就前法加减。处方：双钩藤10g（后入），天麻12g，清半夏6g，淮山药15g，漂白术6g，夜交藤10g，合欢皮12g，远志肉5g，五味子3g。水煎服，3剂。

三诊（1987年5月17日）：药后头晕、纳食改善，不寐仍未减轻。此为心脾受损、营血不足。故以补益心脾、宁心安神为主。处方：潞党参24g，炙黄芪18g，柏子仁10g，当归身6g，生地黄12g，牡丹皮10g，白芍10g，枸杞子12g，阿胶18g（烊兑），酸枣仁10g，黄芩5g，淮山药12g，炙甘草5g，北小麦24g，大枣8枚，夜交藤12g，合欢皮10g，琥珀6g。

四诊（1987年5月21日）：上药服3剂后，睡眠好转。仍就前法加减。上方改夜交藤18g，合欢皮6g。

五诊（1987年6月14日）：上方服3剂后，睡眠有显著好转，但心火仍炽，烦而不寐。应以泻火、宁心、安神、和胃为主。以十味温胆汤、酸枣仁汤、黄连阿胶鸡子黄汤、半夏秫米汤4方出入施治。处方：潞党参24g，竹茹12g，枳壳6g，朱茯神15g，蜜橘红5g，远志肉5g，柏子仁12g，知母10g，酸枣仁12g，五味子3g，夜交藤15g，合欢皮15g，黄连6g，阿胶18g（烊兑），琥珀6g，清半夏6g，北秫米1撮（包鸡子黄1个，冲）。上药服5剂后，不寐已基本痊愈。

八、赵绍琴医案

徐某，女，42岁，初诊。患者做财会工作二十余年如一日，恪尽职守，颇得好评，近破格晋升中级职称。因领导委以重任，致有人不满，散布流言。心中因此郁闷。加之工作压力颇重，遂致夜不能寐，病已月余以致不能坚持正常工作。形容憔悴，疲惫不堪。心烦急躁时欲发怒，又时欲悲泣。诊脉弦细滑数，重按有力，舌红苔白浮黄，大便干结，小溲色黄。此肝胆郁火不得发越，内扰心神，魂魄俱不安宁，治宜疏调气机，宣泄木火之郁，用升降散加减。处方：蝉蜕6g，僵蚕10g，片姜黄6g，大黄3g，柴胡6g，黄芩10g，川楝子10g，石菖蒲10g，钩藤10g（后下）。7剂。

二诊：药后大便畅行，心烦易怒俱减，夜晚已能安睡3～4小时。患者精神状态较前判若两人。诊脉仍弦滑数，舌红苔白，郁热尚未全清，继用升降散加减治疗。处方：蝉蜕6g，僵蚕10g，片姜黄6g，大黄3g，柴胡6g，黄芩10g，川楝子10g，炒枳壳6g，焦三仙各10g。7剂。

三诊：患者心情显著好转，入夜已能安然入睡，食欲较前大增，面色已显润泽。意欲上班，恢复工作，但思之仍不免心有余悸，唯恐上班后再导致失眠症发生。诊脉弦滑且数，舌红苔薄白，仍宜前法进退，并嘱其每日坚持散步锻炼，饮食当忌辛辣厚味，并注意思想开朗，勿以小事为意。处方：柴胡6g，黄芩10g，川楝子10g，丹参10g，茜草10g，赤白芍各10g，蝉蜕6g，僵蚕10g，片姜黄6g，焦三仙各10g。7剂。

第六节　王新志教授对不寐常用虫类药的认识及应用心得

一、常用虫类药应用心得

1. 水蛭

王新志教授临床应用水蛭治疗不寐特点如下：①水蛭药性峻猛，破血逐瘀力宏，但对于不寐，瘀血之象、之势相对较缓者，常用烫水蛭。②常用量为3～12g，可入汤剂，但以焙干研末吞服为佳，盖因水蛭主要含蛋白质，煎煮加热会破坏其有效成分，影响药效。③对于不寐实证、新病之人，观其体质强壮，结合面唇、爪甲、舌脉等瘀滞较重，水蛭可用9～12g，以取其"竣急滑利"之性，迅速祛除病邪；而虚证、久病、体弱、瘀滞较轻者用量应减，多用3～6g，以祛邪而不伤正；对于虚实夹杂、瘀滞不显、阴阳难辨者，可用6～9g，以祛瘀生新、搜剔经络病邪。④另外，王新志教授认为水蛭为吸血环节动物蚂蟥所制，乃血肉有情之品，可补血肉有情之躯，对于体质虚弱、肠胃不适者，酌情用之，有补益之效，并能调理脾胃。

2. 僵蚕

王新志教授临床经验点滴：①多选用炒制品，僵蚕为富含蛋白质、多糖和油脂的动物类中药，在贮藏过程中极易发生霉变、虫蛀等质量变异情况，一旦变质僵蚕被患者服用，很容易诱发不良反应，而炮制加热可减轻其毒性。②常用量为6～20g，小量助其升清阳之性，该药性平，无毒，亦可大量以求倍效。③《本草求真》谓僵蚕乃"温行四脉之品"，可配伍治疗虚寒或实寒之证；对伴有"风动"症状的不寐，可配伍龙齿、牡蛎、磁石等平肝潜阳之品。

3.珍珠母

王新志教授认为珍珠母为贝类动物贝壳的珍珠层，具有质重沉降之性，属重镇安神药，具有镇惊安神、宁心定志、平肝潜阳等作用，用于心悸失眠、惊痫发狂、烦躁易怒等心神不安之证。临床应用点滴：①入煎剂宜先煎，常用量15～30g。②珍珠母性寒质重，对脾胃有寒者应慎服，必要时应配伍桂枝、良姜、生姜、大枣等温中和胃之品。③治不寐伴头晕头痛、眼花耳鸣、面颊红热等肝阳上亢之症，可配伍石决明、女贞子、墨旱莲等平肝阳、补肝阴之药；对心悸失眠，惊惕不安甚者，可配伍龙齿、牡蛎、朱砂等重镇安神之品。

4.牡蛎

王新志教授指出牡蛎为贝壳类药，性寒质重，生用配伍龙骨、石决明、珍珠母等，可治阴虚阳亢之潮热盗汗、头痛眩晕、烦躁失眠等症；煅用又有收敛制酸之效，对于腹胀、胃酸、胃痛等胃肠不适而致不寐者，可与党参、陈皮、芍药、白术、山药等理气健脾和胃之品配伍应用，使胃肠和而心神安。常用量20～40g，先煎。

5.龟甲、鳖甲

王新志教授认为龟甲不仅可补虚，亦可祛邪，与牡蛎、鳖甲、芍药、知母等配伍，对于肝肾阴虚，心火炽盛，心肾不交而致头晕耳鸣、潮热盗汗、虚烦不寐者，每有良效。现代龟（鳖）甲多为人工繁殖之品，养殖年限短，效不如前，常用剂量为20～60g，打碎，先煎，因情志不舒而致不寐者，可用醋制品，以增加疏肝理气之效。

6.蝉蜕

王新志教授认为蝉蜕为蝉科昆虫黑蚱羽化后的蜕壳，有轻清上升之性，既能祛外风，又能息内风，临床可加减应用治疗伴有"风动"症状的不寐。应用采撷：①常用量为6～12g，多入煎剂，也可入丸、散剂。②对小儿惊风夜啼，可与钩藤、全蝎等同用。③对不寐伴有"风动"症状者，可与僵蚕配伍，效升降散，升阳中之清阳，并引药上行，使头脑清利、心神得安。

7. 阿胶

阿胶滋阴补血，为补益良药，可入药剂，亦可入膳食，对其应用经验如下：①常用量为10～20g，烊化兑服或研粉冲服。②阿胶味甘性黏腻，有碍脾胃，脾胃虚弱、饮食不消、胃胀呕吐者应忌服。③对心血不足、心神失养致不寐者，与熟地黄、芍药、当归等配伍以养心血；对肾水亏虚、心火亢盛致不寐者，与黄连、黄芩、白芍、鸡子黄等配伍以滋肾阴、泻心火、安心神。

8. 鸡子黄

对不寐伴有脾胃虚弱诸症者，王新志教授认为可加用鸡子黄以补益中焦、升清降浊。内服1～3枚，生服、煮食或以药汁冲服。

9. 龙骨

王新志教授认为龙骨、龙齿来源相似，两者同属重镇安神类药，可用于阴虚阳亢或心胆气虚之惊悸失眠，临床常用量为15g～30g，应打碎先煎、久煎。因其性寒质重，有碍脾胃，对不寐伴有脾胃虚弱诸症者应加白术、党参、生姜、大枣等健脾护胃之品。龙骨又有平肝潜阳、收敛固涩之效，可用于肝阳上亢之失眠多梦、男子梦遗、女子梦交等症。而龙齿有清热除烦之功，可用于不寐伴有心胸烦闷、烦热不安者。另龙骨有生品和煅品之分，炮制不同，功效偏重亦不同，生龙骨偏于平肝潜阳、镇惊安神、除烦热，煅龙骨收敛固涩效佳，临床应随症灵活选用。

二、验案赏析

1. 顽固性失眠案

李某，女，58岁。2017年12月4日初诊。

主诉：入睡困难10年余，加重半个月。

现病史：10余年来，患者夜间难以入睡，睡而易惊，惊醒后彻夜不眠，时发时止，平素多愁善感，心悸心烦。起初发作时口服氯氮平、安定等助眠药有效，后渐无效。半个月前患者上述症状加重，彻夜难眠，时发心悸，心烦急躁，情绪不稳，神疲乏力，精神萎靡，食欲差，大小便正常。舌红，苔薄白少津，脉弦细。既往史无特殊。

中医诊断：不寐（心肝血虚，虚火内扰，心神不安）。

治法：养血安神，清热除烦。

方药：酸枣仁汤合黄连阿胶汤加减。炒酸枣仁40g，川芎15g，白术10g，白芍15g，知母10g，黄连10g，阿胶12g（烊化），鸡子黄2枚（兑服），龙骨20g，牡蛎20g，柏子仁15g，合欢花10g，甘草6g。7剂，水煎服，每日1剂，早晚2次分服。

二诊（2017年12月13日）：服药后心烦稍减轻，睡眠好转，但睡而不安，微声则惊，效不更方，守上方改龙骨30g，牡蛎30g，再予7剂，继观后效。

三诊（2017年12月23日）：服药后舌脉同前，症无进退，细思之，药症相符，诸症改善不明显，可能忽视了营卫不和这一基本病机，遂于原方加桂枝9g，配合芍药调和营卫，服7剂，诸症减轻，继服10剂，睡眠明显改善。

随诊1个月，睡眠基本正常，每天可睡6小时左右。

按语：患者中老年女性，平素情志不畅，肝气不舒，久郁化火，火热内扰心神，则见心悸、心烦、失眠；不寐日久，正气亏虚，阴血暗耗，则见神疲乏力、精神萎靡、食欲不佳；心肝阴虚，虚火内扰，则见心悸、性情急躁。患者初病病性为实，久则由实转虚，形成虚实错杂之证，结合舌脉，辨证为心肝血虚、虚火内扰，治宜养血安神、清热除烦，方用酸枣仁汤合黄连阿胶汤加减。方中炒酸枣仁色赤，取其专入心肝二经，用至40g，味甘能生心血、养肝血，味酸能敛神气、安睡眠；阴血不足则生内热，知母色白质润，滋阴除烦，崇水制火；川芎辛散，肝性条达恶抑郁，与酸枣仁相伍，补血与行血并行，有相得益彰之妙；合欢花疏肝解郁，助川芎疏肝气；白术健脾益气；黄连清心泻火使心气下交于肾；阿胶滋肾养阴使肾水上济于心；鸡子黄养心宁神；白芍和营敛阴，配黄连酸苦涌泄以泻火，配鸡子黄、阿胶酸甘化阴以滋阴；柏子仁补血养心，安神定志；龙骨、牡蛎镇心安神；甘草和中缓急，调和诸药。二诊患者睡眠稍好转，但睡而易惊，龙骨、牡蛎用至30g以加重镇心安神之效。三诊患者诉诸症改善不明显，细思之，《内经》云："卫气昼日行于阳，夜半则行于阴，阴者主夜，夜者卧。"人的寤寐取决于卫气能否入于营分，故而不可忽视营卫不和这一基本病机，遂加桂枝配合芍药调和营卫，使脏腑得养，阴阳相交，营卫相和，故心神得安。

2.从胃肠论治睡眠障碍案

刘某，男，63岁。2018年2月28日初诊。

主诉：腹痛、腹胀、失眠2年余。

现病史：2年来诉胃肠道消化不良，时有腹胀、腹痛，呈阵发性隐痛，饮冷后腹痛加重，无烧心、恶心、呕吐，纳可，晚上饱食后眠差，易做梦，不饱食则眠可，二便调。舌淡红苔白，脉弦细。

中医诊断：不寐兼腹痛（中焦虚寒，肝脾失和，化源不足）。

治法：温中补虚，和里缓急。

方药：小建中汤合良附丸加减。桂枝12g，白芍10g，炙甘草10g，生姜3g，大枣10g，柴胡12g，枳壳12g，醋延胡索10g，高良姜12g，醋香附10g，僵蚕6g，蝉蜕6g。14剂，水煎服，每日1剂，早晚2次分服。

二诊（2018年3月13日）：患者腹痛、腹胀减轻，但仍夜眠差，多梦，舌淡红，苔白，脉弦细，守上方加远志10g，茯神10g，木香10g，以疏肝理气止痛，养心安神，予14剂，水煎服，每日1剂，早晚2次分服。

三诊（2018年3月28日）：患者腹痛、腹胀明显减轻，但晚上进食多则见两胁及腹部胀闷不适，失眠多梦，不吃饭睡眠尚可，慢病守方，仍以调肝理脾为主，守3月13日方加灵芝20g，14剂，水煎服，每日1剂，早晚2次分服。

随诊1月，患者腹胀、腹痛未再出现，睡眠满意。

按语：本病患者以胃肠不适致睡眠障碍来诊，四诊合参，辨证为中焦虚寒，肝脾不和证。中焦虚寒，肝木乘土，故见腹痛、腹胀、遇冷痛甚。胃不和则卧不安，脾胃为升降之枢，脾胃升降失和可致营卫运行失常，造成失眠；脾胃为阴阳水火交济之机，脾胃升降失和，上下之路隔绝，阴不能纳阳，阴阳不交而致失眠；又脾胃为气血生化之源，脾胃失和，气血生化乏源，阴血不足，心神失养，则夜寐不安。所以，脾胃可称为人类的第二大脑，对于因脾胃不和而致睡眠障碍者，应以调脾胃为主，辅以疏肝理气止痛、养心安神之品，方用小建中汤合良附丸加减。方中用辛温之桂枝温阳气，祛寒邪；酸甘之白芍养营阴，缓肝急，止腹痛；高良姜、生姜温胃散寒；大枣补脾益气；柴胡、枳壳、醋延胡索、醋香附以疏肝理气止痛；加虫类药僵蚕、蝉蜕，效升降散，升阳中之清阳，助脾胃升清降浊，并引药上行，使头脑清利、心神得安；炙甘草益气和中，调和诸药。后又加木香以理气止痛，远志、茯神、灵芝益气养心安神之品。诸药合用，温中补虚、缓急止痛之中，蕴有柔肝理脾、益阴和阳之意，用之可使中气强健，阴阳气血生化有源，营卫相和，夜寐得安。

3.用黄连汤加虫类药治疗不寐案

曹某，男，55岁。2018年3月28日初诊。

主诉：失眠10年余。

现病史：10年前因不开心逐渐出现失眠，入睡困难，易醒，梦多，自服安定等安眠药后好转。晨起乏力，自觉上胸部烦热，胁部发胀，易紧张，脾气差，口干口苦，纳差，大便稀，小便可。舌红苔厚微黄，脉弦滑。既往有高血压病史。

中医诊断：不寐（肝郁化火，肝火扰心）。

治法：疏肝泻火，和胃降逆，养心安神。

方药：黄连汤加减。黄连12g，干姜6g，姜半夏12g，党参10g，甘草10g，桂枝6g，远志20g，茯神20g，龙齿15g，牡蛎15g，灵芝20g，水蛭6g。7剂，水煎服，每日1剂，早晚2次分服。

二诊（2018年4月7日）：患者胸部烦热减轻，夜眠易惊醒，醒后难眠，舌红苔厚少津，脉弦滑，改龙齿20g，牡蛎20g，加珍珠母20g，以平肝潜阳、镇心安神，7剂，水煎服，每日1剂，早晚2次分服。

三诊（2018年4月17日）：患者睡眠改善，偶有胸部烦热，口不干不苦，舌红苔白，脉弦滑，守上方再予14剂，水煎服，每日1剂，早晚2次分服。

随诊1个月，患者睡眠改善满意。

按语：肝为风木之脏，主疏泄而藏血，其气升发，喜条达而恶抑郁。情志失调，肝失疏泄，肝气郁滞，久郁化火，肝火扰心，燔灼心阴，心阴阳失调，心神不安，则见夜间不寐，或入睡困难，或寐而易醒；肝火灼心，胸中有热，可伴见胸部烦热、胸胁发胀；肝气太盛，横逆犯胃，影响脾胃之纳运，脾胃受损，运化失司，则见纳差、便稀。结合舌脉，本患者辨证为不寐之肝火扰心证，乃上热下寒，胸中有热，胃中有邪气，阴阳失和，升降失常，病理本质为虚实寒热错杂，病起于肝，累及心脾。治宜疏肝泻火，和胃降逆，镇心安神。方用黄连汤以平调寒热，和胃降逆，其中黄连苦寒泄热以敛阳；干姜、桂枝辛温除寒以滋阴；党参健脾益气、助正祛邪；半夏和胃降逆；甘草调中止痛，上诸药平调和解上中二焦寒热；加用远志、茯神、灵芝以养心安神；龙齿、牡蛎、珍珠母以潜阳重镇安神；少用水蛭以活血化瘀、理气和血。诸药配伍，可使肝火得泻，脾胃相和，阴阳相交，心神得安，则不寐自愈。

第十四章 多寐

第一节 多寐的概述

"多寐"一词始见于《杂病源流犀烛》，"多寐，心脾病也。一由心神昏浊，不能自主，一由心火虚衰，不能生土而健运"。多指以不分昼夜，时时入睡，呼之即醒，醒后复睡为特征的病证。不同于西医学中脑血管疾病、肝衰竭、尿毒症等各种严重疾病所导致的嗜睡、昏迷等症，据其临床特征认为其多与发作性睡病、原发性睡眠增多症、疲劳综合征等相关。多寐严重影响患者的日常生活及工作，西医治疗多以中枢神经兴奋剂、抗抑郁剂等为主，多疗效欠佳且副作用大，易产生耐药性及依赖性。中医学对多寐的认识源远流长，历代医家对多寐的病因病机及治疗进行了积极广泛的探索，并为多寐的辨证论治积累了丰富的经验。

关于"多寐"的病名，历代医家论述诸多，除多寐外，亦称其为"多卧""好卧""嗜卧""多眠"等。早在《内经》中就已有关于"多卧""嗜卧"等的记载。中医学认为多寐的病位与五脏均有关，但主要在心脾，与肾关系密切。历代医家关于多寐的病因病机论述颇多，但尚无明确定论，多认为其病机关键在于湿邪、痰浊、瘀血等实邪阻滞脉络、困滞阳气而致心阳不振，或阳虚气弱、营血不足而致心神失养，清阳不升，多属本虚标实之证。现代医家多将其病因病机归为阴阳失调、脾虚湿困、心神失养、髓海不足等几个方面。

多寐多病程长久且病因病机复杂多变，历代医家关于多寐的治疗经验丰富，论述繁多，据其病因病机而辨证施治，多采用运脾化湿、养心安神、填精益髓、活血通窍、清胆泄热并配合针灸、拔罐等治疗，临床疗效较好。近年来，随着人们生活节奏增快，工作压力增大，不良生活习惯增多，多寐的发病率明显升高，因此发挥中医药优势，中西医结合治疗多寐意义重大。

第二节　先贤应用虫类药治疗多寐的论述

《伤寒论》曰："伤寒脉浮，医以火迫劫之，亡阳必惊狂，卧起不安者，桂枝去芍药加蜀漆牡蛎龙骨救逆汤主之。"

《肘后备急方》中记载马头骨烧灰后服之可疗嗜眠喜睡。

《千金翼方》载有镇心省睡益智方、止睡方等，其中镇心省睡益智方由远志、益智仁、石菖蒲三味药组成，《千金翼方》载其"治多睡欲合眼，则先服此止睡方"。

《太平圣惠方》载："马头骨灰一两，铁粉一两，朱砂（半两研水飞过），龙脑半分。上诸药，同研令匀，炼蜜和为圆如梧桐子大，每服五圆，以竹叶温汤下，食后服。"将该方归为治疗胆热多睡诸方，并在马头骨一药的基础上添加了铁粉、朱砂、龙脑等。

第三节　治疗多寐常用虫类药的现代药理研究

1.鸡内金

蒋长兴等研究发现，鸡内金多糖能降低高脂血症大鼠血清胆固醇含量，降低血液黏稠度，并能降低血清MDA含量，说明鸡内金多糖具有降脂、改善动脉硬化的作用，其作用机制与减轻氧化应激性损伤有关。

2.鹿角胶

现代药理学研究表明，鹿角胶具有抗衰老、镇痛、平喘、抗老年痴呆以及保护胃黏膜等作用。

何刚等从鹿角中提取出鹿角多肽，并将小鼠随机分为对照组、小剂量组、中剂量组、大剂量组，给药后显示鹿角多肽能显著增加雄鼠血浆中睾酮（T）含量，并能显著增加离体腺垂体细胞培养液和雄鼠血浆中黄体生成素（LH）含量，降低垂体细胞悬液中泌乳素激素（PRL）含量，且不同剂量组对T、LH、PRL值的影响有明显的量效关系。张婧卓等研究发现鹿角胶能减轻炎症所致的小鼠耳部和足部的肿胀，提高小鼠痛阈，减少因疼痛所致的小鼠腹部扭动次数，说明鹿角胶具有消炎镇痛的作用。吴静等对大鼠胃黏膜损伤进行实验观察，将80只大鼠随机分为无水乙醇组、鹿角胶组、氢氧化铝组和正常对照组，观察各组大鼠胃黏膜损伤情况。结果发现鹿角胶灌注的大鼠胃黏膜无论在损伤程度或损伤范围上都显著轻于无水乙醇组，与氢氧化铝组比较无明显差异。表明鹿角胶溶液能降低胃黏膜损伤指数，增强胃黏膜屏障功能，对胃黏膜具有显著的保护作用。

3. 麝香

现代药理学研究表明，麝香具有对中枢神经系统兴奋和抑制的双重作用，还有抗炎、调节免疫的作用。

洪艳丽等研究表明，麝香有效成分麝香酮能减轻过氧化氢诱导的血管内皮细胞的凋亡，能减少钙离子内流，抑制细胞膜电位降低，说明其起作用的机制在于减少了细胞内的钙离子超载。李涓等研究表明，麝香注射液能减轻炎症所致的大鼠耳部和足部的肿胀，抑制肉芽肿的形成，说明麝香具有抗炎作用。白金叶等研究发现，麝香糖蛋白能抑制中性粒细胞在激活后释放 β－葡糖苷酸酶和溶菌酶的释放，说明麝香能减轻炎症性损伤。

4. 阿胶

现代药理学研究表明，阿胶主要作用于免疫系统，具有抗疲劳、耐缺氧、增强记忆等作用。

姜一朴等研究发现，阿胶能延长血虚大鼠负荷游泳时间，并能升高血清中SOD含量，降低MDA、LPO含量，说明阿胶能抗疲劳，发挥作用的机制在于增强小鼠的抗氧化能力，减轻氧化应激性损伤。苗明三等研究发现，阿胶益寿颗粒可以抑制衰老大鼠胸腺、脾脏的萎缩，说明阿胶具有延缓衰老、增强免疫的功能。胡俊峰等研究发现，天麻、阿胶联合使用能增加认知障碍小鼠在水迷宫中直线到达平台的次数，说明天麻、阿胶合用具有增强学习记忆的作用。

5.全蝎

现代药理学研究表明，全蝎具有调节中枢神经系统、抗炎镇痛、提高机体自身免疫力等作用。

研究表明，全蝎能减少小鼠的自主活动，缩短戊四唑诱发的小鼠惊厥潜伏期，说明全蝎具有镇静、抗惊厥的作用。邹英杰等研究发现全蝎、蜈蚣能通过降低去甲肾上腺素（NE）、5-羟色胺（5-HT）和多巴胺（DA）等神经递质的含量，减少抽动症模型小鼠的点头、不自主活动次数。苗明三研究全蝎粉对小鼠腹腔巨噬细胞吞噬功能、溶血空斑形成、溶血素形成及淋巴细胞转化的影响，结果表明全蝎粉对小鼠免疫功能有较好的促进作用，可促进巨噬细胞吞噬功能，促进溶血素、溶血空斑形成和淋巴细胞转化，有提升免疫力的作用。

6.水蛭

现代药理学研究表明，水蛭具有抗炎、脑保护、促进神经修复等作用。

单宇等研究发现，水蛭在体外能延长家兔血的活化部分凝血酶时间（APTT）、凝血酶原时间（PT）、凝血酶时间（TT），说明水蛭具有抗凝作用，与滑石粉烫、清水提取等方法相比，酒浸提取法药效最好。谢艳华等研究发现水蛭能减轻炎症所致的血管通透性增加和肿胀程度，说明水蛭具有抗炎作用。

第四节　治疗多寐常用虫类药的临床研究

1.鸡内金

张泽玫通过自拟健脾饮辅助治疗儿童发作性睡病，将80例发作性睡病患者按就诊单、双日分为治疗组、对照组各40例，在同时使用利他林情况下，给予治疗组自拟健脾饮，药物组成：黄芪9～18g，黄精6～12g，炒白术3～6g，鸡内金3～6g，橘红3～6g。每日1剂，水煎2次，取汁100～200mL，30天为一个疗程。治疗一个疗程后发现治疗组与对照组患者比较有明显优势，治疗组短期疗效达97.5%，长期疗效达82.5%；对照组短期疗效达85%，长期疗效达50%，且无不良反应。健脾饮可减少患儿猝倒、入睡前幻觉的发作次数，减轻发作症状，明显改善患儿的反应力，提高记忆力和学习效率，且远期疗效满意，安全性好。

2.鹿角胶

尤可采取温补脾肾法治疗本病，自拟醒神汤治疗10例发作性睡病患者，并随访6个月，醒神汤药物组成：熟地黄30g，菟丝子15g，鹿角胶10g（烊化），炮附子10g（先煎），桂枝10g，炒白术15g，茯苓30g，炒山药15g，肉豆蔻6g，陈皮10g，石菖蒲15g，郁金15g，升麻6g。每日1剂。加减：痰湿困脾较重加薏苡仁30g，清半夏12g，防风10g以化湿醒脾；久病气血亏虚加当归12g，黄芪30g，龙眼肉10g以益气养血；痰湿郁久化热，将炮附子、桂枝均改为6g，加青蒿15g，炒栀子12g，黄芩12g以清化痰热；病久入络加川芎12g，丹参30g以活血通络。10例患者服用醒神汤后均取得良好疗效。疗程最短服药14剂，最长服药38剂症状即完全消失。停药随访6个月，8例未复发，2例复发但症状较前减轻，继续服药后症状消失，疗效显著。

夏如宁药用自拟方［黄芪20g，党参15g，白术15g，苍术15g，茯苓15g，石菖蒲12g，陈皮12g，佛手12g，佩兰12g，炮附子12g，桂枝10g，菟丝子15g，鹿角胶12g（烊化），甘草6g］治疗发作性嗜睡1年的患者，认为其病机为脾肾阳虚、寒湿内生、上蒙清窍，以阳虚为关键，服上方10剂后患者述嗜睡未再出现，余症亦减，效不更方，上方继服10剂后停药观察，1年未见复发。

张洪斌药用左归丸加减［熟地黄20g，石菖蒲20g，枸杞子20g，茯苓20g，山药15g，山茱萸15g，鹿角胶15g（烊化），菟丝子10g，菊花10g，炙甘草10g］治疗发作性睡病伴见头昏脑鸣、反应迟钝、精神呆滞、腰膝酸软无力者。将该病病机归为肾精亏虚、髓海不足，脑虚髓减，神失生化之源，故昏昏欲睡。治宜益肾填精补髓，充脑利窍。患者服药10剂，嗜睡发作次数减少，睡眠深度减轻，后经加减化裁，服药30余剂后基本痊愈。

杨金合药用自拟方（附子30g，干姜25g，肉桂25g，党参10g，白术10g，鹿角霜10g，茯苓10g，薏苡仁10g，吴茱萸10g，枸杞子10g，杜仲10g）治疗发作性睡病伴见头痛、腰痛、畏寒者。将其病机归为阴虚阳盛，治以调节阴阳为主。患者服上方4剂，嗜睡发作次数减少，但仍夜间多梦，身仍畏寒，详细询问病史，患者有梦遗病史，故治疗以温补肾阳为主，处方：附子60g，枸杞子10g，淫羊藿10g，仙茅10g，益智仁10g，熟地黄

15g，桂枝15g，山药15g，龙骨30g，牡蛎30g，白芍10g，鹿角霜10g（烊化），杜仲10g，茯苓10g，甘草6g。后在上方基础上加减化裁，服用20余剂后患者已恢复工作，并能值夜班，随访半年未复发。

3. 麝香

夏如宁药用通窍活血汤加减（处方：龙齿30g，川芎15g，当归15g，石菖蒲15g，酸枣仁15g，桃仁12g，红花12g，赤芍12g，辛夷10g，远志10g，冰片0.5g，麝香0.2g，生姜3片，老葱白3寸，黄酒与水各半煎服）治疗脑外伤后发作性睡病伴头晕健忘、夜寐多梦者，将其病机归为外伤致瘀、脑络阻塞、气血不通、神明失养，关键在于"瘀"，治疗以活血化瘀、通络开窍为主。患者服上方10剂后嗜睡症状基本消失，后在上方基础上去活血化瘀之品，加枸杞子、菟丝子、核桃等补肾健脑之品，继服10剂以巩固疗效，后随访1年无复发。

4. 阿胶

张洪斌药用归脾汤加减［处方：黄芪30g，熟地黄20g，党参20g，丹参15g，白术15g，菊花12g，当归12g，阿胶12g（烊化），川芎10g，甘草5g］治疗发作性睡病伴见记忆力减退、乏力、月经量少且延期患者1例，将其病机归为气血不足、脑失濡养，脾虚不能化生气血，气血不足，气虚失其温煦之功，营血不足失其濡养之能，精明之府失气血之荣，故而脑神不清，故每每嗜睡欲眠。以补益气血，健脾养心为治法，方选归脾汤加减。患者服上方10剂，诸症减轻，在上方基础上加减服用30余剂，病愈。

5. 全蝎

王雪峰认为痰为发作性睡病的主要病因及病理产物，强调健脾安神、通宣理肺、化痰除湿为治疗的关键。药用自拟方（郁金10g，合欢皮10g，石菖蒲6g，远志6g，黄芪10g，黄芩10g，麦冬10g，五味子6g，茯苓10g，白芍10g，炙甘草3g，全蝎3g，金银花10g，益智仁10g，淡竹叶10g，薄荷6g，辛夷6g）治疗发作性嗜睡伴烦躁易怒、少气懒言、多梦打鼾患儿，辨证为肺脾两虚，治以健脾化湿、理气宣肺为主，疗效良好。

6. 鹿角胶、水蛭、龙骨、牡蛎

林才志方用四逆汤加味（制附子6g，干姜6g，细辛3g，牛膝10g，麻黄5g，桂枝6g，丹参10g，白芍10g，葛根45g，鹿角胶3g，淫羊藿20g，茯神10g，夜交藤30g，生龙骨20g，生牡蛎20g，炒酸枣仁10g，菟丝子

30g，百合 10g，水蛭 3g，海藻 10g，甘草 3g）治疗 1 型发作性睡病伴畏寒、乏力、痛经、经期烦躁易怒患者，辨证为阴虚阳盛证，以引阳破阴为治法，方选四逆汤加味。服 7 剂后复诊，患者诉瞌睡已能控制，发作次数较前明显减少，在上方基础上加鸡内金 10g，合欢皮 10g，仙茅 6g。后加减服用两月余，未见明显复发。随访 3 个月后症状均消失。

第五节　应用虫类药治疗多寐的经典医案

一、《续名医类案》收载医案

孙氏治春温脉左弦大右洪大，为阳明少阳合病，以小柴胡合白虎两剂而"愈"，其实是好转，须守方再服。后食复发斑，发热神昏，鼾睡如醉，舌苔外黄内黑有芒刺，脉六部浮洪，是温病热盛发斑，用三黄石膏汤加枳实、鳖甲，服后微汗大便通，后用小柴胡加滋阴理气药而愈。

黄氏治一风温者汗出倦怠，鼻鼾嗜卧。有欲用清暑益气汤，黄认为是热扰肾之症，幸胃气尚存，可用滋阴药。若误用清暑益气则热得参芪而更盛，火得升柴而益炽，直视失溲及瘈疭等相继出现，用六味中三补加龟甲、阿胶、防风、桂枝，一剂神爽，四剂而愈。

二、赵绍琴医案

吕某，男，45 岁。1992 年 7 月 13 日初诊。

患者自述春节期间酗酒后嗜睡，现每日昏昏欲睡，时有低热，反应迟钝，面色暗浊，大便不畅，舌红苔白而腻，脉数。证属湿阻热郁，气机不畅。治以芳香宣化，调畅气机。处方：蝉蜕、片姜黄、炒山栀、前胡、苏叶各 6g，僵蚕、淡豆豉、藿香、佩兰、大腹皮、槟榔各 10g，大黄 1g。服药 7 剂后，嗜睡减轻，发热未作，再以上方去藿香、前胡，加防风 6g，白蔻仁 4g，服药 20 余剂，嗜睡愈，精神爽，饮食二便如常。

按语：酗酒后出现嗜睡，必与嗜酒相关。酒乃谷物酿造而成，其性湿热大盛。凡嗜酒之人多湿热壅盛，湿热蒙闭，气机不畅，神明失聪，故昏昏欲睡。今面浊，舌红苔白腻，脉濡数，皆是湿热之征。治用升降散疏调气机，加前胡、苏叶宣展肺气，气化则湿邪亦化；藿香、佩兰芳香化湿，大腹皮、槟榔、淡豆豉发越陈腐，疏利三焦。服之气机展，三焦畅，湿热去，则热退神清矣。

三、李振华医案

刘某，女，75岁，退休。2006年10月22日初诊。

主诉：头重、嗜睡1月余。

现病史：患者于1个月前因感冒引发头痛、头晕、头重如裹，未予重视，自服感冒药后症状有所减轻，但以后每逢天冷时头重等症即复发。现症见头重、身困、嗜睡、纳差、胃中嘈杂不适，口干，舌质暗淡，舌体正常，苔白腻，脉濡。

中医诊断：头重、嗜睡（湿邪困脾）。

治法：运脾化湿，疏肝和胃。

方药：香砂温中汤加减。太子参12g，炒白术10g，茯苓12g，陈皮10g，半夏10g，香附10g，砂仁10g，厚朴10g，小茴香10g，乌药10g，桂枝5g，白芍10g，枳壳10g，木香6g，郁金10g，沉香3g，泽漆15g，细辛3g，川芎8g，天麻10g，焦三仙各12g，甘草3g。10剂，水煎服。

医嘱：慎起居，避风寒，清淡饮食，忌生冷辛辣油腻之物。

二诊（2006年11月1日）：服上方后，头重、神疲乏力、纳差、胃中嘈杂不适、口干均有好转，怕冷较前减轻，二便可。舌质暗淡，舌体正常，苔稍白腻，脉濡。守上方加黄芪15g，刘寄奴15g以补气固表，活血消食。14剂，水煎服。

三诊（2006年11月20日）：症状消失，偶觉身冷。舌质稍淡，苔薄白，脉缓。守方继服10剂以巩固疗效。

服药后头重、嗜睡、神疲乏力及胃中嘈杂不适消失，无口干。夜眠及纳食可，二便正常。停药半年后随访，未再复发。

四、路志正医案

1.宣肺化痰止寐案

患者，男，46岁，干部。1974年5月17日初诊。

患者多寐1年余，形体丰腴，动则气促，经中西医治疗效果不佳。日前经北京某医院检查确诊为"发作性睡病"，来院就诊时症见鼻塞，晚间胸闷，睡后鼾声大作，经常憋醒，痰多色白而黏，咯出不易，双下肢浮肿，按之凹陷成坑，午后加重，晨起减轻，自汗气短，大便溏薄，日2行，夜尿每晚4～5次，色清量多，饭后喜饮浓茶（红茶），每晚饮水1.8～2.2kg。舌质稍暗有小瘀点，苔薄白，脉沉滑小数。经详细问诊，始知素有鼻炎史。辨证为肺气失宣，鼻窍不利。治宜疏风宣肺，清热化痰，佐以利湿。方以苍耳子散合温胆汤化裁。处方：苍耳子、白芷、桔梗、前胡、法半夏、陈皮、黄芩各9g，牛蒡子、竹茹、黛蛤散（包）各12g，六一散（包）、芦根（后下）各30g。水煎服，7剂。并嘱忌浓茶、辛辣、肥甘，宜少量频饮，清淡素餐。服用上方15剂后，诸症轻缓，夜寐得酣，日间嗜睡大减，大便成型，下肢浮肿消失，仍以上法，去利湿之芦根、六一散、加入天竺黄、胆南星以清热化痰，炙酥皂角子以涤痰浊。又进15剂，嗜睡基本控制，乘车、看电影时已不再入睡，能阅读书报。心情愉快，至1974年7月底，累计服药50余剂，自觉嗜睡症愈，遂以前法加大药量，佐以健脾药物，配为丸剂缓图，以资巩固。患者于当年9月上班，整日工作，随访至1978年底未复发。

按语： 本病症见多寐，伴有鼻塞，夜间胸闷，睡后鼾声大作、经常憋醒，体胖，痰多而黏，咯之不出，下肢浮肿，午后加重，自汗气短，便溏，夜尿多。初看病属脾虚湿盛，而路老则辨为肺气失宣，鼻窍不利，治当疏风以通鼻窍，清热化痰以除气道之壅塞，使气机通畅，则夜寐得安，日间多寐可望治愈。再者肺主治节，为水之上源，有通调水道之功；肺主一身之气，气化则湿亦化，因此于方中选用前胡以利肺气，桔梗以开提肺气，脾肺气通畅，治节之令行，肢肿自然消散，大便也成型矣。正所谓"辨证求因、治病求本"也。

2.益气健脾止寐案

患者，男，15岁。1985年4月29日初诊。

自述两年来倦怠乏力，头目不清，日间多寐，甚则在课堂上亦不能自制而入睡，纳谷不馨，健忘，头晕，常在情绪激动时感下肢无力，甚至站立不稳，跌仆在地，当地诊为"发作性睡病伴猝倒症"，经服苯丙胺，读书丸等药罔效，故来京求治。症见面色少泽，伴有咽干疼痛，喉中痰黏，咳出不爽，舌胖有齿痕，舌边尖红，苔黄稍腻，脉弦滑小数。为脾气不足，痰湿内阻，蕴而化热，上蒙清窍而成。治宜健脾益气，清心化痰，开窍醒神。处方：太子参12g，炒白术10g，半夏曲9g，石菖蒲10g，胆南星6g，莲子肉12g，生酸枣仁12g（研），云茯苓15g，川郁金10g，薏苡仁15g，炒枳实9g，天竺黄6g，竹沥水30mL为引，分2次冲服，6剂。并嘱忌食油腻、辛辣之品。

二诊（1985年5月5日）：服上药6剂即见小效，嗜睡稍能控制，纳食有增，咳痰见爽。效不更方，续进7剂。

三诊（1985年5月12日）：痰热标实之象渐退，咽中清爽，精神好转，唯觉头部有压抑感，头昏，自感有热流从头而下窜至胸部，仍夜来梦多。心肾不交，神不守舍，魂魄不藏，虚热内扰为患。上方去石菖蒲、半夏、白术、胆南星、郁金、薏苡仁，加枸杞子20g，黄精15g，何首乌15g，沙苑子20g以补肾柔肝，生地黄10g，百合12g，炒黄柏8g以养阴清热，生龙牡各20g，灵磁石30g以潜镇浮阳，安神定志，7剂。后宗此治法，酌加枳壳、白蔻仁行气化湿，醒脾助运，以防柔润太过有碍脾胃。共治疗两个半月，患者诸症均见改善，头脑清晰，记忆转佳，精力充沛，二便正常，未再发生跌仆。考虑到心脾之疾久累及肝肾，虽已见效机，但仍需巩固，遂予丸药缓缓调治。药用：太子参30g，沙参20g，黄精30g，黄芪15g，莲子肉20g，酸枣仁20g，枸杞子20g，沙苑子20g，何首乌30g，枳实15g，紫河车15g，山药20g，旱莲草15g，楮实子20g，谷芽20g，麦芽20g，玫瑰花15g，合欢花15g，炙甘草15g。共研细末，炼蜜为丸，每丸重9g，日服2次，每服1丸，白开水送下，半年后随访，得知神充体健，学习成绩优良。

按语： 本例是本虚标实之证，始以健脾益气、清心化痰为治，痰热得蠲、表象已除，考虑病久及肾，加之其年未过二八，肾气未充，髓海不足，故加补肝肾之品，使脾胃健运，气血充盈，诸脏腑、四肢百骸、五官九窍皆得所养，而体健平安矣。

第六节　王新志教授对多寐常用虫类药的认识及应用心得

一、常用虫类药的应用心得

王新志教授运用虫类药治疗多寐多强调"慢病守方"。他认为虫类药虽效专力宏，但多寐多病势缠绵，日积月累，急切难愈，尤其对于年老体弱、胃肠功能差者，虫类药剂量小，以缓攻为主，短期难以明显奏效，唯有在辨证准确的基础上，守法守方，缓慢治疗，方可见效。另王新志教授认为虫类药物为血肉有情之品，但其主要以攻、通等燥烈、峻猛作用为主，适用于正气未虚或正虚不甚者，对虫类药的应用应严格把握其适应证、禁忌证、用量、配伍等，遵循"邪去而不伤正，效捷而不猛悍"的原则，在避免虫类药毒性的同时，最大程度发挥其功效。现将王新志教授治疗多寐常用药介绍如下，以供参考。

1.阿胶

王新志教授在治疗多寐伴眩晕心悸、神疲乏力、少气懒言、昏昏欲睡时，常用阿胶、大枣等滋阴补血之品，阿胶用量12～15g，烊化，冲服，日2次。

2.鸡内金

王新志教授认为脾为生痰之源，"百病皆由痰作祟"，痰蒙神窍，清阳不升则昏昏欲睡。临床治疗多寐伴反应迟钝、多梦打鼾等痰涎蒙窍之症时，常酌加鸡内金9～30g，最常用量为15g，水煎服，日2次。

3.水蛭

王新志教授认为，水蛭蛰居淤滞之处，却不被瘀邪所困，用于治疗多寐瘀血阻滞之证效果颇佳。用量3～12g，最常用量为6g，水蛭研粉冲服较水煎服效果更显著。对于多寐患者，建议用烫水蛭，若为生水蛭，建议患者锅中微火翻炒至腥臭味由浓烈转为焦膜气味时，取出放凉，研末冲服。这种炮制方法，既不破坏水蛭所含成分，又使质地酥脆，利于粉碎，同时也可使腥臭味转为焦香气。

4.麝香

王新志教授多根据患者病情及经济状况，对于多寐痰蒙神窍类患者，在辨治用药的基础上常加少量麝香。

5.鹿茸

王新志教授认为鹿善追逐，阳性十足，鹿茸长于鹿顶之上，是阳中之阳，所以古人就取象比类，将其运用于肾阳虚证。王新志教授在其编著的《有情之品疗有情之身》一书中也有提到这一观点，通俗易懂地阐释了选用鹿茸治疗肾阳虚证的形象思维。针对肾阳虚所致多寐，多加用鹿茸9～30g，最常用量为15g，水煎服，日2次。

二、验案赏析

王某，男，47岁。2018年10月10日初诊。

主诉：睡眠增多3年。

现病史：患者3年前无明显诱因出现发作性睡眠增多，常在与人交谈、进食、工作时突然入睡，多于数分钟至半小时后自行苏醒，醒后如常人，约1～2天发作1次。患者因日常工作及生活未受影响一直未予重视，以为疲劳所致，未予治疗。3年间上述症状呈进行性加重，发作次数频繁，日3～4次，常于行走、活动中突然入睡，跌仆倒地后方醒，伴神疲乏力，反应迟钝，胸脘满闷，昏昏欲睡，多梦打鼾。舌淡，苔白腻，脉弦滑。至当地医院检查颅脑核磁、心脏彩超、心电图等均未见明显异常。

中医诊断：多寐（痰涎壅滞，上蒙清窍）。

治法：健脾化痰，醒脑开窍。

方药：石菖蒲12g，白术12g，山药30g，陈皮10g，砂仁6g，郁金10g，升麻6g，水蛭6g，甘草6g，生姜3片，大枣3枚。7剂，水煎服，每日1剂，早晚2次分服（水蛭于锅中微火翻炒至腥臭味由浓烈转为焦躁气味时，取出放凉，研末冲服）。

二诊（2018年10月19日）：患者述发作次数较前明显减少，2～3日发作1次，且睡眠深度较前减轻，仍有打鼾、胸脘满闷之症。在上方基础上将石菖蒲加至15g，水蛭加至9g，后在此基础上加减化裁，服用20余剂后症状基本缓解。

按语：《丹溪心法》云："脾胃受湿，沉困无力，怠惰好卧。"《脾胃论》云："食入则困倦，精神昏冒而欲睡者，脾亏虚也。"《古今医统大全》曰："脾胃一虚，则谷气不充，脾愈无所禀，脾运四肢，既禀气有亏，则四肢倦怠，无力以动，故困乏而嗜卧也。"均指出了脾虚湿困与多寐关系密切。患者神疲乏力、反应迟钝、胸脘满闷、昏昏欲睡，均为脾虚湿盛，痰涎壅滞之征，故治疗以健脾化痰、醒脑开窍为法。患者多寐病程冗长，病势缠绵，痰浊、瘀血滞留，虫类药物多具有较强的通行血脉、消瘀化滞的作用。王新志教授运用虫类药治疗脑系疾病，常概括的一句话是"血肉有情之品治疗血肉有情之躯"，故加用水蛭以增破血逐瘀，化瘀通络，破癥瘕积聚，通利水道之效，获效良好。

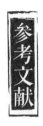

［1］陈勤.《五十二病方》中动物药应用的初步探讨［J］.中国中药杂志,1991(8):505-508.

［2］朱建华.略谈《神农本草经》中的动物药［J］.中医杂志,1995(5):310.

［3］刘广利.张仲景应用虫类药的学术思想研究［D］.北京:北京中医药大学,2011.

［4］王家平,安莉萍,彭艳霞.许叔微对虫类药的运用［J］.河南中医,2009,29(2):133-135.

［5］程俊.《本草纲目》动物部科技序列探微［C］.2017年湖北省科学技术史学会年会论文集,2017:128-139.

［6］高想,朱良春.虫类药的应用历史与展望［J］.中华中医药杂志,2010,25(6):807-809.

［7］刘泰,张青萍.中医脑病学发展概述［J］.江苏中医药,2008.40(1):75-76.

［8］周晶.中风偏瘫痉挛采用芍药甘草汤配合大定风珠加减治疗的临床疗效观察［J］.世界最新医学信息文摘,2019,19(68):212,214.

［9］汪海芹,蔡忠明.大定风珠治疗帕金森病40例临床观察［J］.世界最新医学信息文摘,2019,19(26):155,160.

［10］华平锋,蒋涛.大定风珠加减治疗Meige综合征验案1则［J］.湖南中医杂志,2016,32(10):115-116.

［11］宋娜炜,张伯兴,李冬莲.中西医结合治疗小儿抽动秽语综合征临床观察［J］.中国中医药科技,2015,22(3):259.

［12］李义.血府逐瘀汤治疗中医脑病的用药特点研究［D］.昆明:云南中医药大学,2019.

［13］梁富英.何世英应用虫类药治疗脑病经验［J］.中国中医基础医学杂志,2011,17(5):532,543.

［14］王世钦.符为民教授治疗脑病学术思想研究［D］.南京:南京中医药大学,2004.

［15］王红玲.张锡纯运用虫类药物的学术思想探讨［J］.河南中医学院学报,2009,24(1):95-96.

［16］王亚芬,李琴.《章次公医案》中虫类药应用举隅［J］.中医文献杂志,2003(1):14-15.

［17］庞境怡,张如青.章次公辨治头痛学术思想探要［J］.上海中医药杂志,2014,48(10):19-21,30.

［18］王健,兰天野,任吉祥,等.国医大师任继学教授临证思路初探［J］.中华中医药学刊,2013,31(8):1579-1580.

［19］车烨炯,裘昌林.裘昌林运用虫类药治疗神经内科疑难杂症经验［J］.亚太传统医药,2011,7(12):47-48.

［20］司维,万毅,周绍华运用虫类药治疗神经系统疾病经验总结［J］.北京中医药,2011,30(8):585-588.

［21］黄裕芳,张恩欣.国医大师周岱翰治癌运用虫类药经验［J］.中华中医药杂志,2019,34(10):4620-4622.

［22］储成志,李艳,张宏,等.浅议国医大师李济仁教授运用虫类药治疗痹证的经验［J］.承德医学院学报,2014,31(4):320-322.

［23］王淞,潘琳琳,刘桂荣.国医大师张志远临床应用虫类药物经验举隅［J］.时珍国医国药,2019,30(6):1488-1490.

［24］孙元莹,吴深涛,姜德友.张琪教授运用虫类药治疗疑难病经验介绍［C］.中医学术流派菁华——中华中医药学会第四次中医学术流派交流会论文集,2012:205-207.

［25］韩燕,胡素敏.金元医家对中风证治的认识［J］.江西中医学院学报,2013,25(4):3-4.

［26］蔡宏伟.针灸治疗中风病的临床文献研究［D］.广州:广州中医药大学,2011.

［27］王建华.真中风类中风源流概述［J］.河北中医,1997,(4):43-45.

［28］刘伍立,欧阳建军,黄博辉.中医文献对中风病的阐述与述评［J］.针灸临床杂志,2006,22(10):5-9.

［29］尚英兆,高晗,高天宇.中风非风说［J］.内蒙古中医药,2014,33(29):105.

［30］孙晓光,彭越,石琳.叶天士"阳化内风"理论对仲景学说的继承和发展［J］.吉林中医药,2011,31(11):1043-1044.

［31］严容,张钟爱.活血化瘀法在出血性中风急性期的运用及常见问题探讨［J］.江西中医药大学学报,2006,18(4):11-13.

［32］李澎涛,王永炎,黄启福."毒损脑络"病机假说的形成及其理论与实践意义［J］.北京中医药大学学报,2001(1):1-6,16.

［33］王亚芬.《杨氏家藏方》几种病证中虫类药的应用［J］.中医杂志,1997,38(4):243-244.

［34］沙图穆苏.瑞竹堂经验方仁［M］.北京:中国医药科技出版社,2012.

［35］高学敏.中药学［M］.北京:中国中医药出版社,2002.

［36］江瓘.名医类案［M］.北京:人民卫生出版社,2020.

［37］叶天士.临证指南医案［M］.北京:人民卫生出版社,2018.

［38］程文圃.杏轩医案［M］.北京:中国医药科技出版社,2017.

［39］鲁兆麟,杨思澍,王新佩,等.二续名医类案［M］.沈阳:辽宁科学技术出版社,1996.

［40］彭建中,杨连柱.赵绍琴验案精选［M］.北京:学苑出版社,2021.

［41］康大力,瞿融,朱维柴,等.柴胡加龙骨牡蛎汤有效部位抗抑郁作用机制研究［J］.中国实验方剂学杂志,2011,17(1):138-141.

［42］汪瀚.杨文明从痰火瘀毒辨治癫狂经验［J］.安徽中医药大学学报,2019,6:31-33.

［43］杜武勋,柴山周乃,魏聪聪.张伯礼治疗轻度认知功能障碍和老年痴呆的经验［J］.辽宁中医杂志,2012,39(7):1225-1228.

［44］《中国现代名中医医案精粹》选登(41)——施今墨医案［J］.中医杂志,2012,53(17):1530.

［45］中国中医研究院.蒲辅周医案［M］.北京:人民卫生出版社,2020.

［46］景斌荣.赵心波——中国百年百名中医临床家丛书［M］.北京:中国中医药出版社，2003.

［47］严世芸,郑平东,何立人.张伯臾医案［M］.上海:上海科学技术出版社,2008.

［48］许叔微.普济本事方［M］.北京:中国中医药出版社,2020.

［49］祝谌予,施今墨临床经验集［M］.北京:人民卫生出版社,2020.

［50］孔伯华名家研究室.四大名医之孔伯华医集全编［M］.北京:中国中医药出版社,2018.

［51］董建华.中国现代名中医医案精粹［M］.北京:人民卫生出版社,2020.

［52］张少麟.张琪治疑难症验案三则［J］.中医药学报,1997(2):16.

［53］蔡少青.生药学［M］.北京:人民卫生出版社,2007.

［54］严世芸,郑平东,何立人.张伯臾医案［M］.上海:上海科学技术出版社,2008.

［55］俞鼎芬.俞慎初医案医论精选［M］.北京:学苑出版社,2010.

［56］朱良春.朱良春医论集［M］.北京:人民卫生出版社,2009.

［57］彭建中,杨连柱.赵绍琴验案精选［M］.北京:学苑出版社,2021.

［58］魏之琇.续名医类案［M］.北京:人民卫生出版社,1997.

［59］李郑生,张正杰.国医大师李振华临证精要［M］.北京:人民卫生出版社,2018.

［60］胡镜清.国医大师路志正临证精要［M］.北京:人民卫生出版社,2017.

一、获奖项目目录

序号	获奖成果名称	获奖级别及形式	主要完成人	获奖编号	授奖单位	获奖成果内容简介
1	中风星蒌通腑胶囊治疗急性缺血性中风痰热腑实证机理及其新药研究	河南省科技进步二等奖	王新志（1）	2004-J-157-R01/10	河南省人民政府	应用中风星蒌通腑胶囊治疗急性缺血性中风痰热腑实证有利于恢复患者的症状和神经功能，提高其生活能力。
2	中风星蒌通腑胶囊治疗急性缺血性中风痰热腑实证机理及其新药研究	河南省科技成果奖一等奖	王新志（1）	豫教〔2004〕03491号	河南省教育厅	应用中风星蒌通腑胶囊治疗急性缺血性中风痰热腑实证有利于恢复患者的症状和神经功能，提高其生活能力。
3	中华实用中风病大全	河南省优秀著作奖一等奖	王新志（1）	豫教〔2000〕00460号	河南省教育厅	对全国中医、西医，中西医结合专业专病之临床、教学、科研工作具有重要的指导意义。
4	中华实用中风病大全	河南省科技进步奖三等奖	王新志（1）	00357	河南省科学进步奖评审委员会	对全国中医、西医，中西医结合专业专病之临床、教学、科研工作具有重要的指导意义。

序号	获奖成果名称	获奖级别及形式	主要完成人	获奖编号	授奖单位	获奖成果内容简介
5	为自己开方	第四届河南省社会科学普及优秀作品特等奖	王新志（1）	011	河南省社会科学界联合会	使用通俗易懂的语言将中医中药知识普及给大众，指导人们在日常生活未病先防、已病防变。
6	急性缺血性中风中医综合治疗方案和疗效评价的示范研究	广州中医药大学科技进步奖特等奖	王新志（1）	2007-04	广州中医药大学	系统整理、总结、创新中风病中医诊疗方案，旨在规范本病中医治疗。
7	颅内血肿微创穿刺清除技术治疗高血压性脑出血引进及推广	河南省医学新技术引进奖二等奖	王新志（1）	2010-YX-028-R01/10	河南省卫生厅	引进并开展新技术，为脑出血的治疗提供新方法，成功挽救大量患者。
8	龟羚熄风胶囊治疗缺血性中风的临床与实验研究	河南省科学技术进步奖二等奖	王新志（2）	2001-J-103-R02/08	河南省人民政府	创建新药为中风病的治疗提供方法。
9	中医药治疗艾滋病的基础理论与临床证治规律研究	河南省中医管理局一等奖	王新志（3）	2006-1-001	河南省中医管理局	为更深入的研究奠定了文献学基础，探讨治疗艾滋病中药研究趋势，为中医药对艾滋病的诊治及科研提供了新思路。
10	中风回言胶囊疗效及作用机理的研究	河南省科技进步二等奖	王新志（2）		河南省人民政府	

续表

序号	获奖成果名称	获奖级别及形式	主要完成人	获奖编号	授奖单位	获奖成果内容简介
11	缺血性中风早期康复和避免复发中医方案研究	中华中医药学会科学技术奖一等奖	王新志（10）	201101-08LC-96-R-07	中华中医药学会	通过对缺血性中风患者早期康复及避免复发方案的研究，为中风病早期治疗及防止复发提供中医治疗方案，充分体现了中医特色。
12	缺血中风急性期阴阳类证辨证体系构建及应用研究	中华中医药学会科学技术奖一等奖	王新志（10）	200801-051LC-21-R-10	中华中医药学会	创建了全新的中风病辨证方法，并形成体系，以指导广大临床工作者。
13	基于禀赋概念的"五态人"与中风发病相关性	河南省中医管理局一等奖	王新志（2）	2016-1-006	河南省中医管理局	通过研究体质及中风发病的关系，为中风病防治提供新思路。
14	基于禀赋概念的"五态人"与中风发病相关性	河南省科学技术进步奖三等奖	王新志（2）	2017-J-309-R02/07	河南省人民政府	通过研究体质及中风发病的关系，为中风病防治提供新思路。
15	基于禀赋概念的"五态人"与中风发病相关性	河南省教育厅科技成果奖一等奖	王新志（2）	豫教〔2017〕3829号	河南省教育厅	通过研究体质及中风发病的关系，为中风病防治提供新思路。
16	基于禀赋概念的"五态人"与中风发病相关性	中华中医药学会科学技术奖三等奖	王新志（3）	201803-23JC-19-R-03	中华中医药学会	通过研究体质及中风发病的关系，为中风病防治提供新思路。

二、著作目录

序号	完成人	著作名称	出版社	统一书号	出版时间
1	主编	中华实用中风病大全	人民卫生出版社	ISBN 978-7-1170-2433-4	1996
2	主编	中风脑病诊疗全书(第一版)	中国医药科技出版社	ISBN 7-5067-2037-X	2000
3	主编	中风急症	天津科技翻译出版公司	ISBN 978-7-5433-0640-0	1994
4	主编	中风病	河南科学技术出版社	ISBN 978-7-5349-4386-7	2010
5	第一编著	为自己开方：名老中医的特效养生妙招	江苏人民出版社	ISBN 978-7-2140-5979-6	2009
6	第一编著	给自己开方：名老中医的特效家庭自助疗法	中国中医药出版社	ISBN 978-7-5132-2250-1	2015
7	主编	中医脑病主治医生480问	中国协和医科大学出版社	ISBN 978-7-8113-6528-3	2012
8	独著	有情之品疗有情之身	中国中医药出版社	ISBN 978-7-5132-4132-8	2018
9	主编	中医内科急症临床	中国医药科技出版社	ISBN 978-7-5067-0738-1	1993
10	主编	特发性结肠炎证治	天津科技翻译出版公司	ISBN 978-7-5433-0675-1	1994
11	主编	中风脑病诊疗全书(第二版)	中国中医药出版社	ISBN 978-7-5132-3829-8	2017
12	独著	王新志学术思想与经验辑要	中国中医药出版社	ISBN 978-7-5132-6571-3	2021
13	副主编	实用中风病康复学	人民卫生出版社	ISBN 978-7-1171-3376-0	2010
14	副主编	神经病学	人民军医出版社	ISBN 978-7-8019-4776-5	2006

三、代表性论文目录

［1］王新志，宫洪涛，王海军.中风失语中医研究述评［J］.北京中医药大学学报，1996，19（1）：6-9.

［2］王新志，刘向哲.中风病中医治疗10法［J］.中医杂志，2002，43（4）：305-307.

［3］王新志，李燕梅，刘向哲，等.中风星蒌通腑胶囊治疗急性缺血性中风120例［J］.中华中医药学刊，2002，20（2）：153-154.

［4］王新志.中风证治［J］.河南中医，2001，21（4）：1-3.

［5］王新志，李燕梅，张金生.《内经》论中风病因钩玄［J］.北京中医药大学学报，2002，25（3）：14-15.

［6］王新志，刘建浩.《内经》论中风浅谈［J］.中医学报，2003，18（2）：6-8.

［7］王新志，王海军，李燕梅.中风失语研究述评［J］.中医杂志，2005，46（1）：68-70.

［8］王新志.浅谈"心气实则笑不休"［J］.中医杂志，2007，48（5）：473-474.

［9］王新志，杨海燕，刘向哲，等.缺血性中风痰热腑实证与通腑法研究进展［J］.中医药通报，2009，8（5）：63-66.

［10］王新志.中风病恢复期当心肾与脑同治本虚标实兼顾［J］.北京中医药大学学报(中医临床版)，2010，17（6）：27-28.

［11］王新志，王双利.通腑疗法预防脑卒中相关性肺炎的临床研究［J］.中医学报，2010，25（4）：630-632.

［12］王新志，贺光临.王新志教授治疗慢性头痛经验介绍［J］.中医临床研究，2013（9）：89-89.

［13］王新志，朱盼龙.王新志教授运用乌头治疗中风的经验［J］.中医临床研究，2012（23）：96-97.

［14］王新志，朱盼龙.三期辨治可逆性后部白质脑病综合征初探［J］.中医学报，2014，29（9）：1369-1370.

［15］王新志，彭壮.耳石症手法复位后残余症状的中医治疗思维［J］.中医药通报，2014，19（6）：30-31.

［16］王新志，张艳博.益气举陷法治疗中风后吞咽障碍案例举隅［J］.中国中医药现代远程教育，2015，13（1）：123-124.

［17］王新志，许可可.虫类药治疗中风研究现状［J］.北京中医药，2015，34（7）：526-528.

［18］王新志，姜守军，吴静.电刺激小脑顶核治疗急性脑梗死的临床疗效观察［J］.中风与神经疾病杂志，2002，19（1）：41-42.

［19］王新志，李燕梅.中成药上市后再评价的现状与思考［J］.中国新药杂志，2006，15（18）：1517-1519.

［20］王新志，姬令山.中风后悲哭辨证论治3则［J］.新中医，2010（3）：121-122.

［21］王新志.控制血压，改掉"四个快、一个坏"［J］.家庭科学，2011（1）：21.

［22］王新志.自制雾化排痰法［J］.家庭保健，2011（5）：48.

［23］王新志，何世桢.骨质疏松用土元和骨碎补就能修复如初［J］.中华养生保健，2011（1）：58.

［24］王新志，代景娜.通腑法治疗急性缺血性中风40例临床观察［J］.国际中医中药杂志，2011，33（6）：541-543.

［25］王新志.百会穴实乃"百岁穴"［J］.医药与保健，2011，18（2）：62.

［26］王新志，张鲁峰，陈尚琼，等.葛根素注射液治疗内耳眩晕病56例临床观察［J］.国际医药卫生导报，2001（10）：48-49.

［27］赵敏，王新志.通腑化痰法对急性出血性中风血肿吸收速度与神经功能的影响［J］.中华中医药学刊，2002，20（4）：429-430.

［28］荆志伟，周志焕.活血化瘀法治疗急性出血性中风的探讨［J］.中医研究，2002，15（4）：2-4.

［29］缪晓路，黄燕，裴建，等.缺血中风急性期应用阴阳辨证的证候分级回归分析［J］.中西医结合心脑血管病杂志，2007，5（12）：1166-1167.

［30］潘峰，郭建文，王新志，等.急性缺血性中风综合治疗方案多中心临床试验研究［J］.天津中医药，2007，24（6）：458-461.

［31］刘向哲，郭蕾，王新志，等.论禀赋的先天实质和后天表现［J］.

北京中医药大学学报，2007，30（9）：587-589.

［32］李燕梅，王新志.从单味中药颗粒剂的利弊探讨单味中药剂型的改革［J］.中国中医药科技，2007，14（5）：359-360.

［33］刘向哲，王永炎，王新志.论《黄帝内经》的禀赋学思想［J］.中医杂志，2007，48（12）：1131-1133.

［34］张跃红，王新志.降压增视汤治疗高血压性视网膜病变32例临床观察［J］.河南中医，2007，27（6）：50-51.

［35］刘向哲，王新志，王永炎.试论禀赋与中风病的相关性［J］.中华中医药杂志，2007，22（11）：754-756.

［36］杨国防，王新志.王新志教授从肠胃论治中风经验［J］.河南中医，2009，29（5）：444-445.

［37］路永坤，冯国磊，关运祥，等.中风芪红利水胶囊对脑缺血大鼠脑组织的影响［J］.时珍国医国药，2009，20（12）：2992-2994.

［38］李燕梅，王新志，张慧永.培元通脑胶囊治疗脑卒中后假性球麻痹40例［J］.中国医学创新，2011，8（32）：28-29.

［39］付渊博，邹忆怀，王新志.星蒌通腑汤治疗急性缺血性中风痰热腑实证临床观察［J］.中华中医药学刊，2010，28（3）：668-670.

［40］代景娜，王新志.升陷汤治疗眼肌型重症肌无力一例［J］.国际中医中药杂志，2010（3）：266.

［41］王双利，王新志.交泰丸合磁朱丸治疗顽固性失眠的临证心得［J］.光明中医，2010，25（4）：593-595.

［42］王菁婧，索爱琴，王新志，等.高同型半胱氨酸血症患者个体化治疗疗效分析［J］.郑州大学学报（医学版），2011，46（2）：291-293.

［43］刘向哲，王新志，王永炎.基于禀赋概念的"五态人"与中风发病相关性初步研究［J］.中国中医基础医学杂志，2011，17（8）：910-911.

［44］李小云，王新志.中医综合治疗椎-基底动脉供血不足性眩晕50例［J］.光明中医，2011，26（2）：274-275.

［45］刘向哲，王新志，王永炎.试论禀赋与体质的关系［J］.北京中医药大学学报，2011，34（7）：441-443.

［46］曹玮，张振强，王新志.中风芪红利水饮治疗缺血性中风的临床

疗效及对血管内皮功能的影响［J］.中医学报，2011，26（1）：74-76.

［47］刘延浩，王新志.结节性硬化症从痰论治［J］.光明中医，2011，26（3）：466-467.

［48］江利敏，王新志，李燕梅.甲亢性周期性麻痹的临床诊治分析［J］.医药论坛杂志，2012，33（10）：91-92.

［49］刘向哲，王新志，杨国防.扶正固本法治疗脑梗死疗效观察［J］.中国实用神经疾病杂志，2012，15（5）：49-51.

［50］江利敏，王新志，李燕梅，等.多巴反应性肌张力障碍36例临床分析［J］.中国实用神经疾病杂志，2012，15（20）：20-21.

［51］江利敏，尤晓涵，王新志，等.数字减影血管造影首次阴性蛛网膜下腔出血患者的病因及诊治对策［J］.中国实用神经疾病杂志，2013，16（3）：12-14.

［52］刘向哲，王新志，王永炎.试论禀赋与遗传的关系［J］.中国中医基础医学杂志，2013，19（4）：458-459.

［53］刘向哲，王新志，王聪.健脾补肾活血方对脑梗死患者神经功能缺损和T细胞亚群的影响［J］.中国实验方剂学杂志，2013，19（3）：279-282.

［54］朱现民，尹连海，张敏，等.针灸治疗血管性痴呆现状［J］.河南中医，2013，33（6）：950-952.

［55］朱现民，霍尚飞，卢璐，王新志.天突穴在救治危急病症中的应用［J］.中国针灸，2013，33（6）：523-525.

［56］谷建云，王新志.浅谈寒热并举在中医方剂配伍中的应用［J］.中国中医基础医学杂志，2013，19（6）：625-626.

［57］徐泽合，王新志.柴胡加龙骨牡蛎汤治疗肝郁脾虚型慢性疲劳综合征42例［J］.河南中医，2013，33（6）：847-848.

［58］许蒙，王新志.王新志教授治疗眼轮匝肌痉挛临床经验总结［J］.光明中医，2014，29（4）：820-821.

［59］杨海燕，王新志，朱盼龙.通腑法在重症脑血管病中的应用体会［J］.现代中医临床，2014，21（2）：13-14.

［60］毛峥嵘，王新志.王新志教授治疗中风通腑后腹胀痛经验举隅［J］.现代中医临床，2014，21（2）：15-16.

［61］付渊博，孙敬青，宣雅波，等.基于GEE模型评价中医综合方案对缺血性中风患者神经功能损伤的临床观察［J］.中华中医药杂志，2015，30（3）：952-955.

［62］郭昊睿，王新志.中医药治疗中风后肩手综合征思路［J］.中医药通报，2015，14（5）：45-46.

［63］贾翔，朱敏，王新志.星蒌通腑汤治疗急性缺血性中风痰热腑实证30例［J］.河南中医，2015，35（6）：1272-1273.

［64］赵慧鹃，王新志.王新志教授运用炙甘草汤的经验浅探［J］.中国中医药现代远程教育，2015，13（2）：23-24.

［65］许可可，王新志.王新志从风论治前庭性偏头痛经验［J］.中医药通报，2015，14（6）：27-28.

［66］付渊博，王麟鹏，赵因，等.中医综合方案对脑梗死患者NIHSS评分的影响［J］.北京中医药，2016，35（4）：295-298.

［67］魏戌，谢雁鸣，常艳鹏，等.中医药干预缺血性中风病3年随访结局评价［J］.中华中医药杂志，2016，31（10）：3970-3976.

［68］曾利敏，张亚男，王新志.王新志教授治疗脑血管病后汗证的经验［J］.国医论坛，2016，31（2）：19-20.

［69］张亚男，曾利敏，王新志.王新志教授从肝脾论治抑郁躯体化头部症状经验［J］.国医论坛，2016，31（3）：29-30.

［70］周红霞，刘学文，程先宽，等.芳香解语汤治疗大脑前循环梗塞后运动性失语的临床观察［J］.中国中医基础医学杂志，2016，22（9）：1206-1207，1235.

［71］王小燕，杨帅，汪道静，等.王新志从奇恒论治小脑萎缩经验拾零［J］.国医论坛，2017，32（3）：13-15.

［72］汪道静，杨帅，王小燕，等.王新志教授运用温阳解郁法治疗郁证经验［J］.国医论坛，2017，32（5）：18-19.

［73］王彦华，杨国防，周红霞，等.针刺阿呛组穴治疗脑卒中后假性球麻痹吞咽困难的临床研究［J］.辽宁中医杂志，2017，44（11）：2398-2400.

［74］李代均，王新志.王新志老中医用磁朱丸治疗耳鸣、脑鸣经验探讨总结［J］.中医临床研究，2017，9（36）：104-105.

［75］黄丽萍，孙玲莉，张晓霞.针刺配合康复训练治疗中风后吞咽障碍临床观察［J］.陕西中医，2011，32（3）：329-330.

［76］许蒙，王新志.黄连阿胶汤加味治疗更年期失眠应用举隅［J］.光明中医，2017，32（8）：1190-1191.

［77］许蒙，王新志."胃不和则卧不安"——其实"卧不安"则"胃也不和"［J］.光明中医，2017，32（6）：783-784.

［78］刘向哲，毋少华，王新志.颅内血肿微创穿刺清除术对高血压脑出血患者hs-CRP及D-二聚体的影响［J］.中国实用神经疾病杂志，2017，20（3）：28-30.

［79］周红霞，王彦华，刘向哲，等.脑血疏口服液治疗气虚血瘀型急性脑梗死的临床研究［J］.中国新药杂志，2017，26（12）：1423-1427.

［80］刘向哲，郭鹏飞，王新志.颅内血肿微创穿刺清除术治疗高血压脑出血的Meta分析［J］.中国中西医结合急救杂志，2017，24（3）：257-261.

［81］王孟秋，王新志.王新志教授运用甘草泻心汤治疗灼口综合征验案举隅［J］.光明中医，2018，33（17）：2496-2497.

［82］王灿，王新志.浅谈对中医"眩晕"病名的思考［J］.中医药通报，2018，17（4）：34-35，41.

［83］孙永康，刘彩芳，杨海燕，等.中医药治疗中风后肢体疼痛研究进展［J］.光明中医，2018，33（11）：1673-1675.

［84］林燕杰，王新志.王新志教授治疗不明原因发作性疾病验案2则［J］.光明中医，2018，33（8）：1186-1187.

［85］孙永康，杨海燕，王新志.王新志应用猪牙皂治疗脑系疾病经验［J］.中国中医基础医学杂志，2019，25（9）：1238-1240.

［86］路永坤，王新志，杨国防，等.平肝补肾法联合肌肉起止点针刺对中晚期帕金森病患者运动、平衡功能及日常生活活动能力的影响［J］.广州中医药大学学报，2020，37（10）：1907-1912.

［87］丁亮吾，王新志.小续命汤联合针刺治疗脑梗死后肢体功能障碍60例［J］.河南中医，2020，40（7）：1051-1053.

［88］邝玉慧，陈欣菊，徐方飚，等.基于网络药理学和分子对接探讨不换金正气散治疗新型冠状病毒肺炎分子机制研究［J］.中药药理与临床，

2020，36（4）：52-58.

［89］孙永康，王新志，杨海燕.王新志教授治疗脑出血与脑梗死用药比较［J］.中西医结合心脑血管病杂志，2020，18（12）：1973-1975.

［90］徐方飚，王新志，邝玉慧，等.基于网络药理学预测小麦抗抑郁作用机制［J］.中华中医药学刊，2020，38（9）：124-127，268-269.

［91］王博，王新志.王新志调整脏腑气机治疗情志病经验［J］.中医杂志，2020，61（11）：954-956.

［92］康紫厚，王新志.王新志教授运用"子午流注理论"治疗顽固性失眠心悟掇萃［J］.亚太传统医药，2020，16（5）：79-81.

［93］许蒙，王新志.从圆运动理论治疗不寐［J］.中医学报，2020，35（4）：746-749.

［94］路永坤，王新志，刘向哲，等.参归通络汤对严重狭窄大脑中动脉远端脑组织低灌注区侧支循环的影响［J］.中国老年学杂志，2020，40（7）：1376-1379.

［95］孙永康，徐方飚，王新志.王新志教授在脑病中运用轻清走上之品经验［J］.中医研究，2020，33（3）：42-45.

［96］康紫厚，王新志，王建萍.天智颗粒治疗风阳上扰型前庭阵发症的疗效及对中医眩晕程度分级评分、DHI评分的影响［J］.中西医结合心脑血管病杂志，2020，18（5）：738-741.

［97］孙永康，杨海燕，王新志.王新志分期论治郁证经验［J］.中国中医基础医学杂志，2020，26（1）：132-134.

［98］杨海燕，王新志，孙永康.王新志教授治疗脑梗死药-证-症分析研究［J］.中西医结合心脑血管病杂志，2020，18（1）：137-142.

四、培养博士、硕士研究生及拜师弟子

1.协助王永炎院士培养博士研究生2人

姓名	性别	学习时间	现工作单位	职务	职称	毕业论文
杨辰华	男	2003年	河南省中医药研究院	科主任	主任医师	玄府理论及其在血管性痴呆治疗中的应用研究
刘向哲	男	2008年	河南中医药大学第一附属医院	科主任	主任医师	禀赋概念的现代诠释及与中风发病相关性研究

2.独立培养博士研究生10人

姓名	性别	学习时间	现工作单位	职务	职称	毕业论文
杨海燕	女	2012—2015年	河南中医药大学第一附属医院		副主任医师	名老中医王新志教授学术思想及治疗中风病学术经验整理与研究
毛峥嵘	男	2012—2015年	河南中医药大学第一附属医院	科主任	主任医师	王新志教授辨治风后通腑学术思想和临床经验整理及临床应用研究
张艳博	女	2015—2019年	河南中医药大学第一附属医院		住院医师	通腑方干预脑卒中痰热腑实证预防卒中相关性肺炎发生的机制
李代均	男	2020—至今	河南中医药大学		住院医师	
孙永康	男	2020—至今	河南中医药大学		住院医师	
王丹	男	2021—至今	河南中医药大学第一附属医院		主治医师	
沈博	女	2021—至今	河南中医药大学第一附属医院		主治医师	
郭迎树	女	2021—至今	河南中医药大学第一附属医院		主治医师	
李纪高	男	2021—至今	河南中医药大学第一附属医院		主治医师	
徐方飚	男	2022—至今	河南中医药大学		住院医师	

3.培养的硕士研究生继续深造其他院校博士学位18人

姓名	性别	学习时间	现工作单位	职务	职称	博士就读院校
赵敏	男	2003—2006年	河南中医药大学第一附属医院	副院长	主任医师	天津中医药大学
张文立	男	2006—2009年	河北工程大学医学院	中医系临床教研室主任	副教授	上海中医药大学
荆志伟	男	2004—2007年	中国中医科学院	副处长	研究员	中国中医科学院
裴卉	女	2006—2009年	中国中医科学院西苑医院		副主任医师	北京中医药大学
周红霞	女	2018年至今	河南中医药大学第一附属医院		主任医师	河南中医药大学
杨克勤	女	2013—2016年	河南中医药大学第一附属医院		主任医师	山东中医药大学
刘建浩	男	2007—2010年	三亚市中医院	副院长	主任医师	上海中医药大学
耿振平	女	2004—2007年	河南省中医药研究院		主治医师	河南中医药大学
王彦华	女	2013—2016年	河南中医药大学第一附属医院		主任医师	山东中医药大学
关运祥	男	2018年至今	河南中医药大学第一附属医院		副主任医师	河南中医药大学
路永坤	男	2007—2010年	河南中医药大学第一附属医院		主治医师	广州中医药大学
吴彦青	男	2008—2011年	首都医科大学附属北京中医医院		副主任医师	北京中医药大学
姬令山	男	2008—2011年	河南省中医院		副主任医师	广州中医药大学
付渊博	男	2008—2011年	首都医科大学附属北京中医医院	针灸科主任	副主任医师，副教授	北京中医药大学
贾翔	男	2009—2012年	广州市中西医结合医院		副主任医师	广州中医药大学
王小燕	女	2018—2021年	河南中医药大学第一附属医院		住院医师	湖北中医药大学
王孟秋	女	2019年至今	湖北中医药大学		住院医师	湖北中医药大学
王博	女	2020年至今	中国中医科学院		住院医师	中国中医科学院

4.培养硕士研究生87人

序号	姓名	性别	学习时间	现工作单位	职务	职称	毕业论文
1	赵敏	男	1998—2001年	河南中医药大学第一附属医院	副院长	主任医师	黄芪合剂对中风等危重病应激性胃粘膜病变的治疗作用及其机制的临床研究
2	高祖明	男	1998—2001年	浙江大学医学院附属第二医院		主任医师	通腑化痰法抗大鼠急性脑缺血再灌注损伤作用的实验研究
3	刘向哲	男	1999—2002年	河南中医药大学第一附属医院	脑病一区科主任	主任医师	中风星蒌通腑胶囊对急性脑缺血大鼠脑组织中兴奋性氨基酸钙离子及含水量的影响
4	张鲁峰	女	1999—2002年	武警河南总队医院	科副主任	副主任医师	通腑化痰法对抗急性脑缺血损伤作用的实验研究
5	张曙霞	女	1999—2002年	蓬莱市中医院		副主任医师	中风星蒌通腑胶囊对急性脑缺血再灌注损伤作用机制的实验研究
6	孙佩然	女	2000—2003年	香港科技大学生命科学部	访问学者	助理研究员	不同黄芪用量的补阳还五汤对气虚血瘀型缺血性中风大鼠的实验研究
7	杨海燕	女	2000—2003年	河南中医药大学第一附属医院		副主任医师	黄芪不同剂量补阳还五汤对脑缺血大鼠保护作用的实验研究
8	张文立	男	2001—2004年	河北工程大学医学院	康复治疗系临床教研室主任	副教授	中风星蒌通腑治疗缺血性中风机理研究
9	牛永义	男	2001—2004年	平煤神马集团总医院	中医科主任	主任医师	通腑化痰法对抗急性脑缺血损伤作用的实验研究

序号	姓名	性别	学习时间	现工作单位	职务	职称	毕业论文
10	荆志伟	男	2001—2004年	中国中医科学院	副处长	研究员	星蒌承气汤治疗缺血性中风机理研究
11	吴涛	男	2002—2005年	河南推拿职业学院	教务处长	副主任医师	中风回言胶囊临床疗效观察及作用机理研究
12	李中良	男	2002—2005年	河南推拿职业学院	河南推拿职业学院党委委员、副院长		中风芪红利水饮对中风气血瘀水湿停滞证患者血清SOD、MDA含量的影响
13	刘敬平	女	2002—2005年	洛阳协和医院	所长	主任医师	中风芪红利水饮治疗缺血性脑中风临床研究及对TXB_2、$6\text{-}K\text{-}PGF1\alpha$的影响
14	罗继红	女	2002—2005年	河南省中医药研究院附属医院		副主任医师	中风芪红利水饮对缺血性中风患者细胞因子影响的临床研究
15	曹玮	女	2002—2005年	河南中医药大学继续教育学院		副主任医师	中风芪红利水饮对缺血性中风气虚血瘀水停证患者血管内皮功能的影响
16	裴卉	女	2002—2005年	中国中医科学院西苑医院		副主任医师	益气养阴活血法对糖尿病脑血管内皮细胞凋亡作用及机理的实验研究
17	周红霞	女	2003—2006年	河南中医药大学第一附属医院		副主任医师	中风芪红利水饮对急性脑缺血模型大鼠血清一氧化氮（NO）、内皮素（ET）及脑组织含水量的影响

序号	姓名	性别	学习时间	现工作单位	职务	职称	毕业论文
18	杨克勤	女	2003—2006年	河南中医药大学第一附属医院		主任医师	中风七虫益髓胶囊对缺血性中风患者临床疗效及血管内皮功能的影响
19	王山	男	2003—2006年	南阳市中心医院		副主任医师	中风星蒌通腑饮对急性缺血性中风患者血管内皮细胞功能的影响
20	尹亚东	男	2003—2006年	舞阳县人民医院	副院长	主任医师	缺血性进展型卒中相关多因素分析及与中医辨证分型关系的研究
21	刘建浩	男	2003—2006年	三亚市中医院	副院长	主任医师	芪红利水饮治疗缺血性中风SOD、MDA研究
22	负建业	男	2003—2006年	安阳市中医院	科副主任	副主任医师	中风芪红利水饮对急性脑缺血大鼠血浆PGI_2、TXA_2及再灌注损伤的影响
23	耿振平	女	2004—2007年	河南省中医药研究院		主治医师	中风芪红利水胶囊对急性脑缺血大鼠脑组织中SOD、MDA含量的影响
24	王彦华	女	2004—2007年	河南中医药大学第一附属医院		主任医师	中风七虫益髓胶囊治疗急性缺血性中风的临床疗效观察及对TNF-α、IL-8的影响
25	何岩莉	女	2004—2007年	河南中医药大学第一附属医院	超声科主任	主任医师	镇晕方治疗椎-基底动脉供血不足性眩晕的临床研究

序号	姓名	性别	学习时间	现工作单位	职务	职称	毕业论文
26	张跃红	女	2004—2007年	河南中医药大学第一附属医院		主任医师	增视益明丸治疗高血压眼底改变的临床观察
27	王荣荣	女	2004—2007年	河南理工大学医学院		讲师	中风芪红利水胶囊对急性脑缺血大鼠脑组织中血栓素B_2、6-酮-前列环素$F1\alpha$的影响
28	关运祥	男	2004—2007年	河南中医药大学第一附属医院		副主任医师	中风芪红利水胶囊对急性缺血性大鼠凝血纤溶机制的影响
29	路永坤	男	2004—2007年	河南中医药大学第一附属医院		主治医师	中风芪红利水胶囊对急性脑缺血大鼠脑组织中氨基酸、钙离子、含水量的影响
30	辛辛	男	2004—2007年	黄河科技学院附属医院		主治医师	中风芪红利水胶囊对急性脑缺血大鼠脑组织肿瘤坏死因子、白介素8及病理变化的影响
31	苏刘涛	男	2005—2008年				中风星蒌通腑胶囊治疗急性缺血性中风痰热腑实证的临床研究
32	吴彦青	男	2005—2008年	首都医科大学附属北京中医医院		副主任医师	中风芪红利水胶囊对急性脑缺血大鼠血液流变学及病理组织学的影响
33	姬令山	男	2005—2008年	河南省中医院		副主任医师	聪智颗粒治疗血管性痴呆（脾肾两虚兼痰瘀阻窍证）的临床研究

序号	姓名	性别	学习时间	现工作单位	职务	职称	毕业论文
34	付渊博	男	2005—2008年	首都医科大学附属北京中医医院	针灸科主任	副主任医师，副教授	中风星蒌通腑胶囊治疗缺血性中风急性期（痰热腑实挟瘀证）的临床研究
35	孙莉	女	2005—2008年	郑州大学第三附属医院		副主任医师	穴位注射治疗精血不足及脾肾亏虚型脑瘫的临床研究
36	王亮	男	2005—2008年	郑州大学第三附属医院	科主任	副主任医师	穴位注射结合功能训练治疗痉挛性脑性瘫痪临床研究
37	贾翔	男	2006—2009年	广州市中西医结合医院		副主任医师	出血性中风急性期"瘀热阻窍证"临床调查研究
38	赵瑞霞	女	2006—2009年	郑州人民医院		副主任医师	缺血性中风"病证结合、方证相应"的临床研究
39	杨国防	男	2006—2009年	河南中医药大学第一附属医院		主治医师	缺血性中风常见中医体质类型与证候的相关性研究
40	董旭辉	男	2006—2009年	河南中医药大学第三附属医院		副主任医师	灯盏生脉胶囊治疗缺血性中风恢复期的临床研究
41	王双利	女	2007—2010年	中国人民解放军联勤保障部队第九八八医院		主治医师	中医综合方案治疗早期缺血性中风的临床研究
42	虞璐	女	2008—2011年	郑州大学第五附属医院		副主任医师	针刺配合吞咽训练治疗脑卒中后吞咽障碍临床研究
43	李峥亮	女	2008—2011年	河南大学淮河医院		主治医师	缺血性中风常见体质类型与可干预性危险因素的相关性研究

序号	姓名	性别	学习时间	现工作单位	职务	职称	毕业论文
44	李小云	女	2008—2011年	郑州大学第一附属医院		主治医师	中医综合治疗椎-基底动脉供血不足性眩晕
45	代景娜	女	2008—2011年	郑州人民医院		主治医师	急性缺血性中风临床路径的临床研究
46	刘延浩	男	2008—2011年	开封市中心医院		主治医师	苁蓉总苷胶囊治疗血管性痴呆临床观察
47	张慧永	男	2009—2012年	安阳市中医院		主治医师	针刺阿呛组穴治疗缺血性脑卒中假性球麻痹吞咽困难的临床研究
48	丁亮吾	男	2009—2012年	许昌市人民医院	康复科主任	副主任医师	芪蛭通络胶囊治疗脑梗死恢复期（气虚痰瘀阻络证）临床研究
49	郭利娟	女	2009—2012年	濮阳市中医院		主治医师	针刺阿呛穴治疗脑卒中假性球麻痹吞咽困难的中西医机制探讨
50	陈卓	男	2009—2012年	北京东方艾美生物技术有限公司	运营总监		地黄饮子对复发性中风肝肾亏虚型尿失禁的临床研究
51	兰卫洁	女	2009—2012年	濮阳市油田总医院		主治医师	丹红注射液治疗急性脑梗死临床观察及对Lp（a）、hs-CRP影响
52	贺光临	男	2010—2013年	宝安区人民医院		全科主治医师	缺血性中风复发常见体质类型调查与可干预性危险因素的研究

虫类药治疗脑病古今临证经验集萃

序号	姓名	性别	学习时间	现工作单位	职务	职称	毕业论文
53	王学凯	男	2010—2013年	新乡市中心医院		主治医师	天龙通络胶囊治疗脑梗死恢复期（中经络风痰瘀阻证）临床观察
54	康紫厚	男	2011—2014年	郑州市第二人民医院		主治医师	甜梦口服液联合帕罗西汀治疗缺血性中风后焦虑抑郁共病（肾虚证）的临床研究
55	朱盼龙	男	2011—2014年	许昌市中医院		主治医师	芪红利水饮配合微创血肿清除术治疗脑出血的临床研究
56	许蒙	女	2011—2014年	河南中医药大学第三附属医院		主治医师	黄连阿胶胶囊治疗不寐（阴虚火旺证）临床研究
57	彭壮	男	2012—2015年	漯河市中医院		主治医师	加味旋覆代赭汤治疗缺血性中风后呃逆症的临床研究
58	张艳博	女	2012—2015年	河南中医药大学第一附属医院		住院医师	中医药治疗缺血性中风恢复期丘脑痛的临床观察
59	赵慧鹃	女	2012—2015年	长垣县妇幼保健院		主治医师	中风参芪通络颗粒剂治疗缺血性中风后（恢复期）疲劳（气虚血瘀证）的临床观察
60	许可可	女	2013—2016年	郑州市中心医院		住院医师	解郁丸对缺血性卒中后抑郁及脑源性神经营养因子（BDNF）的影响
61	张亚男	女	2013—2016年	郑州市第二人民医院		住院医师	丹红注射液对血瘀型急性缺血性中风患者血清PLGF的影响

虫类药治疗脑病古今临证经验集萃

序号	姓名	性别	学习时间	现工作单位	职务	职称	毕业论文
62	曾利敏	女	2013—2016年	郑州市第七人民医院		住院医师	冰红酒剂配合康复训练对缺血性脑卒中后肩手综合征早期的临床研究
63	赵俊朝	男	2014—2017年	郑州市第二人民医院		住院医师	王新志教授对缺血性卒中后汗证相关学术思想的研究
64	郭昊睿	男	2014—2017年	开封市第二人民医院		住院医师	柴芩温胆汤加减治疗缺血性卒中后失眠（肝郁痰热型）的临床研究
65	汪道静	女	2015—2018年	河南省直第三人民三院		住院医师	王新志教授运用经方从五脏论治情志病经验总结
66	王小燕	女	2015—2018年	湖北中医药大学		住院医师	王新志教授治疗郁证学术思想及用药规律探讨
67	陈俊华	女	2015—2018年	河南中医药大学第一附属医院		住院医师	针刺阿呛组穴治疗缺血性中风后吞咽障碍的临床疗效分析
68	李代均	男	2015—2018年（韩国留学生）	河南中医药大学		住院医师	龟鹿二仙胶治疗EAMG小鼠的免疫学机制探讨
69	王孟秋	女	2016—2019年	湖北中医药大学		住院医师	王新志教授从痰论治脑系疑难病学术思想研究
70	林燕杰	女	2016—2019年	郑州市第七人民医院		住院医师	王新志教授运用虫类药治疗脑系疾病学术思想研究

序号	姓名	性别	学习时间	现工作单位	职务	职称	毕业论文
71	王灿	女	2017—2020年	驻马店市中医院		住院医师	王新志教授治疗中风后"脚挛急"的临床经验和用药规律分析
72	王博	女	2017—2020年	中国中医科学院		住院医师	通关缩泉饮联合针刺八髎穴治疗缺血性脑卒中后急迫性尿失禁的临床研究
73	孙永康	男	2017—2020年	河南中医药大学		住院医师	王新志教授辨治中风后排便异常学术思想研究
74	徐方飚	男	2018—2021年	河南中医药大学		住院医师	
75	李明远	男	2019—2022年	河南中医药大学		住院医师	
76	孙田烨	女	2019—2022年	河南中医药大学		住院医师	
77	宋研博	男	2020年至今	河南中医药大学		住院医师	
78	崔馨月	女	2020年至今	河南中医药大学		住院医师	
79	潘媛媛	女	2020年至今	河南中医药大学		住院医师	
80	刘文博	男	2021年至今	河南中医药大学		住院医师	
81	吴易俊	男	2021年至今	河南中医药大学		住院医师	
82	姜爽	女	2021年至今	河南中医药大学		住院医师	
83	廖豪豪	男	2021年至今	河南中医药大学		住院医师	
84	余欢	女	2022年至今	河南中医药大学		住院医师	

附录

序号	姓名	性别	学习时间	现工作单位	职务	职称	毕业论文
85	吕淑怡	女	2022年至今	河南中医药大学		住院医师	
86	岳刘平	女	2022年至今	河南中医药大学		住院医师	
87	韩瑾	女	2022年至今	河南中医药大学		住院医师	

5.拜师弟子16人

序号	姓名	性别	拜师时间	现工作单位	职务	职称
1	梁增坤	男	2017年	中牟县中医院	科主任	副主任医师
2	杨占锋	男	2017年	临颍县中医院	科主任	副主任医师
3	吴向东	男	2018年	平顶山中医院	科主任	主任医师
4	杨士杰	男	2018年	平顶山中医院		副主任医师
5	刘彬	男	2017年	信阳淮滨芦集医院	医务科长	主治医师
6	肖忠源	男	2018年	武陟县中医院	科主任	副主任医师
7	王小玮	男	2017年	沁阳市中医院	科主任	副主任医师
8	杨令湖	男	2017年	沁阳市中医院	科主任	副主任医师
9	赵丽娜	女	2017年	巩义市中医院	科主任	副主任医师
10	张鸿彬	男	2017年	巩义市中医院		主治医师
11	孙国平	男	2018年	沁阳市中医院	科主任	副主任医师
12	连学雷	男	2018年	沁阳市中医院		主治医师
13	朱公平	男	2018年	沁阳市中医院	科副主任	副主任医师
14	赵宇	男	2018年	沁阳市中医院		副主任医师
15	郭伟霞	女	2018年	南阳张仲景医院		主治医师
16	王聪	女	2018年	南阳张仲景医院		主治医师